AF435642

Fibrilación y *flutter* auricular

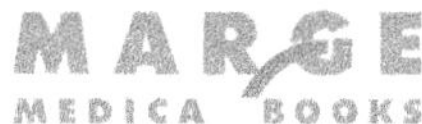

Fibrilación y *flutter* auricular

Avances en fisiopatología y tratamiento

Editor:
Dr. Lluís Mont i Girbau

Editor invitado:
Dr. Julián Pérez-Villacastín

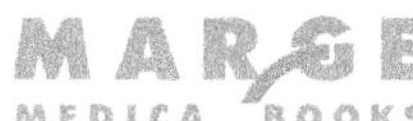

Colección: **ARRITMIAS Y ESTIMULACIÓN CARDÍACA**

FIBRILACIÓN Y *FLUTTER* AURICULAR
Editor: L. Mont i Girbau
Editor invitado: J. Pérez-Villacastín

1.ª edición, marzo de 2007

© *Copyright* de esta edición: ICG Marge, SL
© *Copyright* fotografía de la cubierta: Hospital Clínic. Universitat de Barcelona

Edita
ICG Marge, SL
Valencia, 558, ático 2.ª
08026 Barcelona (España)
Tel. +34-932 449 130
Fax +34-932 310 865
www.marge.es

Director editorial
Héctor Soler

Realización editorial
Laura Matos

Coordinación editorial
Sandra González

Colaboración técnica
Jason González

Compaginación
Rosa Grafisme

Impresión
Novoprint (Sant Andreu de la Barca)

ISBN: 978-84-86684-67-9
Depósito Legal: B-

Índice

Autores

A. Arenal
Laboratorio de Electrofisiología.
Servicio de Cardiología.
Hospital General Universitario Gregorio.
Marañón. Madrid.

B. Benito
Médico especialista Sección de Arritmias.
Institut Clínic del Tòrax.
Hospital Clínic. Universitat de Barcelona.

A. Berruezo
Médico especialista Sección de Arritmias.
Institut Clínic del Tòrax.
Hospital Clínic. Universitat de Barcelona.

J. Brugada
Director del Institut Clínic del Tòrax.
Jefe de Servicio de Cardiología
Investigador del Institut d'Investigacions
Biomèdiques August Pi-Sunyer (IDIBAPS).
Hospital Clínic. Universitat de Barcelona.

R. Brugada
Director de Genética cardíaca.
Montreal Heart Institute, Montreal.

M. Castellá
Especialista Senior Dep. Cirugía
Cardiovascular.
Institut Clínic del Tòrax.
Hospital Clínic. Universitat de Barcelona.

V. Castro Urda
Unidad de Arritmias.
Servicio de Cardiología.
Clínica Puerta de Hierro. Madrid.

R. Elosua
Investigador Unitat de Lípids i factors
de risc cardiovascular.
Institut Municipal d'Investigacions
Mèdiques (IMIM). Barcelona.

J. M. Escudier Villa
Unidad de Arritmias.
Servicio de Cardiología.
Clínica Puerta de Hierro. Madrid.

I. Fernández Lozano
Director Unidad de Arritmias.
Servicio de Cardiología.
Clínica Puerta de Hierro. Madrid.

A. Ferrero de Loma-Osorio
Médico adjunto Unidad de Arritmias.
Servicio de Cardiología.
Hospital Clínico Universitario. Valencia.

R. García Civera
Médico adjunto Unidad de Arritmias.
Servicio de Cardiología.
Hospital Clínico Universitario. Valencia.

G. Gay
Instituto de Investigaciones Biomédicas
de Barcelona (IIBB). CSIC.
Hospital Clínic. Universitat de Barcelona.

M. Giménez
Médico residente Servicio de cardiología.
Hospital General Universitario de Valencia.

M. Gnoatto
Unidad de Arritmias y Electrofisiología.
Hospital Universitario La Paz de Madrid.

J. Jiménez Bello
Médico adjunto Servicio de cardiología
Hospital General Universitario de Valencia.

A. Martínez Brotons
Médico adjunto Unidad de Arritmias.
Servicio de Cardiología.
Hospital Clínico Universitario. Valencia.

J. L. Merino
Codirector de la Unidad de Arritmias
y Electrofisiología.
Hospital Universitario La Paz de Madrid.

L. Mont i Girbau
Jefe Sección de Arritmias.
Institut Clínic del Tòrax.
Investigador del Institut d'Investigacions
Biomèdiques August Pi-Sunyer (IDIBAPS).
Hospital Clínic. Universitat de Barcelona.

S. Morell Cabedo
Médico adjunto Unidad de Arritmias.
Servicio de Cardiología.
Hospital Clínico Universitario. Valencia.

J. Moreno
Médico adjunto Unidad de Arritmias.
Servicio Cardiología.
Hospital Clínico San Carlos de Madrid.

V. M. Palanca
Médico adjunto Servicio de Cardiología.
Hospital General Universitario de Valencia.

N. Pérez-Castellano
Médico adjunto Unidad de Arritmias.
Servicio Cardiología.
Hospital Clínico San Carlos de Madrid.

J. Pérez-Villacastín
Jefe Unidad de Arritmias.
Servicio Cardiología.
Hospital Clínico San Carlos de Madrid.

A. Quesada
Médico adjunto Unidad de Arritmias y
Marcapasos.
Coordinador de Electrofisiología Cardíaca.
Hospital General Universitario de Valencia.

J. Roda Nicolás
Jefe Sección de Marcapasos.
Hospital Clínico Universitario. Valencia.

R. Ruiz Granell
Jefe de Sección de Arritmias.
Servicio de Cardiología.
Hospital Clínico Universitario. Valencia.

J. L. Salinas Arce
Médico adjunto Unidad de Arritmias.
Servicio Cardiología.
Hospital Clínico San Carlos de Madrid.

A. Serrano
Instituto de Investigaciones Biomédicas
de Barcelona (IIBB). CSIC.
Hospital Clínic. Universitat de Barcelona.

M. Sitges
Especialista Senior Unidad de Imagen.
Institut Clínic del Tòrax.
Institut d'Investigacions Biomèdiques
August Pi-Sunyer (IDIBAPS).
Hospital Clínic. Universitat de Barcelona.

D. Tamborero
Bioingeniero.
Sección de Arritmias.
Institut Clínic del Tòrax.
Hospital Clínic. Universitat de Barcelona.

J. Toquero Ramos
Unidad de Arritmias.
Servicio de Cardiología.
Clínica Puerta de Hierro. Madrid.

A. Trigo
Médico residente Servicio de Cardiología.
Hospital General Universitario de Valencia.

A. Valle
Médico residente Servicio de Cardiología.
Hospital General Universitario de Valencia.

Prólogo

Por su prevalencia, morbilidad, mortalidad y por el coste sanitario que conlleva, la fibrilación auricular (FA) constituye, en este momento, el mayor reto que los arritmólogos tienen ante sí. Nadie puede negar que en los últimos cinco años, dentro de la comunidad médica, se han dado grandes pasos hacia la comprensión de los mecanismos de esta enfermedad y la aplicación de las alternativas terapéuticas más adecuadas. Ahora bien, seleccionar el tratamiento idóneo para los pacientes afectados con FA no siempre resulta una cuestión fácil, especialmente porque hay que tomar la decisión teniendo en cuenta un sinfín de variables. Entre médicos generalistas, internistas y cardiólogos no arritmólogos el interés por el tema es grande, y la presente monografía se publica con el propósito de difundir, de manera amena, didáctica y asequible, los avances que se han producido e incorporado en este ámbito. El lector encontrará cuestiones novedosas y controvertidas sobre la FA, pero siempre interesantes.

La obra se ha estructurado en 14 capítulos, y a lo largo de sus páginas se aportan conocimientos y se describen estudios y experiencias relacionados, entre otros aspectos, con la influencia de la actividad física y de los deportes de resistencia en la génesis de la FA, la FA familiar o el tratamiento antitrombótico. Se facilitan, asimismo, informaciones incluidas en las recientes guías de la *American College American Collage or Cardiology/ American Heart Association/European Society of Cardiology*, (ACC/AHA/ESC) y se debate sobre la ablación y otras alternativas terapéuticas actuales para la FA, sus riesgos e indicaciones, con el objetivo de que en la práctica clínica los profesionales sepan qué tratamiento resulta más indicado para cada uno de sus pacientes.

Han colaborado en la redacción del libro un nutrido grupo de autores. Firman algunos de los capítulos destacados nombres del mundo de la investigación, todos de reconocida trayectoria y con una amplia experiencia previa y personal sobre los temas tratados.

Junto a ellos, han intervenido también jóvenes investigadores predoctorales que se encuentran en período de formación. Agradecerles desde aquí su más absoluta dedicación y esfuerzo y apoyarles en sus respectivas carreras.

Expresar, por último, nuestras disculpas a los numerosos investigadores españoles de prestigio con los que no se ha podido trabajar en esta ocasión, simplemente, porque la extensión de la obra no lo ha permitido. En cualquier caso, un libro siempre es fruto de un esfuerzo adicional a las labores habituales, y por ello queremos agradecer y reconocer públicamente el trabajo de todos los autores.

Esperamos que el lector encuentre en este volumen una herramienta útil y práctica con la que guiarse cuando deba tomar decisiones respecto a sus pacientes y elegir para ellos el tratamiento idóneo. Ése es nuestro deseo.

DR. LLUÍS MONT
Jefe de la Sección de Arritmias
Institut Clínic del Tòrax
Hospital Clínic. Universitat de Barcelona

DR. JULIÁN PÉREZ-VILLACASTÍN
Jefe de la Unidad de Arritmias
Instituto Cardiovascular
Hospital Clínico San Carlos de Madrid

Introducción

Durante muchos años, los cardiólogos, en general, y los electrofisiólogos, en particular, han considerado la FA una arritmia sin interés. La han despreciado; era la arritmia sobre la cual nadie quería hablar, investigar o tratar. Sabíamos poco sobre ella, y sólo unos cuantos mostraban interés en saber más. Estábamos ocupados en «grandes» gestas: la ablación con radiofrecuencia de las taquicardias paroxísticas o la prevención de la muerte súbita con dispositivos implantables. A nadie le interesaba tratar una arritmia que no podíamos (o no sabíamos) curar, en la que lo único relevante era convencer a los pacientes de que tomaran anticoagulantes para evitar la complicación más temida: el embolismo arterial. Cualquier otra cosa que se intentaba era un fracaso: los fármacos tenían tasas de recurrencia del 50 % y la cardioversión era efectiva sólo de forma transitoria. Íbamos a ver a los pacientes una y otra vez sin ser capaces de ofrecerles nada nuevo. Estábamos cosechando grandes éxitos con la ablación de taquicardias y no podíamos imaginar que perdiéramos el tiempo en algo tan poco excitante y sin visos de recompensa en cuanto a ofrecer alegrías a nuestros pacientes como era la FA. Los grandes y no tan grandes hospitales se dotaron de complejas unidades de arritmias con personal bien preparado y ávido de trabajar y de aplicar las más modernas técnicas de ablación o prevención de la muerte súbita, y cosechar así éxitos insospechados. Paralelamente, unos cuantos pioneros empezaron a considerar la FA algo interesante y se esforzaron para realizar los primeros intentos de curación de la FA con radiofrecuencia. Poco a poco, y probablemente al haberse constatado que la ablación convencional sólo se dirigía a una minoría de pacientes con arritmias, más electrofisiólogos empezaron a interesarse por la FA. Las unidades de arritmias, recibían más y más pacientes afectados con esta enfermedad. El médico tratante ya no se conformaba con prescribir fármacos a sus pacientes sino, habiéndose agotado esta vía, solicitaba opciones distintas. La industria se dio cuenta de inmediato de que la FA era un mercado potencial enorme, con millones de sujetos afectados, sin que se hubiera encontrado una solución para ellos. Se inició así una carrera a la búsqueda de opciones de tratamiento diferentes de los fármacos: desfibriladores auriculares, marcapasos con posibilidad de realizar estimulación antitaquicárdica o de estimular utilizando algoritmos complejos para prevenir el inicio de la arritmia o la ablación con distintos métodos (radiofrecuencia, microondas, láser, frío, etc.). El tiempo ha ido poniendo cada técnica en su sitio, y evidentemente de la euforia inicial se ha pasado a una realidad menos fantástica pero francamente interesante, con opciones reales que se aplican ya a gran escala mundial en muchos centros.

Este libro pretende ser un compendio del conocimiento que en la actualidad se tiene sobre la FA desde la perspectiva de quien la está tratando. El mérito de sus editores es considerar la arritmia, no desde un punto de vista académico, como ya se ha hecho en muchos tratados, sino desde el punto de vista del médico tratante, aquel que quiere que se aplique la mejor solución posible a su paciente.

Es verdad que el conocimiento sobre la FA está todavía en fase de estudio y desarrollo. Cada día aprendemos. Hoy día sabemos que la ablación con radiofrecuencia puede curar a un buen número de pacientes. Pero no a todos, y no sin complicaciones a veces graves. Sabemos que la arritmia tiene muchos elementos fisiopatológicos involucrados en su génesis y desarrollo. Sabemos que la solución no es ni será única, sino que pasará por las terapias híbridas, con métodos de prevención en su inicio, tratamiento del sustrato y control de las posibles complicaciones. No debemos pensar que la FA se curará de idéntica forma que curamos las taquicardias paroxísticas. El sustrato es distinto y va a evolucionar con los años. Habrá que ser prudente en la información que demos a nuestros pacientes, no nos dejemos llevar por la euforia, pero al mismo tiempo seamos creativos y atrevidos en la búsqueda de la solución a este problema «crónico» de la patología arrítmica. Este libro, sin duda, es un paso más en esta dirección. Hay que informar y formar a los cardiólogos, pero no olvidemos nunca que quien debe tener la última palabra es siempre el paciente.

DR. JOSEP BRUGADA
Director del Institut Clínic del Tòrax
Jefe del Servicio de Cardiología
Hospital Clínic. Universitat de Barcelona

Capítulo 1

Epidemiología de la fibrilación auricular

R. ELOSUA

Instituto Municipal de Investigación Médica (IMIM)
Unidad de Lípidos y Epidemiología Cardiovascular
Barcelona

Dirección para correspondencia
Instituto Municipal de Investigación Médica (IMIM)
Dr. Roberto Elosua
relosua@imim.es

Aunque se tiene constancia de que libros de medicina china escritos en la época de los antiguos emperadores ya incluyen referencias a la fibrilación auricular (FA), históricamente hay que remontarse a principios del siglo XVII para encontrar la primera descripción de FA en animales.[1] La llevó a término William Harvey en 1628. Posteriormente a esa fecha, en 1827, Robert Adams estudió, desde la práctica clínica, la asociación entre la estenosis mitral y la presencia de pulso irregular. Ya en el siglo XX, tras la invención del electrocardiógrafo en 1900, Thomas Lewis obtuvo el primer registro electrocardiográfico de una FA; fue en 1909. Años después, en 1935, Bouilland observó que la digital reducía la respuesta ventricular aunque la irregularidad de los latidos se mantenía. En 1969, otro científico, Bernard Lown, inició la cardioversión en pacientes con FA.[1] Pero hubo que esperar hasta el estudio Framingham,[2] para que los primeros datos epidemiológicos quedaran registrados. En los últimos años, se han publicado otros estudios que han permitido conocer mejor la epidemiología y la historia natural de este tipo de arritmia.[3]

En el primer capítulo de esta obra se define el término fibrilación auricular y se analiza de qué posibles maneras puede manifestarse dicha patología. Se aportan informaciones sobre la prevalencia de la enfermedad y su impacto económico sobre los Servicios Hospitalarios. Se resumen, asimismo, los principales factores de riesgo asociados, las posibles complicaciones, y se detallan las estrategias para prevenir su aparición.

1   Definiciones

La epidemiología tiene como objeto de estudio precisar cómo se distribuye una enfermedad entre la población y qué factores la desencadenan. Es una ciencia que se ocupa, por tanto, de determinar con qué frecuencia se da una enfermedad por grupos de edad, género, entornos, etc. y de identificar los factores asociados con su génesis y con su historia natural.

1.1 Definición

La FA es una arritmia supraventricular caracterizada por una activación auricular no coordinada que se asocia con la pérdida o el deterioro de la función mecánica auricular. En un patrón electrocardiográfico típico de FA las ondas P son sustituidas por oscilaciones rápidas que varían en amplitud, forma y frecuencia; la respuesta ventricular es irregular y generalmente rápida cuando la conducción auriculoventricular está conservada.

1.2 Clasificación

Existen en la literatura médica varias clasificaciones para la FA, pero en las últimas guías de la *American College or Cardiology/American Heart Association/European Society of Cardiology* (ACC/AHA/ESC) se recomienda tomar la siguiente clasificación por su simplicidad y utilidad clínica:[4]

1.2.1 Primer episodio

Es la primera crisis que se detecta, ya sea sintomática o no; pueden haber dudas respecto de su duración y de episodios previos.

1.2.2 Fibrilación recurrente

Se designa así cuando el paciente presenta al menos dos episodios de FA.

1.2.3 Fibrilación paroxística

Se da en pacientes con FA recién diagnosticada o recurrente; usualmente, la arritmia se termina de forma espontánea.

1.2.4 Fibrilación persistente

Si se mantiene durante más de siete días.

1.2.5 Fibrilación permanente

Se trata de un término generalmente arbitrario e incluye los casos de FA de larga duración (más de un año) en los que la cardioversión (CVE) ha fracasado o ha sido descartada.

1.2.6 Fibrilación aislada

Es la FA que se presenta en pacientes jóvenes (menores de 60 años), sin evidencia clínica o ecocardiográfica de enfermedad cardiopulmonar, incluyendo hipertensión e hipertiroidismo.

1.2.7 Fibrilación no valvular (FANV)

Por consenso, el término de *FA no valvular* se refiere a los casos en los que no se observa valvulopatía mitral reumática, prótesis valvular o antecedentes de cirugía valvular mitral.

2 Magnitud del problema

2.1 Prevalencia de la fibrilación auricular

Los estudios de prevalencia son una herramienta muy útil para conocer en un determinado momento en qué porcentaje de población afecta una enfermedad, un factor de riesgo, etc. En cuestión de FA, varios son los estudios que se han realizado en todo el mundo para medir la incidencia de esta arritmia sobre hombres y mujeres[5-20] (véase la tabla 1).[21] Como han demostrado la mayoría de estas investigaciones, la prevalencia de FA en hombres supera a la de mujeres. En el estudio Framingham, la relación hombre: mujer ajustada por edad fue del 1,7;[22] incluso ajustando por otros factores de riesgo, esta proporción continuaba siendo mayor en hombres.[23] A pesar de estos datos, sin embargo, hoy día, la prevalencia de FA entre las mujeres iguala o supera la de los hombres en todos los grupos de edad, debido a la mayor longevidad de las mujeres.[24] Cabe señalar también como aspecto significativo que la prevalencia de la FA aumenta con la edad. En España, según se desprende del estudio CARDIOTENS 1999[17] (véase la figura 1), más de la mitad de pacientes afectados con una FA que acudían a la consulta de atención primaria tenían más de 70 años.[17]

Es muy probable que los estudios epidemiológicos estén constatando una prevalencia de la FA inferior a la real, ya que muchos casos son asintomáticos o presentan episodios paroxísticos que no se detectan en las encuestas ni en los electrocardiogramas. La observación es importante, puesto que en el *Cardiovascular Health Study* el 30 % de los pacientes con FA estaban asintomáticos,[10] y la frecuencia de FA asintomática es aún mayor en pacientes con FA paroxística.[25]

En las últimas décadas la prevalencia de la FA ha aumentado[26] (véase la figura 2), especialmente entre los hombres. Las razones asociadas a este hecho son varias: el envejecimiento de la población, pero también el aumento en la supervivencia de los pacientes

	Año	País	Edad	Sexo		Global
				Hombres	Mujeres	
Onundarson[5]	1987	Islandia	32-64	0,41	0,15	
Hill[6]	1987	Reino Unido	65-69			3,4
			70-74			2,7
			75-79			3,4
			80-84			5,4
			≥ 85			5,9
Boysen[7]	1988	Dinamarca	≥ 35			0,6
Philips[8]	1990	Estados Unidos	35-44	0	0	
			45-54	0,5	0,5	
			55-64	1	1,5	
			65-74	6	3	
			≥ 75	16,1	12,2	
Wolf[9]	1991	Estados Unidos	50-59			0,5
			60-69			1,8
			70-79			4,8
			80-89			8,8
Furgberg[10]	1994	Estados Unidos	65-69	5,9	2,8	
			70-79	5,8	5,9	
			≥ 80	8	6,7	
Langenberg[11]	1996	Holanda	60-69	3,3	2,3	
			70-79	7	6,3	
			≥ 80	12,1	8,7	
Lak[12]	1996	China	60-94			1,3
Ott[13]	1997	Holanda	55-64	0,9	0,3	
			65-74	3	1,8	
			75-84	7,6	5,2	
			≥ 85	13,2	10,6	
Lip[14]	1997	Reino Unido	≥ 50			2,4
Sudlow[15]	1998	Reino Unido	65-74	4,7	2,2	
			≥ 75	10	5,6	
Wheeldom[16]	1998	Reino Unido	65-69			2,3
			70-74			4,1
			75-79			5,8
			80-84			6,4
			≥ 85			8,1
Labrador[17]	2001	España	> 65	4,5	6,4	
García-Acuña[18]	2001	España	< 50			0,4
			50-59			2
			60-69			3,4
			70-79			5,5
			≥ 80			8,3
Masía[19]	2001	España	25-74	1,1	0,3	0,7
Candel[20]	2004	España	≥ 40			2,5

Tabla 1. Prevalencia de la fibrilación auricular en distintos estudios (adaptado de Ryder y cols.[21]).

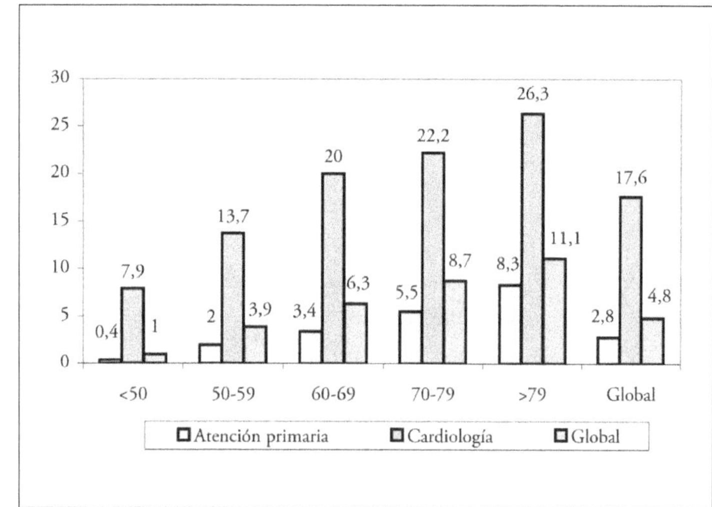

Figura 1. Prevalencia de la FA por grupos de edad en pacientes recibidos en atención primaria y en consulta externa de cardiología. Datos del estudio CARDIOTENS 1999 (Referencia 18).

con cardiopatía isquémica y otras comorbilidades como la hipertensión, la insuficiencia cardíaca (IC) y la diabetes.

De la cifra total de pacientes con FA, entre el 10 y el 30 % presentan FA idiopática.[27] En Cataluña, a partir de un registro realizado con pacientes que acudían a los Servicios Hospitalarios de Urgencias, se ha demostrado que el 22,3 % estaban afectados con una FA de este tipo.[28]

2.2 Incidencia de la fibrilación auricular

Para conocer el número de nuevos casos que, anualmente, se producen en el ámbito de cualquier patología, hay que acudir a los estudios de incidencia. En cuestión de FA, por

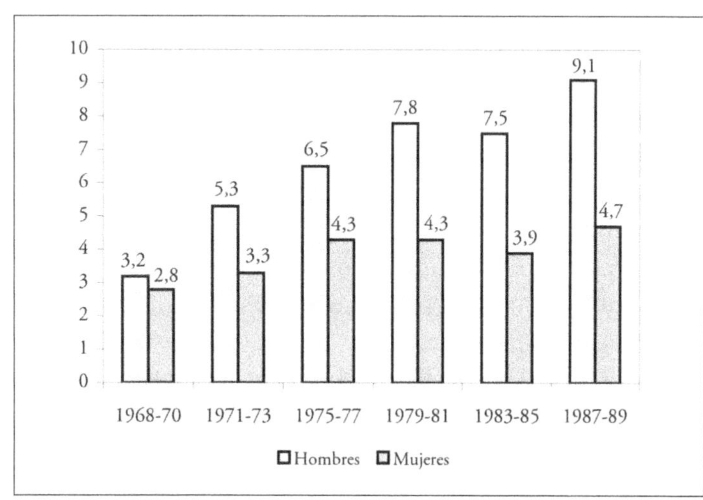

Figura 2. Tendencias en la prevalencia de la FA estandarizada por edad en hombres y mujeres en diferentes períodos de tiempo. Datos del estudio Framingham (Referencia 26).

	Hombres %	Mujeres %
40 años	26 (24-27)	23 (21-24)
50 años	25,9 (23,9-27)	23,2 (21,3-24,3)
60 años	25,8 (23,7-26,9)	23,4 (21,4-24,4)
70 años	24,3 (22,1-25,5)	23 (20,9-24,1)
80 años	22,7 (20,1-24,1)	21,6 (19,3-22,7)

Tabla 2. Riesgo de presentar una fibrilación auricular a lo largo de la vida, a partir de los 40 años (intervalo de confianza del 95 %).[29]

el momento, se dispone de pocos datos, pero según parece la incidencia de esta arritmia entre la población general aumenta también con la edad, es mayor en los hombres que en las mujeres y hay estudios que demuestran que ha crecido en las últimas décadas.[9] Entre sujetos de menos de 40 años, la incidencia es muy baja (< 0,1 %) y aumenta entre las personas con más de 80 años, superando el 2 % en los hombres y el 1,5 % en las mujeres.

Las posibilidades de padecer una FA varía con la edad (véase la tabla 2). Generalmente, los hombres desarrollan antes la enfermedad, pero según han estimado investigadores del estudio Framingham, tanto hombres como mujeres con más de 40 años tienen un 25 % de riesgo de desarrollar la enfermedad.[29] A los 90 años, el porcentaje entre ambos sexos se hace muy similar.

2.3 Impacto en los Servicios Sanitarios

En la práctica clínica diaria, la FA es la arritmia más frecuente y a ella se debe un tercio de los ingresos provocados por alteraciones del ritmo cardíaco. En los últimos 20 años el número de ingresos hospitalarios por FA ha aumentando en más de un 60 %,[30] con un ingreso medio que va de los 3,8 días a los 4,7 días,[30, 31] y un coste medio de 3.559 dólares.[32] Un estudio reciente llevado a cabo en Estados Unidos manifiesta que en el período comprendido entre los años 1996 a 2001 las altas hospitalarias con diagnóstico de FA experimentaron un importante crecimiento (véase la figura 3-A).[31] El mismo trabajo informa que la incidencia de ingreso hospitalario afecta más a hombres hasta los 64 años, y más a mujeres a partir de esa edad (véase la figura 3-B).[31] En la Unión Europea se estima que el coste anual empleado en la atención hospitalaria de la FA es de 13.500 millones de euros,[4] sin incluir el coste del tratamiento farmacológico y el seguimiento ambulatorio de estos pacientes.

En España, las estadísticas indican que entre el 18 y el 26 % de las consultas ambulatorias de cardiología están relacionadas con la fibrilación auricular,[17, 33] y que el 0,54 % de las consultas en los Servicios de Urgencias Hospitalarias se deben al mismo motivo.[34]

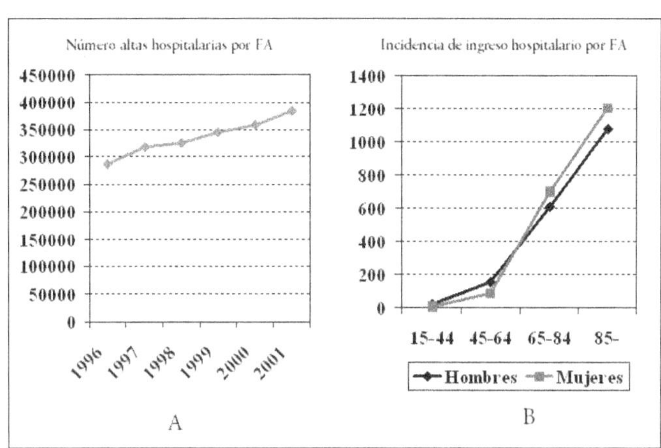

Figura 3. A) Número de altas hospitalarias con diagnóstico principal de FA auricular en el período 1996 a 2001 en Estados Unidos. B) Incidencia de ingreso hospitalario por FA en diferentes grupos de edad y género (Referencia 30).

3 Factores de riesgo

Con el término *factor de riesgo* se designan varios conceptos: por una parte, el hipotético agente que provoca una enfermedad y, por otra, una variable cuya existencia puede favorecer la aparición de la enfermedad. Un factor de riesgo se define, por tanto, como un elemento medible, que participa en la cadena etiológica de la enfermedad, y que además es un predictor significativo e independiente del riesgo futuro de presentarla. Para establecer la causalidad de un factor de riesgo se consideran los criterios clásicos de Bradford Hill:[35] fuerza de la asociación, temporalidad, consistencia, gradiente y plausibilidad biológica. Los estudios de cohorte de base poblacional han permitido identificar diferentes factores de riesgo de la FA.

3.1 Edad

Como ya se ha comentado, la prevalencia y la incidencia de la FA aumenta directamente con la edad, de manera que más de la mitad de los pacientes que presentan estas arritmias son sujetos mayores de 70 años,[18] independientemente de si son hombres o mujeres.[23]

3.2 Factores de riesgo cardiovascular

Según demuestran diferentes estudios, la hipertensión es uno de los factores más importantes asociados con la FA.[10, 23, 36] Los pacientes que padecen hipertensión tienen un 40 % más de riesgo de desarrollar una FA que los normotensos; este índice de riesgo afecta por igual a hombres y mujeres.[23] Investigaciones llevadas a cabo por grupos españoles han detectado que, aproximadamente, el 60 % de los pacientes con FA son hipertensos,[18, 20] y se estima que si se controlaran todos estos casos, la enfermedad se podría reducir en un 14 %.[23]

	Odds ratio (Intervalo de confianza del 95 %)		
	Estudio Framingham	*Cardiovascular Health Study*	*Estudio Manitoba*
Edad			
Global	–	1,03	–
Hombres	2,1 (1,8-2,5)	–	–
Mujeres	2,2 (1,9-2,6)	–	–
Insuficiencia cardíaca			
Global	–	2,7	3,4 (2,3-5)
Hombres	4,4 (3,1-6,6)	–	–
Mujeres	5,9 (4,2-8,4)	–	–
Valvulopatía			
Global	–	3,3	3,2 (2-5)
Hombres	1,8 (1,2-2,5)	–	–
Mujeres	3,4 (2,5-4,5)	–	–
Antecedente de infarto de miocardio			
Global	–	No significativo	3,6 (2,6-5,1)
Hombres	1,4 (1-2)	–	–
Mujeres	No significativo	–	–
Hipertensión			
Global	–	1,4	1,4 (1,1-1,8)
Hombres	1,5 (1,2-2)	–	–
Mujeres	1,4 (1,1-1,8)	–	–
Diabetes			
Global	–	No significativo	No significativo
Hombres	√√1,4 (1.2)	–	–
Mujeres	1,6 (1,1-2,2)	–	–
Obesidad			
Global	No significativo	–	1,3 (1-1,6)

Tabla 3. Factores de riesgo asociados a la fibrilación auricular e identificados en diferentes estudios de cohorte de base poblacional (adaptado de Ryder y cols.[21]).

Otros factores de riesgo vinculados a la FA son la diabetes y la obesidad, y pueden incidir sobre la génesis de la enfermedad en la misma proporción que la hipertensión.[23, 36]

3.3 *Enfermedades cardiovasculares*

Clásicamente la valvulopatía reumática se ha considerado la principal etiología de la FA. El estudio Framingham ya establece la enfermedad cardíaca valvular como factor de riesgo de la FA. Al ajustar el riesgo de acuerdo con el género, se encuentra que es más frecuente en mujeres que en hombres.[23] Actualmente, en España entre el 15 y el 20 % de los pacientes con FA presentan una valvulopatía asociada.[18, 20]

De un tiempo a esta parte, la IC se ha convertido en una entidad clínica muy prevalente en la población y su existencia puede convertirse en un factor de riesgo más importante que la enfermedad cardíaca valvular.[10, 23, 36] De hecho, la IC es causa pero también efecto de la FA.[37] Quienes están diagnosticados con esta patología están afectados de manera importante con FA, la prevalencia de la cual aumenta según el nivel de IC. Estudios realizados por la *New York Heart Association* (NYHA) así lo demuestran: la prevalencia de la FA en pacientes con clase funcional I es del 4 %; entre los de la clase funcional II este porcentaje oscila entre el 10 y el 15 %; en los de la clase funcional III se sitúa alrededor del 25 y el 30 %, y se eleva hasta el 50 % en pacientes con clase funcional IV.[37] En todos ellos los cambios mecánicos asociados al remodelado auricular afectan a las propiedades eléctricas de automatismo y conducción del tejido auricular y facilitan la aparición de FA.[37] Efectos parecidos tienen los cambios neurohormonales, incluida la activación del sistema renina-angiotensina-aldesterona; éstos influyen sobre la composición de la matriz extracelular y, de igual modo,contribuyen a la génesis y al mantenimiento de la arritmia.[37] Se calcula que en España entre el 25 y el 33 % de los pacientes con IC desarrollan una FA.[18, 20]

Hoy en día se dispone de datos suficientes que permiten afirmar que, junto con la valvulopatía y la IC, a cardiopatía isquémica puede incidir, asimismo, sobre los episodios de FA.[23, 31]

3.4   Otros factores

En un intento por identificar nuevos factores de riesgo asociados con la FA, algunos grupos están abriendo nuevas líneas de investigación. Unos trabajan con la hipótesis de que el origen de esta arritmia, cuando se diagnostica en distintos miembros de una familia, podría estar relacionado con una alteración monogénica.[38] En este sentido, se ha detectado un posible locus, la existencia del cual explicaría que los casos de FA en el seno de una misma familia sean más frecuentes.[38] No obstante, esto es algo que todavía está por demostrar.

Como se verá en el capítulo 2 de esta obra, otros científicos están analizando en qué medida la práctica de ejercicio físico intenso puede desencadenar una FA aislada.

4   Complicaciones

La FA tiene un impacto significativo sobre la calidad de vida de los pacientes y puede acarrear importantes complicaciones.

4.1 Calidad de vida

La fatiga, la disminución de la capacidad funcional, así como una menor satisfacción vital constituyen las molestias más frecuentes a las que aluden los sujetos con FA. Algunos estudios, donde se ha utilizado el cuestionario SF-36, ponen de manifiesto que los pacientes con FA presentan una calidad de vida inferior respecto a otros enfermos, especialmente respecto a los que han sufrido un infarto agudo de miocardio o a los que han sido sometidos a una angioplastia.[39] Se sabe también que la calidad de vida de estos pacientes es inferior al que expresan tener sujetos diagnosticados con otro tipo de arritmias,[40] y que éste puede mejorar de manera importante si reciben un tratamiento mediante ablación.[41]

4.2 Ictus

El riesgo que tienen los pacientes con FA de sufrir ictus es muy elevado. Los estudios epidemiológicos indican que, por cada seis casos de ictus que se diagnostican, uno se presenta en personas con FA.[42] Las estadísticas señalan también que por cada 100 pacientes con FA, cinco desarrollarán anualmente un ictus isquémico y tendrán un nivel de incidencia muy superior al de la población general: entre dos y siete veces más.[9,31,43] Si el sujeto, además, está afectado con valvulopatía reumática, el riesgo se multiplica por 17.[9] Se ha demostrado, de todas formas, que el mayor riesgo de ictus está asociado con pacientes afectados con FA permanente como en aquellos que presentan FA paroxística,[44] y que algunos factores, como la edad,[9] la hipertensión[45] o la diabetes no hacen sino aumentar las posibilidades de padecer ictus.[46]

Clásicamente, se pensaba que el mecanismo por el cual los pacientes con fibrilación auricular tenían un mayor riesgo de sufrir ictus se relacionaba con el estasis y la formación de trombos en las aurículas o los ventrículos dilatados. En la actualidad, además, se cree que la FA en sí misma constituye un marcador de un estado procoagulante.

4.3 Mortalidad

El estudio Framingham señala que la mayor mortalidad atribuible a la FA es independiente de otras variables, como la hipertensión, la cardiopatía isquémica y la IC. Dicho estudio ha mostrado también que el índice de mortalidad por esta causa es mayor entre mujeres que entre hombres, con una *odds ratio* del 1,9 y del 1,5, respectivamente.[47] En el ámbito intrahospitalario, la tasa de mortalidad por FA se sitúa por debajo del 1 % y afecta a pacientes que cumplan con alguno de estos perfiles clínicos: hombre, de edad avanzada, en situación de postoperatorio, con insuficiencia renal y respiratoria y con embolismo pulmonar.[31]

5　Estrategias de prevención

Actualmente, la FA constituye una enfermedad frecuente y grave. Para reducir el impacto de esta arritmia sobre la población sería recomendable, como mínimo, dirigir esfuerzos hacia dos objetivos muy claros: por una parte, controlar los factores de riesgo cardiovascular, y por otra, tomar medidas preventivas para evitar las cardiopatías estructurales.[2,48]

En cuanto a la primera estrategia, resulta prioritario mejorar en aspectos como la detección, el tratamiento y el control de la hipertensión arterial.[49,50]

Respecto a las cardiopatías estructurales, hay que continuar trabajando desde los centros de atención primaria para prevenir la cardiopatía isquémica, un factor de riesgo de primer orden para la FA y la IC.

Paralelamente, deberían también lanzarse campañas informativas que ayudaran a detectar, de manera precoz, posibles pacientes con FA (véase la tabla 4).[51] Un buen referente, en este sentido, es el programa diseñado por el Research Center for Stroke & Herat Disease, que alienta a la población a examinar su pulso cada mes.[52]

Prevención

Promoción de estilos de vida saludables.

Prevención, detección, tratamiento y control de la hipertensión.

Prevención, detección, tratamiento y control de otros factores de riesgo cardiovascular.

Prevención primaria y secundaria de la cardiopatía isquémica.

Prevención y control de la IC.

Envejecimiento saludable.

Detección y diagnóstico precoz

Educación de la población para que aprenda a identificar los síntomas y signos de la FA.

Estímulo dirigido a los profesionales sanitarios.

Diseño de campañas divulgativas para ser emitidas en los medios de comunicación.

Exploración del pulso en los programas de cribado para detectar posibles irregularidades en el pulso, con control médico posterior y seguimiento.

Promoción de la investigación en estrategias de cribado coste-efectivas.

Manejo y tratamiento de los pacientes con fibrilación auricular

Seguimiento de las guías clínicas.

Control de la frecuencia y del ritmo.

Tratamientos invasivos.

Prevención de ictus.

Investigación y evaluación de los resultados del tratamiento con medidas clínicas, capacidad funcional, calidad de vida, capacidad cognitiva.

Investigación para definir estrategias terapéuticas óptimas.

Registros para evaluar la calidad del tratamiento de estos pacientes.

Tabla 4. Estrategia global para la prevención, la detección y el control de la fibrilación auricular en la población.

Asimismo, habría que adoptar estrategias orientadas a mejorar el tratamiento de estos enfermos y, en consecuencia, a aumentar su calidad de vida y a prevenir complicaciones, como la aparición de ictus e IC.[4,53]

En los próximos años es importante también que se diseñen e implementen programas para que la anticoagulación oral aumente como tratamiento entre los pacientes afectados con FA.[57] Y es que como demuestran datos procedentes de estudios hospitalarios y de atención primaria, hoy por hoy, en Europa[54] y en España este método no se recomienda lo suficiente.[18, 55, 56]

BIBLIOGRAFÍA

1. Lip GYH, Beevers DG. ABC of atrial fibrillation: history, epidemiology and importance of atrial fibrillation. BMJ 1995;311:1361.

2. Kannell WB, Wolf PA, Benjamin EJ *et al*. Prevalence, incidence, prognosis and predisposing conditions for atrial fibrillation: population-based estimates. Am J Cardiol 1982;82:2N-9N.

3. Chugh SS, Blackshear JL, Shen WK *et al*. Epidemiology and natural history of atrial fibrillation: clinical implications. J Am Coll Cardiol 2001;37: 371-78.

4. Fuster V, Ryden LE, Cannom DS *et al*. A report of the ACC/AHA/ESC 2006 Guidelines for the management of patients with atrial fibrillation. Circulation 2006;114:e257-e354.

5. Onundarson PT, Thorgeirsson G, Jonmundsson E *et al*. Chronic atrial fibrillation-epidemiologic features and 14 years follow-up: a case-control study. Eur Heart J 1987;8:521-27.

6. Hill JD, Mottram EM, Killeen PD. Study of the prevalence of atrial fibrillation in general practice patients over 65 years of age. J R Coll Gen Pract 1987;37:172-73.

7. Boysen G, Nyboe J, Appleyard M *et al*. Stroke incidence and risk factors for stroke in Copenhagen, Denmark. Stroke 1988;19:1345-353.

8. Philips SJ, Whisnant JP, O'Fallon WM *et al*. Prevalence of cardiovascular disease and diabetes mellitus in residents of Rochester, Minnesota. Mayo Clin Proc 1990;65;344-59.

9. Wolf PA, Abbott RD, Kannel WB. Atrial fibrillation as an independent risk factor for stroke: the Framingham heart study. Stroke 1991;22:983-88.

10. Furberg CD, Psaty BM, Manolio TA *et al*. Prevalence of atrial fibrillation in elderly subjects (The Cardiovascular Health Study). Am J Cardiol 1994;74:236-41.

11. Langenberg M, Hellemons BSP, van Ree JW *et al*. Atrial fibrillation in elderly patients: prevalence and comorbidity in general practice. BMJ 1996;313:1534.

12. Lak NS, Lau CP. Prevalence of palpitations, cardiac arrhythmias and their associated risk factors in ambulatory elderly. Int J Cardiol 1996;54:231-36.

13. Ott AO, Breteler MMB, de Bruyne MC *et al*. Atrial fibrillation and dementia in a population-based study: the Rotterdam study. Stroke 1997;28:316-21.

14. Lip GYH, Golding DJ, Nazir M *et al*. A survey of atrial fibrillation in general practice: the west Birmingham atrial fibrillation project. Br J Gen Pract 1997;47:285-89.

15. Sudlow M, Thompson R, Thwaites B *et al*. Prevalence of atrial fibrillation and elegibility for anticoagulation in the comunity. Lancet 1998;352: 1167-171.

16. Wheeldom NM, Tayler DI, Anagnostou E *et al*. Screening for atrial fibrillation in primary care. Heart 1998;79:50-5.

17. Labrador García MS, Merino Segovia R, Jiménez Domínguez C *et al*. Prevalencia de fibrilación auricular en mayores de 65 años en un área de salud. Aten Primaria 2001;28:648-51.

18. García-Acuña JM, González-Juanatey JR, Alegría E *et al*. La fibrilación auricular permanente en las enfermedades cardiovasculares en España. Estudio CARDIOTENS 1999. Rev Esp Cardiol 2002;55: 943-52.

19. Masía R, Sala J, Marrugat J *et al*. Prevalencia de fibrilación auricular en la provincia de Girona: el estudio REGICOR. Rev Esp Cardiol 2001;54:1240.

20. Candel FJ, Matesanz M, Cogolludo F *et al*. Prevalencia de fibrilación auricular y factores relacionados en una población del centro de Madrid. An Med Interna (Madrid) 2004;21:477-82.

21. Ryder KM, Benjamin EJ. Epidemiology and significance of atrial fibrillation. Am J Cardiol 1999;84: 131R-138R.

22. Kannell WB, Wolf PA, Benjamin EJ *et al.* Prevalence, incidence, prognosis, and predisposing conditions for atrial fibrillation: population-based estimates. Am J Cardiol 1998; 82:2N-9N.

23. Benjamin EJ, Levy D, Vaziri SM *et al.* Independent risk factors for atrial fibrillation in a population-based cohort: the Framingham Heart Study. J Am Med Associ 1994;271:840-44.

24. Feinberg WM, Blackshear JL, Laupacis A *et al.* Prevalence, age distribution and geneder of patients with atrial fibrillation: analysis and implications. Arch Intern Med 1995;155:469-73.

25. Psaty BM, Manolio TA, Kuller LH *et al.* Incidence of and risk factors for atrial fibrillation in older adults. Circulation 1997;96:2455-461.

26. Wolf PA, Benjamin EJ, Belanger AJ *et al.* Secular trends in the prevalence of atrial fibrillation: the Framingham Study. Am Heart J 1996;131:790-95.

27. Levy S, Maarek M, Coumel P *et al.* Characterization of different subsets of atrial fibrillation in general practice in France: the ALFA study. Circulation 1999;99:3028-035.

28. Planas F, Antúnez F, Poblet T *et al.* Perfil clínico de la fibrilación auricular paroxística idiopática (Registro FAP). Rev Esp Cardiol 2001;54:838-44.

29. Lloyd-Jones DM, Wang TJ, Leip EP *et al.* Lifetime risk for development of atrial fibrillation. The Framingham Heart Study. Circulation 2004; 110:1042-046.

30. Wattigney WA, Mensah GA, Croft JB. Increasing trends in hospitalization for atrial fibrillation in the United States, 1985 through 1999: implications for primary prevention. Circulation 2003;108:711-16.

31. Khairallah F, Ezzedine R, Ganz LI *et al.* Epidemiology and determinants of outcome of admissions for atrial fibrillation in the United States from 1996 to 2001. Am J Cardiol 2004;94:500-04.

32. Baine WB, Yu W, Weis KA. Trends and outcomes in the hospitalization of older americans for cardiac conduction disorders or arrhythmias, 1991, 1998. J Am Geriatr Soc 2001;49:763-70.

33. Vázquez Ruiz de Castroviejo E, Muñoz Bellido J, Lozano Cabezas C *et al.* Análisis de la frecuencia de las arritmias cardíacas y de los trastornos de conducción desde una perspectiva asistencial. Rev Esp Cardiol 2005;58:657-65.

34. Gmez Aguera A, Llamas Lazarón C, Pinar Bermúdez E *et al.* Estudio retrospectivo de la fibrilación auricular de reciente comienzo en un servicio de urgencias hospitalario: frecuencia, presentación clínica y factores predictivos de conversión precoz a ritmo sinusal. Rev Esp Cardiol 1998;51: 884-89.

35. Hill AB. The environment and disease: association or causation? Proc R Soc Med 1965; 58:295-300.

36. Krahn AD, Manfreda J, Tate RB *et al.* The natural history of atrial fibrillation: incidence, risk factors, and prongosis in the Manitoba follow-up study. Am J Med 1995;98: 476-84.

37. Maisel WH, Stevenson LW. Atrial fibrillation in heart failure: epidemioloty, pathophysiology and rationale for therapy. Am J Cardiol 2003;91:2D-8D.

38. Brugada R, Tapscott T, Czernuszewicz GZ *et al.* Identification of a genetic locus for familial atrial fibrillation. N Engl J Med 1997;336:905-11.

39. Dorian P, Jung W, Newman D *et al.* The impariment of health-related quality of life in patients with intermittent atrial fibrillation: implications for the assessment of investigational therapy. J Am Coll Cardiol 2000;36:1303-309.

40. Luderitz B, Jung W. Quality of life in patients with atrial fibrillation. Arch Intern Med 2000;160: 1749-757.

41. Dorian P, Paquette M, Newmand D *et al.* Quality of life improves with treatment in the canadian trial of atrial fibrillation. Am Heart J 2002;143:984-90.

42. Hart RG, Halperin JL. Atrial fibrillation and thromboembolism: a decade of progress in stroke prevention. Ann Intern Med 1999;131:688-95.

43. Cairns JA, Connolly SJ. Nonrheumatic atrial fibrillation: risk of stroke and role of antithrombotic therapy. Circulation 1991;84:469-81.

44. Hart RG, Pearce LA, Rothbart RM *et al.* Stroke with intermitttent atrial fibrillation: incidence and predictors during aspirin therapy. Stroke prevention in atrial fibrillation investigators. J Am Coll Cardiol 2000;35:183-87.

45. The SPAF II Writing Committee for the Stroke Prevention in Atrial Fibrillation Investigators. Patients with nonvalvular atrial fibrillation at low rikf of stroke during treatment with aspirin: stroke prevention in atrial fibrillation III study. J Am Med Assoc 1998; 279:1273-277.

46. Atrial fibrillation investigators. Risk factors for stroke and efficacy of antithrombotic therapy in atrial fibrillation: analysis of pooled data from five randomized controlled trials. Arch Intern Med 1994; 154:1449-457.

47. Benjamin EJ, Wolf PA, D'Agostino RB *et al.* Impact of atrial fibrillation on the risk of death: the Framingham Heart Study. Circulation 1998;98:946-52.

48. Allessie MA, Boyden PA, Camm AJ *et al.* Pahto-physiology and prevention of atrial fibrillation. Circulation 2001;103:769-77.

49. Banegas JR, Gualler-Castillón P, Rodríguez-Artalejo F *et al.* Association between awareness, treatment, and control of hypertension, and quality of life among older adults in Spain. Am J Hypertens 2006;19:686-93.

50. Grau M, Subirana I, Elosua R *et al.* Trends in cardiovascular risk factor prevalence (1995-2000-2005) in northeastern Spain. J Epidemiol Commun Health (en prensa).

51. Valderrama AL, Dunbar SB, Mensah GA. Atrial fibrillation. Public Health Implications. Am J Prev Med 2005;29: 75-80.

52. Resarch Center for Stroke & Heart Disease. Take your pulse for life. Disponible en: http://www.strokeheart.org/ CYPA/description.html. (Consultado el 10 de enero de 2007).

53. Nieuwlaat R, Capucci A, Camm AJ *et al.* Atrial fibrillation management: a prospective survey in ESC member countries: the Euro Heart Survey on Atrial Fibrillation. Eur Heart J 2005;26:2422-434.

54. Nieuwlaat R, Capucci A, Lip GYH *et al.* Antithrombotic treatment in real-life atrial fibrillation patients: a report from the Euro Heart Survey on Atrial Fibrillation. Eur Heart J 2006;27:3018-26.

55. Blanch P, Freixa R, Ibernon M *et al.* Utilización de anticoagulantes orales en pacientes con fibrilación auricular al alta hospitalaria en el año 2000. Rev Esp Cardiol 2003;56:1057-063.

56. Mosquera Pérez I, Muñiz García J, Freire Castroseiros E *et al.* Uso de anticoagulación al alta hospitalaria en pacientes con insuficiencia cardíaca y fibrilación auricular. Rev Esp Cardiol 2003;56: 880-87.

57. Ruiz Ortiz M, Romo Penas E, Franco Zapata M *et al.* Un protocolo prospectivo permite incrementar la utilización de anticoagulación oral en pacientes con fibrilación auricular crónica no valvular. Rev Esp Cardiol 2003;56: 971-77.

Capítulo 2

Papel de la actividad física y el deporte en la génesis de la fibrilación auricular

L. Mont, R. Elosua* y J. Brugada

Institut Clínic del Tòrax
Sección de Arritmias
Hospital Clínic. Universitat de Barcelona

* Instituto Municipal de Investigación Médica (IMIM)
Unidad de Lípidos y Epidemiología Cardiovascular
Barcelona

Dirección para correspondencia
Institut Clínic del Tòrax. Hospital Clínic. Universitat de Barcelona
Dr. Lluís Mont
lmont@clinic.ub.es

Por FA primaria o aislada (*lone atrial fibrillation*) debe entenderse la que se presenta en sujetos sin datos clínicos o ecocardiográficos de enfermedad cardiopulmonar, incluida la hipertensión arterial u otras causas conocidas de FA, como el hipertiroidismo. La edad avanzada se considera en si misma una causa de FA; por ello, no es correcto hablar de FA primaria o aislada en personas ancianas.[1] En la década de 1990, la FA estaba considerada una afección poco habitual,[2] con una tasa de incidencia de un 2 a un 6 %. Hoy día, existen estudios que demuestran que dicha patología afecta hasta un 30 % de los pacientes que acuden a la consulta médica.[3, 4] ¿Qué podría explicar este cambio de cifras? Últimamente se ha descubierto que los antecedentes familiares,[5] la FA asociada a otras taquiarritmias[6] o el hecho de haber desarrollado obesidad son factores que influyen también en la aparición de la FA.[7] Otros factores están todavía por identificar, pero distintos grupos de estudio ya han lanzado hipótesis en este sentido.

¿Por qué un individuo de mediana edad y aparentemente sano empieza a tener crisis de FA? Philippe Coumel estudió por primera vez las repercusiones del sistema autonómico en la aparición de FA y describió la FA vagal en estos términos:[8, 9] «es más propia de hombres que de mujeres, con una predominancia de 4:1, y los primeros síntomas aparecen entre los 40 y los 50 años. En todos los casos la arritmia es idiopática. Se manifiesta por la noche y finaliza casi siempre por la mañana. Puede tener lugar también en reposo, en estado postprandial, particularmente tras la cena» (véase la figura 1). El autor concluía que las crisis de FA se desencadenaban en un contexto vagal, pero que probablemente existía un sustrato no identificado. Sin embargo, nunca relacionó los episodios de FA con el ejercicio físico.

1   Actividad física y fibrilación auricular

En 1998 se realizó un estudio para analizar la posible relación entre practicar un ejercicio físico intenso y la aparición de FA. Por aquel entonces, se empezó a observar que muchos de los pacientes con FA primaria que se presentaban en la consulta decían ser grandes deportistas. Como demostraron las primeras conclusiones, el porcentaje de personas

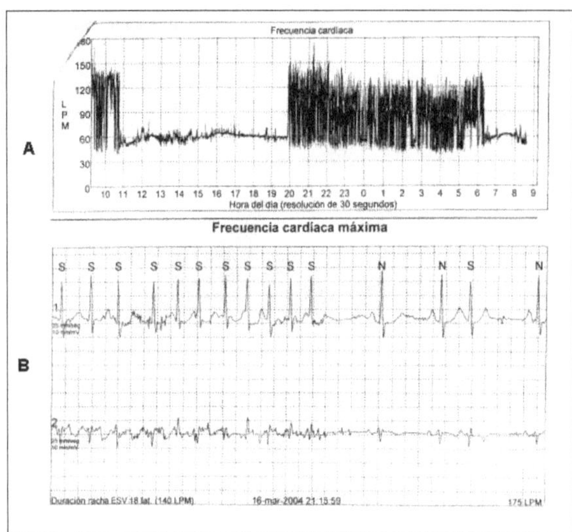

Figura 1. El panel A muestra cómo la FA se inicia a las 20 h, en situación postprandial y se prolonga durante toda la noche hasta las 6h. Posteriormente, el paciente sufre una crisis de 9 a 11h. El panel B muestra el final de la crisis de FA.

con FA primaria, que eran deportistas, era superior al detectado en la población general (63 % contra un 15 %,[10] respectivamente) (véanse las figuras 2 y 3). Años después, el mismo grupo publicó un estudio de casos-controles, pareados por edad y sexo, analizando los deportes de resistencia como factor de riesgo en el desarrollo de FA. Los resultados mostraron que la práctica de este tipo de deportes durante años hasta el momento de la evaluación aumentaba tres veces el riesgo de presentar FA y cinco veces FA de tipo vagal[11] (véase la tabla 1).

Paralelamente a estas investigaciones, Karjalainen y cols.[12] presentaron un trabajo de investigación con personas que practicaban orientación, un deporte de resistencia típico de los países nórdicos. Los pacientes practicantes tenían una menor mortalidad y una menor incidencia de enfermedad coronaria que la población general; sin embargo, el porcentaje de FA a los 10 años de seguimiento se situó en el 5,3 %, mientras que en los su-

	Casos-controles	**RR (95 % CI)**	**P**
Práctica deportiva	17/71	3,03 (0,8-11,0)	0,09
Práctica deportiva actual	6/15	3,13 (1,02-9,6)	0,046
Horas acumuladas de actividad			
De 100 a 1.560 h	3/29	1,3 (0,25-7)	NS
De 1.561 a 5.668 h	7/19	4,67 (1,08-20)	0,039
Práctica actual y > 1.500 h	6/14	5,06 (1,35-19)	0,016

Tabla 1. Riesgo relativo de padecer FA de tipo vagal en función de la persistencia de la práctica deportiva hasta el momento del análisis y de las horas de actividad acumuladas a lo largo de la vida.

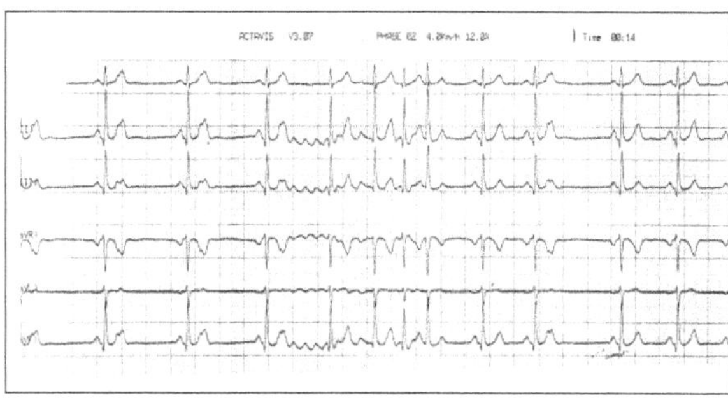

Figura 2. Extrasistolia auricular frecuente en forma de bigeminismo que desencadena una racha de FA autolimitada. Probablemente, la misma extrasistolia en situación de predominio vagal hubiera desencadenado una crisis de mayor duración.

jetos-controles había alcanzado el 0,9 %, El porcentaje era, pues, inusualmente alto dada la edad de los pacientes y la ausencia de cardiopatía. Entre el grupo-control habían dos pacientes afectados con FA: no practicaban orientación pero sí deportes de resistencia.

En la Universidad de Lovaina, Heidbuchel y cols.[13] pusieron de manifiesto que los pacientes deportistas sometidos a ablación de *flutter* tenían un mayor riesgo de sufrir crisis de manera recurrente debido a las repercusiones estructurales que en ellos había provocado la práctica deportiva crónica. En una investigación posterior, cuyo grupo de estudio estaba formado por sujetos practicantes de ciclismo, estos mismos autores detectaron que las arritmias ventriculares se originaban en el ventrículo derecho, a pesar de que no se habían detectado criterios clásicos de displasia ventricular derecha en muchos de estos pacientes. Al respecto se comentó que tal vez fuera la propia actividad física la que condicionara cambios estructurales y que éstos terminaran provocando las arritmias.[14,15]

A pesar de las crecientes evidencias que relacionan el deporte de resistencia con el desarrollo de FA, la comunidad cardiológica todavía no ha aceptado este hecho. Ejemplo de ello es que en el reciente consenso sobre FA la práctica de deportes de resistencia no ha quedado incluida como un factor de riesgo.[1] Por este motivo, se ha seguido trabajando en esta línea y aportando más pruebas que confirman el vínculo entre una práctica física intensa y la incidencia sobre este tipo de arritmias. Fruto de estas últimas in-

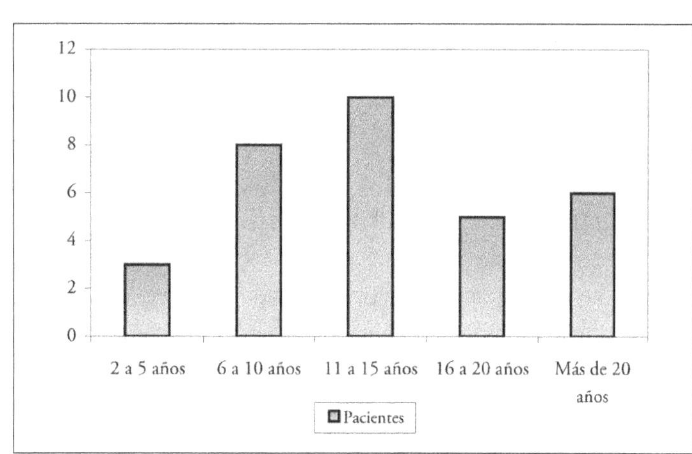

Figura 3. Años de actividad deportiva acumulada en los pacientes deportistas de la serie de la referencia 10.

vestigaciones, Mont y cols. han presentado un análisis sobre atletismo y FA que tiene por objetivo comparar dos grupos: uno formado por 290 individuos sanos y sedentarios incluidos en el estudio REGICOR (Registre Gironí del Cor) y otro, por 183 individuos que habían participado en el Maratón de Barcelona de 1992.[16] Las conclusiones aportan datos muy significativos: tras 10 años de seguimiento el 5 % de quienes habían corrido el Maratón estaban afectados con crisis de FA, índice que se reduce hasta el 0,69 % entre los miembros del otro grupo. A la vista de los resultados sólo se puede decir que la práctica de deportes de resistencia aumenta el riesgo relativo de padecer FA hasta 8,80 (IC de 1,26 a 61,29) tras ajustar por edad e hipertensión. Curiosamente, en la serie de Mont y cols. el porcentaje de pacientes con FA es muy parecido al que se observa en la de Karjalainen.[12]

En el último año, Mont y cols. han comunicado los resultados del estudio GIRAFA (Grup Integrat de Recerca de Fibril·lació Auricular). Realizando un diseño de casos-controles pareados por edad y sexo, este trabajo compara 107 pacientes sanos, reclutados en el Servicio de Urgencias del Hospital Clínic i Provincial de Barcelona, con un grupo de 107 voluntarios sanos, reclutados entre familiares de pacientes. Según demuestran estos autores, a la ya comentada práctica de deportes de resistencia, cabe sumar, además, otros factores de riesgo para la FA, principalmente la actividad física laboral, así como la talla y el tamaño auricular.[17] En resumen, la teoría que sostiene el estudio GIRAFA es: un esfuerzo físico mantenido, aun cuando no sea extenuante, provoca unos cambios estructurales en el corazón –las aurículas aumentan de tamaño, por ejemplo–, y eso, con el paso de los años, favorece la aparición de fibrilación auricular.

2   Fisiopatología

La FA está asociada a enfermedades que causan sobrecarga de presión y volumen (cardiopatías valvulares, hipertensión, etc.). Por ello es de suponer que con los cambios estructurales provocados en la aurícula tras años de entrenamiento, aparece un sustrato (aumento de tamaño auricular, hipertrofia y fibrosis) y éste, a su vez, contribuye al desarrollo de la enfermedad. Un estudio reciente de Pellicia y cols.[18] demuestra que el tamaño auricular de los pacientes que practican deporte es más grande que el de los individuos-controles. Mont y cols. sostienen también que el tamaño de la aurícula de los pacientes con FA es mayor que el de los sujetos-controles. En el citado estudio GIRAFA, este mismo equipo aporta pruebas según las cuales no son las crisis recurrentes las que provocan el remodelado y la dilatación auricular: en pacientes que padecen un primer episodio de FA el tamaño auricular es igual al de los pacientes con crisis recurrentes. Cabría deducir por todo ello que el mecanismo fisiopatológico asociado a la FA en deportistas no difiere al de otras patologías y que la fibrosis de la aurícula constituye el sustrato común que da origen a múltiples ondas de reentrada. En el caso de los pacientes deportistas, un mayor tono vagal actúa como modulador y facilita que se desarrollen crisis durante la noche. Los autores identifican, asimis-

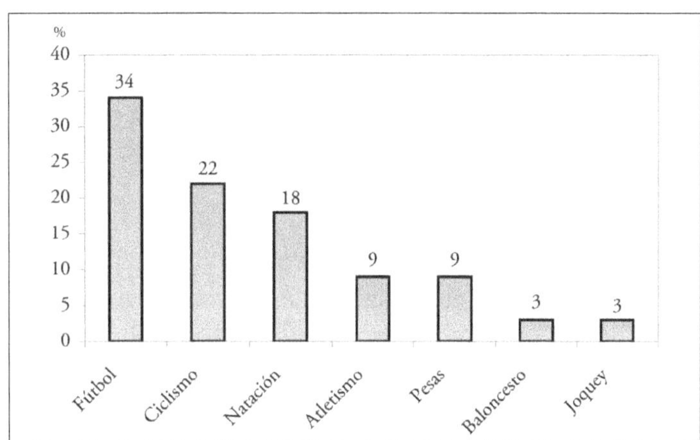

Figura 4.
Tipos de actividad
deportiva en los pacientes
de la referencia 10.

mo, otros posibles disparadores de la arritmia, citando, por ejemplo, la extrasistolia frecuente originada en las VP (véase la figura 4). En la serie del estudio GIRAFA, hasta un 70 % de los pacientes presentaban una FA de tipo vagal. De hecho, la acetilcolina disminuye los períodos refractarios auriculares, por lo que en muchos modelos experimentales de FA es necesaria una perfusión de dicha sustancia para sostener la arritmia.[19]

3　Clínica

El perfil clínico de los pacientes con FA asociada a una actividad deportiva presenta normalmente estos rasgos: se trata de un varón de mediana edad (entre 40 y 50 años) que, desde joven y de manera habitual, ha practicado y practica deportes de resistencia, tales como el ciclismo, el atletismo, el fútbol o la natación. La actividad física es su principal afición y se muestra muy dependiente de ella. Las crisis tienen lugar en situaciones de predominio vagal (postprandrial o más frecuentemente por la noche (véase la figura 1) y no durante el ejercicio. Esta circunstancia hace que los pacientes no acepten el vínculo de su arritmia con el deporte. Los primeros episodios de FA se presentan como crisis aisladas y autolimitadas de FA paroxística. Con los años la frecuencia y la duración aumentan y se pasa a una segunda fase en la que la FA se hace persistente hasta instalarse, finalmente, en un estadio de FA permanente. Frecuentemente la fibrilación auricular coexiste con el *flutter* común como ya describieron Coumel y cols.[9]

4　Tratamiento antiarrítmico

Desde el primer momento lo aconsejable sería que estos pacientes evitaran la práctica de deportes de resistencia, pero en muchos casos esto es difícil de conseguir, puesto que se trata de sujetos muy dependientes de la actividad física y si se les recomendara este tratamiento se podrían provocar graves consecuencias psicológicas. Además, por ahora, tampoco existen datos definitivos que demuestren la reversibilidad de la arritmia erradicando la actividad física intensa. Sin embargo, dado que la limitación de la práctica deportiva influye sobre la reversibilidad de la hipertrofia ventricular en deportistas con corazón de atleta,[20] probablemente sea aconsejable reducir el tiempo destinado a dichas prácticas y ofrecer un seguimiento cercano y el soporte necesario.

Como primera opción, en pacientes con crisis muy aisladas se puede utilizar el método de la píldora en el bolsillo (*pill on the pocket*), un tratamiento a base de flecainida administrada por vía oral en dosis de 200 a 300 mg y asociada a diltiacem.[21] De todos modos, es importante que esta estrategia se ensaye antes a nivel intrahospitalario, dado que ocasionalmente surgen algunas complicaciones: pausas severas tras la reversión del ritmo sinusal o incluso *flutter* auricular con conducción 1:1 y mala tolerancia hemodinámica. Cuando las crisis son más frecuentes se puede optar por un tratamiento mantenido con flecainida o propafenona, asociado a un fármaco frenador del nodo AV (diltiacem, verapamilo o betabloqueantes). Si las crisis persisten se aconseja una ablación circunferencial de las VP; en estos pacientes, con formas paroxísticas y aurículas no muy dilatadas, este tratamiento tiene una elevada tasa de éxito. No sería recomendable la utilización de amiodarona, dado que se trata de individuos jóvenes que estarían sometidos al riesgo de efectos secundarios por muchos años.

5 Riesgo embólico y anticoagulación

En los pacientes deportistas, dado que en su mayoría son jóvenes, generalmente no existe riesgo embólico asociado y, por tanto, en ellos tampoco está indicada la anticoagulación. La excepción reside en los pacientes sometidos a cardioversión, en los cuales sí debe procederse mediante anticoagulación según las pautas habituales. Los pacientes con factores de riesgo asociados, como la hipertensión, también deben ser anticoagulados.

6 Futuras líneas de investigación y tratamiento

Una vez demostrada la relación entre la práctica de ejercicio físico y la FA, una de las líneas prioritarias de investigación debería ser determinar con exactitud qué mecanismo fisiopatológico favorece este tipo de arritmia y así poder actuar sobre él de manera preventiva. Es posible que, además de las horas acumuladas de actividad, la aparición de la arritmia esté relacionada, asimismo, con aspectos de carácter genético.

Ciertamente, por los trabajos publicados[11,17] se deduce que las horas de actividad física acumulada influyen sobre la aparición de la arritmia. Así por ejemplo, en el estudio GIRAFA, se observa un incremento progresivo del riesgo relativo desde el primer tercil al tercero (de 9.319 horas o más de actividad física moderada o intensa) y en el tercer tercil un riesgo relativo de 15.11 (3,75-60,83). En esta misma línea de investigación, en un experimento realizado con ratas, se ha constatado que todos los animales, a partir de las 16 semanas de actividad física mantenida, desarrollan fibrosis cardíaca (ventricular y auricular). Dichas conclusiones no hacen sino afirmar que en el origen de la FA adquiere mayor importancia el hecho de practicar ejercicio físico de manera continuada e intensa que una posible predisposición genética.

Se deberían abrir nuevos proyectos de investigación orientadas a clarificar hasta qué punto la práctica de deporte determina la FA, y establecer un nivel de ejercicio físico seguro para la salud, ya que como se ha demostrado éste constituye un factor muy eficaz para prevenir las enfermedades coronarias.

BIBLIOGRAFÍA

1. Fuster V, Ryden LE, Cannom DS, Cannom DS, Crijns HJ, Curtis AB, Ellenbogen JL *et al.* ACC/AHA/ESC 2006 Guideliness for the management of patients with atrial fibrillation-Executive Summary. A report of the American College of Cardiology/American Heart Association Task Force on Practice Guideliness and the European Society of Cardiology Committee for Practice Guideliness. J Am Coll Cardiol 2006;48:854-906.

2. Leather RA y Kerr CR. Atrial fibrillation in the absence of overt cardiac disease. En Falk RH and Podrid JP eds. Atrial fibrillation: mechanisms and management. Raven Press, New York 1992:93-108.

3. Planas F, Antúnez F, Poblet T, Pujol M, Romero C, Sadurní J, Vázquez G, Moya A, Navarro-López F. Clinical profile of idiopathic paroxysmal atrial fibrillation (FAP registry). Rev Esp Cardiol. 2001;54: 838-44.

4. Levy S, Maarek M, Coumel Ph, Guize L, Lekieffre J, Medvedowsky JL, Sebaoun A. Characterization of different subsets of atrial fibrillation in general practice in France: The ALFA Study. Circulation 1999;99:3028-035.

5. Brugada R, Tapscott T, Grazyna Z, Czernuszewicz AJ, Marian AJ, Iglesias A, Mont L, Brugada J, Girona J, Domingo A, Bachiski Ll, Roberts R. Identification of a genetic locus for familial atrial fibrillation. N Engl J Med 1997;336:905-11.

6. Brugada J, Mont L, Matas M, Navarro-López F. Atrial fibrillation induced by atrio-ventricular nodal reentrant tachycardia. A curable form of atrial fibrillation. Am J Cardiol 1997;79:681-82.

7. Wang TJ, Parise H, Levy D, D'Agostino RB, Wolf PA, Ramachandran SV, Benjamin EJ. Obesity and the risk of new onset atrial fibrillation. JAMA 2004; 292:2471-477.

8. Coumel P, Attuel P, Lavallée JP, Flammang D, Leclerq JF, Slama R. Syndrome d'arythmie auriculaire d'origene vagal. Arch Mal Coeur 1978;71: 645-56.

9. Coumel P. Paroxysmal atrial fibrillation: a disorder of autonomic tone. Eur Heart J 1994;15 Supl A:9-16.

10. Mont L, Sambola A, Brugada J, Vacca M, Marrugat J, Elosua R, Paré C, Azqueta M, Sanz G. Long lasting sport practice and atrial fibrillation. Eur Heart J 2002;23:477-82.

11. Elosua R, Arquer A, Mont L, Sambola A, Molina L, García-Morán E, Brugada J, Marrugat J. Sport practice and the risk of lone atrial fibrillation: a case-control study. Int J Cardiol 2006;108:332-37. Epub 2005 Jun 16.

12. Karjalainen J, Kujala UM, Kaprio J, Sarna S, Viitasalo M. Lone atrial fibrillation in vigorously exercising middle aged men: case-control study. BMJ. 1998;316:1784-785.

13. Heidbüchel H, Anne W, Willems R, Adrianenssens B, Van de Werf F, Ector H. Endurance sports is a risk factor for atrial fibrillation after ablation for atrial flutter. Int J Cardiol 2006;107:67-72.

14. Heidbüchel H, Hoogsten J, Fagard R, Vanhees L, Ector H, Willems R, Van Lierde J. High prevalence of right ventricular involvement in endurance athletes with ventricular arrhythmias. Eur Heart J 2003; 24:1473-480.

15. Mont L, Brugada J. Endurance athletes: exploring the limits and beyond. Eur Heart J 2003;24: 1469-470.

16. Mont L, Molina L, Elosua R, Marrugat J, Vila J, Berruezo A, Bruguera J, Brugada J. Increased incidence of lone atrial fibrillation in marathon runners: a 10 year follow up study. Heart and Rythm 2005; 5:S21.

17. Molina I, Tamborero D, Elosua R, Vidal B, Sitges M, Coll-Vinent B, Brugada J, Mont L. Increased physical activity in patients with idiopathic atrial fibrillation. A case-control study. Heart Rythm 2006;3 AB15-5.

18. Pellicia A, Maron B, Di Paolo F, Biffi A, Quattrini M, Pisicchio C, Roselli A, Caselli S, Culasso F. Prevalence and clinical significance of left atrial remodeling in competitive atheletes. J Am Coll Cardiol 2005;46:690-96.

19. Janse M y Allessie A. Experimental observations in atrial fibrillation. En Falk RH and Podrid JP eds. Atrial fibrillation: mechanisms and management. Raven Press, New York. 1992:93-108.

20. Pelliccia A, Maron B, De Luca R, Di Paolo F, Spataro A, Culasso F. Remodeling of left ventricular hypertrophy in elite athletes after long-term deconditioning. Circulation 2002;105:944-49.

21. Alboni P, Botto GL, Baldi N, Luzi M, Russo V, Gianfranchi L, Marchi P, Calzolari M, Solano A, Baroffio R, Gaggioli G. Outpatient treatment of recent onset atrial fibrillation with the "pill on the pocket" approach. N Engl J Med 2004;351:2384-391.

Capítulo 3

Fisiopatología de la fibrilación auricular: de los modelos experimentales a la clínica

B. Benito, A. Serrano*, G. Gay*, L. Mont

Hospital Clínic. Universitat de Barcelona
Sección de Arritmias
Servicio de Cardiología
Barcelona

Institut Clínic del Tòrax
Institut d'Investigació Biomèdica August Pi i Sunyer (IDIBAPS)
Barcelona

*Instituto de Investigaciones Biomédicas de Barcelona (IIBB). CSIC
Barcelona

Dirección para correspondencia
Hospital Clínic. Universitat de Barcelona
Dra. Begoña Benito
bbenito@clinic.ub.es

INTRODUCCIÓN

La FA es la arritmia más frecuente en la práctica clínica y además se asocia a una importante morbimortalidad.[1] Eso explica que haya sido objeto de investigación desde hace casi un siglo. Pese a ello, todavía existen lagunas en la comprensión de su fisiopatología y los mecanismos íntimos implicados en su aparición y mantenimiento.[2,3] En este sentido, los trabajos con modelos experimentales, desarrollados desde hace más de medio siglo, han resultado fundamentales para profundizar y avanzar en el conocimiento de esta entidad.

Los modelos animales ofrecen una serie de ventajas, como la posibilidad de evaluar agentes causales y estudiar el efecto de diferentes opciones farmacológicas. Además, permiten el análisis directo y completo del tejido cardíaco, cosa que en los humanos queda restringida a pequeñas muestras obtenidas mediante biopsia endomiocárdica o durante la cirugía cardíaca, o a análisis postransplante cardíaco o postmortem. Por otra parte, en los estudios clínicos, la comorbilidad o el tratamiento de base pueden contaminar los resultados finales, lo cual no ocurre en los modelos experimentales, en los cuales todas las variables de estudio pueden ser completamente controladas. Recientemente, la posibilidad de manipulación genética y la creación de animales transgénicos o *knockout* ha abierto además un campo nuevo fundamental para comprender los efectos de proteínas y reguladores que podrían participar en la génesis de la enfermedad.

Sin embargo, los modelos animales, aunque útiles, tienen su limitación en la aplicabilidad de los resultados al ser humano. Dichos resultados deben confirmarse, siempre que sea posible, en el ámbito clínico. Por tanto, los modelos experimentales y los modelos clínicos deben trabajar conjuntamente y proporcionar información complementaria para avanzar en el conocimiento de las enfermedades.

En el ámbito de la FA, los modelos experimentales han aportado una información muy importante: principalmente, en lo que se refiere al concepto y la fisiopatología de la arritmia, a los mecanismos que participan en su perpetuación en cada contexto clínico y, secundariamente, al posible beneficio de ciertas opciones terapéuticas dirigidas. En el presente capítulo se revisan los principales modelos experimentales de FA, subrayando cada uno de estos tres puntos.

1   Modelos experimentales en el estudio de la fisiopatología de la fibrilación auricular

1.1   *Teorías principales sobre la fisiopatología de la fibrilación auricular*

Los primeros trabajos con modelos animales orientados a conocer la fisiopatología de la FA datan de la primera mitad del siglo XX. Entonces se proponían varias hipótesis posibles para explicar el origen de la FA:[4]

a) Por una parte, basándose en los estudios realizados por Engelmann y Winterberg a principios de siglo,[5,6] surgió lo que en aquel momento se denominó teoría de la *hiperectopia*, según la cual la FA respondía a un origen focal, es decir, se producía por uno o múltiples focos simultáneos con actividad ectópica rápida conducida fibrilatoriamente al resto de la aurícula (véase la figura 1A).[4]

b) Por otro lado, Lewis propuso la teoría conocida del *circuito simple*, según la cual la FA se producía por un único y rápido circuito de reentrada, conducido de forma fibrilatoria al resto del tejido auricular (véase la figura 1B).[7]

c) Finalmente, Garrey y Mines defendieron la teoría de los *múltiples circuitos de reentrada*, en la que la FA se explicaba por la coexistencia de múltiples circuitos reentrantes, producidos por barreras anatómicas o funcionales, y que proporcionaban una actividad auricular caótica (véase la figura 1C).[8,9]

Pese a haber transcurrido más de 50 años, en la actualidad se acepta que estas teorías (o una modificación de las mismas) pueden desempeñar un papel en la fisiopatología de la FA.[10,11] Sin embargo, se sabe que la FA es una arrtimia demasiado compleja como para explicarse por un único mecanismo. Hoy día se acepta que en la fisiopatología de la FA participan los llamados *factores desencadenantes* (*triggers*) de la arritmia, los cuales deben actuar sobre un sustrato favorable, llamado *factor iniciador*. Dicho sustrato contribuye en gran medida a que la arritmia no sólo se inicie, sino que perdure en el tiempo, constituyendo, a su vez, el llamado *factor perpetuador*.[12]

El factor desencadenante principal en la mayoría de casos es la actividad eléctrica rápida originada en algún punto del tejido auricular. Durante años ha existido controversia sobre si esta actividad proviene de un foco con automatismo, como proponía la teoría de la hiperectopia, o de un circuito de reentrada minúsculo que se retroalimenta, similar a lo que proponía Lewis. Probablemente las dos posibilidades son válidas.[3] Los modelos clásicos confirmaron que la estimulación auricular rápida, realizada en condiciones apropiadas, puede desencadenar FA.[13] Más relevantes fueron todavía los estudios de Scherf y cols., en los que se demostró que la administración local de acotinina desencadenaba una taquicardia auricular focal que, secundariamente, producía FA.[14] Por otra parte, Derakhchan confirmó que el circuito de reentrada único también puede ser el origen de la FA en un modelo canino con IC.[15]

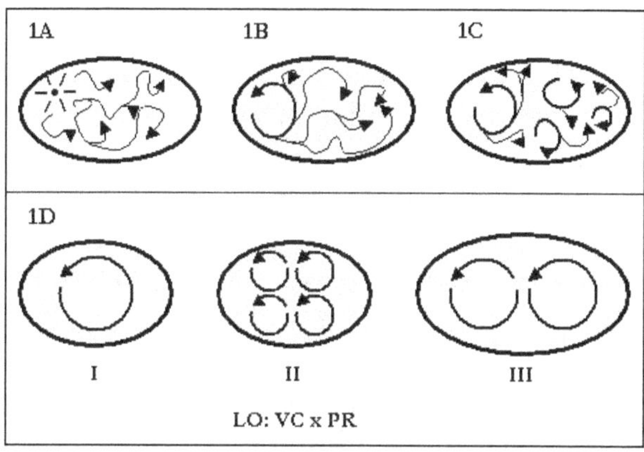

Figura 1. Fisiopatología de la FA. Hipótesis propuestas. 1A) Teoría de la hiperectopia, en la que un foco con actividad ectópica rápida origina la arritmia al conducirse fibrilatoriamente al resto de la aurícula.[4-6] 1B) Teoría del circuito de reentrada único, según la cual la arritmia aparece por conducción fibrilatoria desde diversos puntos del circuito.[7] 1C) Teoría de los múltiples circuitos de reentrada, propuesta por Garrey y Mines, según la cual la actividad caótica auricular se produce como consecuencia de la existencia simultánea de múltiples circuitos de reentrada.[8,9] 1D) Círculo principal o leading circle *es el circuito más pequeño posible para mantener indefinidamente la reentrada, equivalente a la longitud de onda del impulso (I). Cuando la longitud de onda disminuye (II) o el tamaño auricular aumenta (III), la probabilidad de que coexistan más circuitos es mayor, y por tanto, también aumentan las posibilidades de que aparezca y se mantenga la FA.[22] LO: longitud de onda; VC: velocidad de conducción; PR: período refractario.*

Sea por actividad reentrante o focal, el papel de la aurícula izquierda (AI), y en concreto de las VP, parece fundamental en el establecimiento de la FA. Existe evidencia clínica al respecto, por ejemplo la demostración de la actividad ectópica en las VP como factor desencadenante en algunas formas clínicas de FA[16] y el beneficio de la desconexión eléctrica de las VP mediante ablación para la curación de la arritmia.[17,18] Diversos estudios experimentales sugieren que las particularidades anatómicas y electrofisiológicas de la AI y de las VP (menor refractariedad, mayor irregularidad anatómica), las convierten en perfecto sustrato arritmogénico.[11,19] Los estudios realizados por el grupo de Jalife confirman que la actividad eléctrica en algunos casos de FA proviene de la AI, y en concreto de las VP, como se verá más adelante.

A pesar de que los factores desencadenantes fueron enseguida identificados, se ignoraba qué mantenía la arritmia una vez se había iniciado y, sobre todo, cómo se producía la contracción fibrilatoria, caótica e ineficaz, de las aurículas. En 1964, Moe propuso la teoría de las *múltiples ondas,* más conocida por su nombre en inglés, *the multiple-wavelet theory,* formulada basándose en un modelo informatizado que representaba la actividad auricular.[20] Según Moe, la estabilidad de la FA se producía por la aparición de múltiples circuitos reentrantes que daban lugar a múltiples frentes de onda continuos y caóticos, y que pasaban a ser independientes de la fuente que los había iniciado. La actividad eléctrica se originaba de una onda madre, la cual se dividía en múltiples ondas hijas con activación aleatoria e independiente a lo largo del tejido auricular.[20] Esta teoría fue desarrollada y confirmada *in vivo* por el grupo de Allessie, gracias a estudios realizados en perros con FA inducida por acetilcolina, en los que se demostraron múltiples ondas de propagación (*wavelets*) que conducían a una actividad auricular turbulenta.[21]

Partiendo de que la FA se establecía cuantos más frentes de onda existían simultáneamente, surgió el concepto del círculo principal o *leading circle*, propuesto por el propio Allessie basándose en estudios experimentales con conejos y perros (véase la figura 1D).[22,23] El círculo principal equivalía al menor circuito que puede producir reentrada y, por tanto, al más rápido de todos los posibles, aquel que tomaba el mando de la actividad eléctrica sobre todos los demás. Este circuito equivaldría a la distancia que recorre el impulso cardíaco en un período refractario, o lo que es lo mismo, a la longitud de onda del impulso eléctrico. Según la teoría de las múltiples ondas, la FA aparecía con más probabilidad cuando existen más circuitos principales, lo que ocurre en las aurículas dilatadas, o cuando éstos son más pequeños, lo que ocurre cuando disminuye la longitud de onda (véase la figura 1D). Dado que la longitud de onda es el producto de la velocidad de conducción del impulso por el período refractario (LO = VC x PR), la disminución de cualquiera de estas dos variables (VC o PR) conllevaba la aparición de circuitos más pequeños y, por tanto, aumentaban las probabilidades de aparición de la FA.[22]

En contra de la teoría de Moe, los estudios del grupo de Jalife demostraron que la activación auricular durante la FA no es aleatoria ni caótica, sino periódica y regular, sólo que se transmite de forma aberrada a lo largo del tejido auricular.[3] Se obtuvieron pruebas, además, de que existía un circuito madre, llamado *rotor*, a partir del cual nacía regular y periódicamente toda la actividad eléctrica. Las investigaciones se realizaron en modelos de FA inducida mediante estimulación auricular rápida e infusión de acetilcolina en corazones aislados de oveja, sometidos a registros electrocardiográficos, reconstrucción con vídeo de alta resolución y análisis espectral (véase la figura 2).[24,25] Durante la FA, el electrograma entre ambas aurículas mostró cierta regularidad de la actividad eléctrica, más acentuada si se analizaba la AI aisladamente y menos si se analizaba la aurícula derecha (AD) (véase la figura 2A). El análisis espectral de frecuencias (transformación de Fast Fourier) permitió comprobar que, en el caso de la AI, existía una *frecuencia de activación dominante* sobre las otras.[3,26] Ello sugería que una proporción substancial del tejido de la AI era activada rítmicamente, a dicha frecuencia dominante. En el análisis de la reconstrucción con vídeo pudieron confirmarse estos resultados. Se observó una periodicidad espaciotemporal en la activación de la AI no detectada en la AD (véase la figura 2A). Los autores concluyeron entonces que la actividad eléctrica en la FA, primero, no es aleatoria ni caótica, y segundo, nace de la AI, donde es regular y más rápida, y de allí se transmite desorganizadamente hacia la AD.[3,25,26] Trabajos posteriores del mismo grupo demostraron que, en ese modelo experimental, la actividad eléctrica adquiere su máxima regularidad y frecuencia en el interior de las VP, sugiriendo, por tanto, que éste sería su origen más primario (véase la figura 2B).[24]

Basándose en todos estos estudios, hoy se acepta que, en la mayor parte de casos, la FA se desarrolla cuando una actividad (focal o reentrante) actúa sobre un sustrato apro-

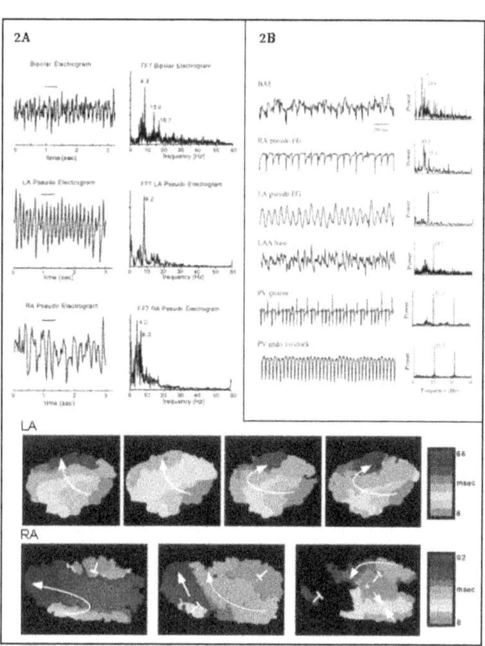

Figura 2. Electrogramas con su correspondiente análisis espectral y mapas isocrónicos durante un episodio de FA. 2A) Se observa una frecuencia regular en los electrogramas obtenidos de la AI, con una frecuencia de activación dominante como demuestra la transformación de Fast Fourier (FFT). Los mapas isocrónicos reflejan una periodicidad espaciotemporal en la AI no observada en la AD. 2B) La actividad más rápida y regular se detecta en el interior de una de las VP. AI: aurícula izquierda; AD: aurícula derecha; VP: venas pulmonares.

piado, produciendo un único rotor o un número muy pequeño de ellos que contribuyen al mantenimiento de la arritmia, y que dan lugar a una actividad eléctrica regular y periódica que se distorsiona por barreras anatómicas o funcionales.[3]

1.2   Mecanismos básicos implicados en la perpetuación de la fibrilación auricular

La FA establecida tiende a autoperpetuarse, o como publicaron Wijffels y cols. «la fibrilación auricular genera más fibrilación auricular» (*atrial fibrillation begets atrial fibrillation*).[27] Eso es así porque la arritmia produce una serie de cambios eléctricos, iónicos, moleculares y estructurales en la aurícula. Dichos cambios mantienen la actividad eléctrica (véase la figura 3) y son conocidos, en su conjunto, como *remodelado auricular* (factor perpetuador). En los últimos años, los modelos animales han permitido avanzar de forma muy importante en el conocimiento del remodelado auricular a todos los niveles.

1.2.1   Remodelado eléctrico

La taquicardia auricular aislada (obtenida en los modelos animales mediante la estimulación auricular rápida bajo control de la frecuencia ventricular) es uno de los estímulos más primarios para iniciar el proceso de remodelado auricular en la FA. Modelos animales con cabras y perros demuestran que la estimulación auricular produce un acortamien-

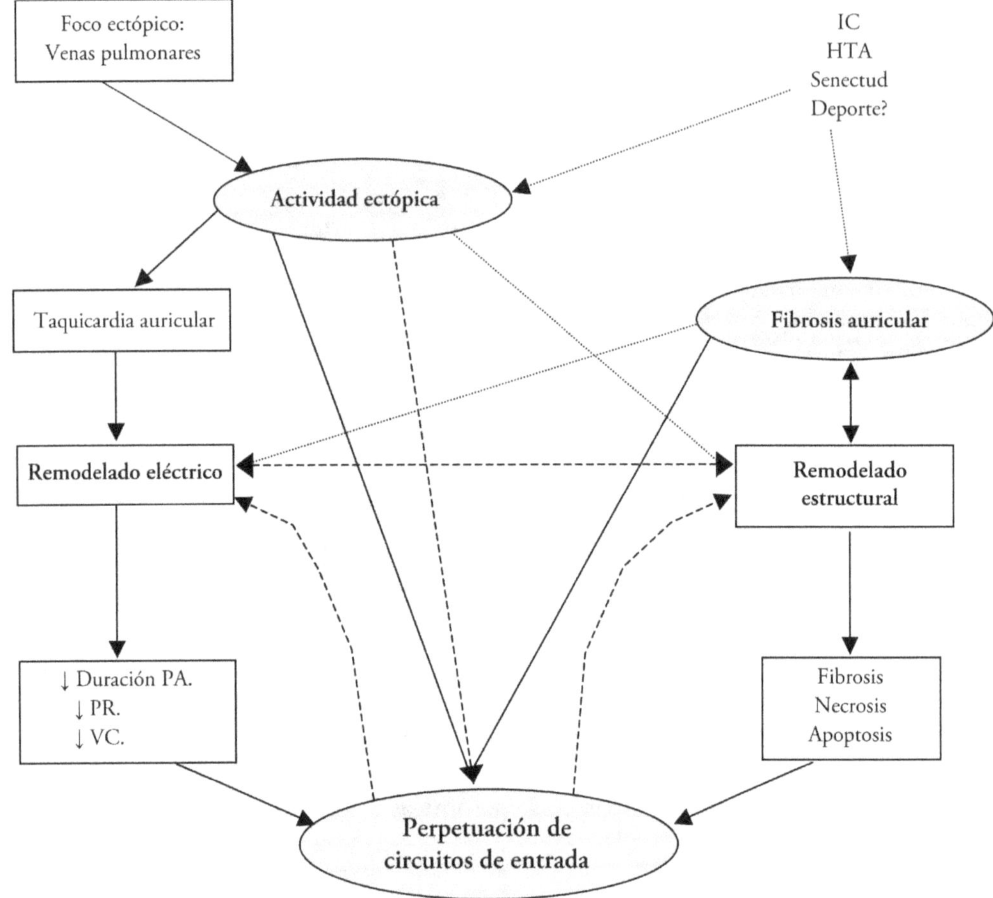

Figura 3. Esquema simplificado de los mecanismos implicados en la aparición y perpetuación de la FA.

to de la duración del potencial de acción y del período refractario auricular, y además, de forma heterogénea en el tejido, cosa que favorece la reentrada y la perpetuación de la FA.[13,27,28] Estos hallazgos han sido confirmados en estudios clínicos, y pueden explicar la tendencia de la FA paroxística a hacerse persistente y la resistencia de la arritmia, cuando es de larga evolución, al tratamiento médico.[10]

1.2.2   Cambios en las corrientes iónicas

Dado que la modificación eléctrica más común en todos los modelos es la disminución del período refractario, parece lógico pensar que las corrientes iónicas que participan en la repolarización y en el período refractario (corrientes de calcio y de potasio) puedan desempeñar un papel fundamental en la perpetuación de la arritmia.[29] En modelos animales, se ha demostrado una disminución de las corrientes de calcio ICa_L, las cuales participan en la fase *plateau* del potencial de acción, con el consiguiente acortamiento del propio potencial de acción y del período refractario.[30] Estos datos han sido confirmados en estudios clínicos.[31]

Las modificaciones en las corrientes de potasio, sin embargo, están sometidas a cierta controversia, ya que no se dispone de resultados definitivos. En humanos se ha observado una disminución de las corrientes de salida de potasio I_{to} e I_{kur}, un aumento de las corrientes de entrada IK_I y un descenso de las corrientes de entrada dependientes de acetilcolina IK_{Ach}; pero todo esto no se ha confirmado en modelos animales.[10,11,32]

Finalmente, modelos caninos de FA[33] han puesto de relieve que las corrientes de sodio INa disminuyen, pero hasta la fecha ésta es una conclusión que tampoco se ha confirmado en estudios con humanos.

1.2.3 Remodelado molecular

Los mecanismos moleculares que participan en la aparición y el mantenimiento de la FA son complejos y en su mayoría, todavía, desconocidos en la actualidad. Los estudios experimentales que han aportado conocimientos más importantes al respecto se resumen a continuación.

- ***Papel del calcio intracelular:*** a pesar de existir una sobrecarga de calcio intracelular en las primeras fases de la taquicardia auricular, Sun y cols. demostraron en un modelo canino de FA que el descenso de los canales de calcio ICa_L produce a medio plazo un descenso de la concentración de calcio intracelular. A consecuencia de este hecho puede disminuir la fuerza de contracción de los miocardiocitos y éstos adquirir cierto carácter miocardiopático que contribuya a la FA.[34]
- ***Papel del estrés oxidativo:*** como sugiere el estudio de Carnes y cols. el estrés podría tener un papel destacado en el mantenimiento de la FA. Realizado con un modelo de FA canino, dicho trabajo, además, aporta pruebas sobre el efecto beneficioso de sustancias antioxidantes como el ácido ascórbico.[35] En esta misma línea, otros modelos animales han ensayado sustancias parecidas, como la simvastatina, el probucol y el oxipurinol.[11,36] A pesar de que los resultados indican el beneficio de las mismas para la prevención del remodelado asociado a la FA, en humanos, sin embargo, no existen hasta la fecha datos concluyentes sobre el papel del estrés oxidativo en la FA.
- ***Papel de la inflamación:*** aunque algunos estudios clínicos relacionan la FA con niveles elevados de proteína C reactiva, en modelos animales sólo existe evidencia de que el tratamiento con corticoides a dosis altas puede prevenir el remodelado auricular secundario a la taquicardia.[11] Sin embargo, se piensa que la inflamación puede desempeñar un papel importante en el remodelado auricular, pero en la actualidad esto está todavía por demostrar.

- ***Papel de las uniones intercelulares*** **(gap-junctions)**: aunque existen resultados discordantes respecto al papel de la conexina *Cx43*, un modelo de cabras con FA ha demostrado un descenso consistente en la conexina *Cx40* en relación con la taquicardia auricular.[32] El desarrollo de animales transgénicos con deficiencia absoluta de *Cx40* ha permitido comprender la influencia de esta conexina en la estabilidad eléctrica auricular, pues los animales *knockout* muestran una alta vulnerabilidad a la aparición de taquiarritmias auriculares.[37]

- ***Papel del sistema renina-angiotensina (SRA):*** en los últimos años se ha reconocido que el SRA puede determinar la creación y, sobre todo, la perpetuación de la FA. Hay signos evidentes de activación del SRA local, es decir, cardíaco, en diversos modelos animales de FA, especialmente en modelos con IC. Los agentes probablemente más importantes en la creación de un sustrato favorable para la FA son la angiotensina-II (AT-II) y la aldosterona. La AT-II, vía activación de las quinasas *MAPK*, produce un aumento de la concentración de proteínas proapoptoicas como *Bax*, un aumento de muerte celular, una infiltración leucocitaria y, finalmente, fibrosis.[38] La aldosterona es, asimismo, un potente factor profibrótico local. Ambas sustancias contribuyen, por tanto, a la perpetuación de la arritmia.[39] Además, un estudio reciente con animales transgénicos y sobreexpresión de enzima convertidor de AT-II ha demostrado que, en esta circunstancia, aparece dilatación auricular y fibrosis focal, lo cual se relaciona con la aparición de arritmias auriculares y ventriculares.[40]

1.2.4   Remodelado estructural

La fibrosis y la dilatación auricular son probablemente los principales cambios estructurales que contribuyen al mantenimiento de la FA. La fibrosis puede aparecer como consecuencia de los mecanismos moleculares citados previamente (inflamación, estrés oxidativo, activación del SRA), y desencadenar, a su vez, la enfermedad. Así lo ha demostrado un estudio reciente con ratones transgénicos y sobreexpresión de TGF-β1 a nivel auricular, en los que se ha detectado una mayor vulnerabilidad a la aparición de FA (véase la figura 4).[41] Como se ha observado en numerosos trabajos experimentales, la dilatación auricular también puede ser al mismo tiempo causa y consecuencia de la FA. En corazones aislados de oveja, por ejemplo, se ha constatado que la sobrecarga de volumen auricular aumenta, por una parte, la inducibilidad de FA, y, por otra, organiza la activación auricular cuando la arritmia ya se ha iniciado, lo que contribuye a estabilizarla.[42]

2   Modelos experimentales en diferentes contextos clínicos de fibrilación auricular

Inicialmente, los modelos de FA se llevaron a cabo en perros o cabras, animales en los cuales la FA podía inducirse con facilidad. En los últimos años, se ha conseguido indu-

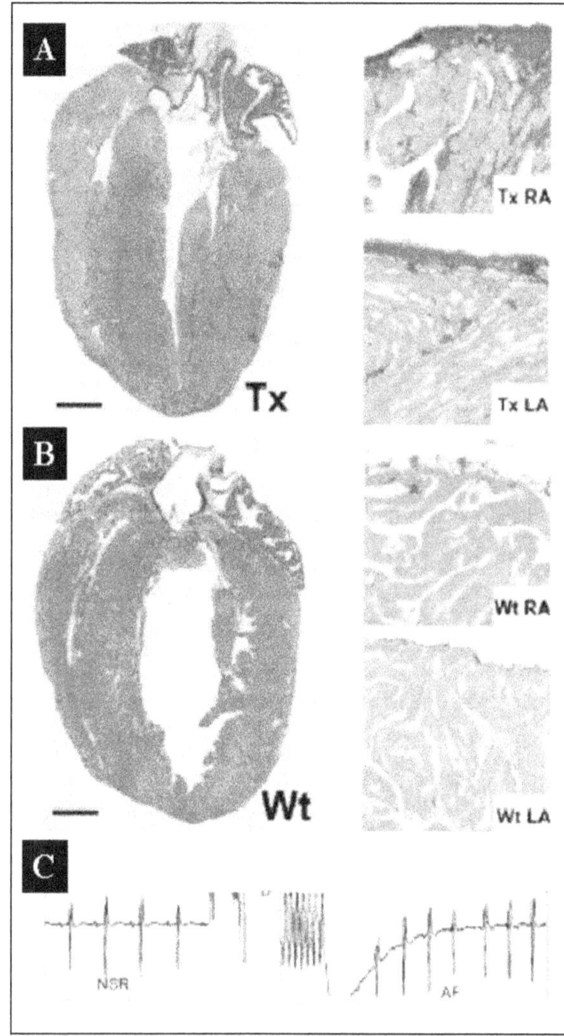

Figura 4. Histología de los ratones transgénicos con sobreexpresión de TGF-β1 (A) y de los controles (B) en el estudio de Verheule et al.[41] Como puede observarse, existe un marcado incremento de la fibrosis histológica solamente a nivel auricular. Los ratones transgénicos mostraron una mayor inducibilidad de FA durante la estimulación auricular (C). Reproducida con el permiso de Wolters Kluwerhealth Pharma Solutions España, SA.

cir FA en otros animales más pequeños, como ratones y ratas, a pesar de las dificultades que esto supone, ya que cuanto menor es el tamaño de las aurículas, más difícil es establecer una reentrada estable (véase la figura 1).[43,44]

2.1 Fibrilación auricular aislada. Papel del sistema nervioso autónomo

Los modelos clásicos de FA, desarrollados hace más de 50 años, se realizaron con animales de corazón normal, sometidos a estimulación auricular rápida[13,27] o estimulación vagal o infusión de acetilcolina.[20,45] Son, por tanto, modelos de FA aislada.

En modelos animales, sobre todo en los de pequeño tamaño, la estimulación auricular se hace a través de catéteres venosos especialmente diseñados o mediante estimulación transesofágica.[43]

La infusión de acetilcolina ha sido clásicamente utilizada en los modelos de FA. Desde principios del siglo XX, se conocía que la estimulación vagal es un factor desencadenante de FA.[4] Estudios con modelos caninos demuestran que la actividad vagal disminuye el período refractario y, además, de forma heterogénea a lo largo del tejido cardíaco.[46] La estimulación simpática también puede favorecer la aparición de FA, aunque en menor medida, pues la disminución del período refractario es menor y más homogénea.[46] Sharifov y cols. estudiaron de forma detallada los efectos de la estimulación simpática y parasimpática en un modelo de perros con FA aislada. Mientras que la infusión de acetilcolina indujo FA en todos los animales, el isoproterenol o la adrenalina sólo lo lograron en el 21 % y en el 17 %, respectivamente. Asimismo, la inhibición del sistema parasimpático con atropina amortiguó el efecto de las catecolaminas (ningún animal presentó FA), mientras que la inhibición del tono simpático con betabloqueantes no evitó la FA inducida por acetilcolina.[47] El estudio confirma que la estimulación colinérgica participa de forma más activa que la activación simpática en la aparición de FA.[47]

Los resultados de estos estudios experimentales tienen una traducción clínica directa. De hecho, en la actualidad se distingue la *FA vagal o vagotónica*, que se inicia en situaciones de predominio vagal (postprandial, sueño nocturno), de la *FA adrenérgica*, desencadenada por estimulación simpática (ejercicio, estrés o en relación con ciertas patologías de base).[11,48] En la mayoría de pacientes sin cardiopatía estructural (FA aislada), los episodios de FA aparecen en situaciones de predominio vagal.[49] Además, tanto en modelos caninos como en humanos, se ha demostrado que la denervación vagal aumenta la tasa de éxito del procedimiento de ablación de FA.[50,51]

2.2 *Modelos de fibrilación auricular asociada a insuficiencia cardíaca*

La IC es una de las condiciones clínicas más frecuentes asociadas a la FA. Los estudios con modelos experimentales han permitido comprender que en estos casos la FA tiene ciertas particularidades.

Los modelos animales de IC son principalmente caninos, aunque también se han utilizado animales más pequeños como las ratas. Se trata fundamentalmente de modelos de IC congestiva, lograda mediante la estimulación rápida ventricular, que produce taquimiocardiopatía,[52] o modelos de IC de origen isquémico, asociados a infarto de miocardio.[53] En los últimos años, además, se han desarrollado diversos modelos de animales transgénicos con miocardiopatía dilatada y FA. Tal es el caso de los roedores con sobreexpresión de *RhoA*, proteína reguladora del citoesqueleto, o de los roedores con sobreexpresión de juntina, una proteína de membrana del retículo sarcoplasmático.[11]

En este ámbito de estudio, las distintas investigaciones llevadas a cabo hasta el momento coinciden en afirmar que la FA asociada a la IC surge como consecuencia de las alteraciones estructurales que sufren las aurículas de forma secundaria debido a la sobrecarga crónica de volumen. Dichos trabajos, además, han podido detectar diferencias importantes respecto a la FA aislada:

- Destacan, en primer lugar, que la afectación estructural de la aurícula parece tener un papel mucho más importante que la actividad puramente eléctrica. En esta entidad, el período refractario auricular no sólo no disminuye, sino que tiende a aumentar.[52]
- Señalan, asimismo, que el nivel de corrientes de entrada de calcio ICa_L disminuye, aunque en unos márgenes inferiores a los registrados en la FA aislada.[10]
- Asocian, de manera directa, el SRA con la aparición de fibrosis que, como se sabe, facilita la persistencia de la FA. Modelos caninos de FA e IC han demostrado que un incremento de AT-II y de las quinasas *MAPK* se traduce en mayores posibilidades de contraer fibrosis y que el efecto de dichos agentes puede inhibirse administrando enalapril.[39]

Paralelamente, otros estudios recientes han descubierto que el SRA no es el único mecanismo implicado en la aparición de fibrosis y apoptosis celular, ya que el tratamiento con inhibidores del enzima de conversión (IECAs) sólo disminuye parcialmente estas alteraciones.[38] En este sentido, modelos llevados a cabo con ratas afectadas con infarto de miocardio[53] han puesto de relieve que un aumento de metaloproteinasas (enzimas que participan en la degradación del colágeno de la matriz extracelular) a nivel auricular puede actuar de igual modo como sustrato fibrótico.

Los hallazgos de estos modelos experimentales se han podido comprobar en estudios clínicos de FA asociada a IC. En éstos se ha confirmado que el SRA y las quinasas *MAPK*[54] se activan y que un tratamiento con inhibidores del SRA (IECAs y antagonistas del receptor de la AT, ARA-II) beneficia considerablemente el estado de los pacientes.[55]

2.3 *Otros modelos experimentales de fibrilación auricular*

Existen modelos animales relacionados con otros contextos clínicos de FA. Así, se han desarrollado modelos de pericarditis estéril en perros, que se corresponderían con la FA postoperatoria de cirugía cardíaca. En este contexto la inflamación y el estrés oxidativo parecen tener un papel más importante.[10] Por su parte, los estudios animales sugieren que la FA en este caso responde a circuitos de reentrada más estables, ligados al proceso inflamatorio, o incluso a un único circuito con conducción fibrilatoria, lo cual explica la fácil conversión de este tipo de FA a *flutter* auricular.[56]

Se han estudiado también modelos experimentales de hipertiroidismo en cerdos y conejos que han permitido describir las características de la FA asociada a la tirotoxicosis. Al parecer, en esta circunstancia, y a diferencia de lo que se ha visto en otros modelos, las corrientes de potasio *Ito*, especialmente a nivel ventricular,[57] y un claro aumento de las corrientes de calcio ICa_L,[10] aumentan; al aumentar las corrientes de calcio, se favorece la ectopia auricular y, en consecuencia, se es más vulnerable a desarrollar FA.[10] Además, el alargamiento de la duración del potencial de acción y del período refractario secundarios al aumento de ICa_L quedaría amortiguado por la simpaticotonía inherente al hipertiroidismo.[10]

Destacar, en último lugar, que un grupo de trabajo del Hospital Clínic y la Universitat de Barcelona han desarrollado recientemente un modelo de ejercicio crónico en ratas con el objetivo de analizar hasta qué punto la práctica de una actividad física intensa puede determinar la aparición de FA. En el ámbito clínico, varias investigaciones ya han demostrado que eso es así.[58,59] En estos casos, el origen de la enfermedad se cree que podría estar relacionado con un conjunto de alteraciones estructurales (hipertrofia ventricular izquierda y distensión y fibrosis auricular secundaria a la sobrecarga de presión y de volumen) y con la actuación de la hipertonía vagal sobre tales modificaciones. Resultados preliminares de esta serie demuestran cómo a nivel ventricular aparece una fibrosis histológica y a nivel auricular se produce un aumento de marcadores de fibrosis (TGF-beta1), factores que, en definitiva, podrían constituir un sustrato favorable para la aparición de FA (datos no publicados).

3   Terapias dirigidas basándose en los modelos experimentales

Los modelos animales constituyen una herramienta extraordinaria para avanzar y mejorar en el manejo y tratamiento de los pacientes con FA, no sólo porque permiten dirigir las posibilidades terapéuticas a dianas específicas, sino porque, además, ofrecen la oportunidad de ensayar nuevos fármacos y conocer cuáles son sus efectos moleculares. En los últimos años, desde el punto de vista clínico, especialmente útiles han sido:

- Los modelos animales de FA vagal, puesto que los resultados obtenidos son extrapolables a otros estudios realizados con pacientes.
- Los trabajos experimentales que han tenido como objeto de estudio el azimilide y otros fármacos que alargan el período refractario o elentecen la conducción.[11] Recientemente, el conocimiento de que los canales de potasio IK_{Ach} son mayoritariamente expresados a nivel auricular sugiere que dichos receptores pueden ser un objetivo importante de los futuros fármacos antiarrítmicos.[11]

En un futuro inmediato es probable que se definan nuevos trabajos experimentales orientados a:

- Sintetizar otros agentes que ayuden a modificar el sustrato de la FA. En este sentido sería prioritario obtener fármacos inhibidores del SRA y de otros mecanismos que, como la inflamación y el estrés oxidativo, generan fibrosis. Los resultados de los estudios con IECAs, ARA-II, estaninas y corticoides parecen confirmar estas hipótesis.[11,35,36,38,39]

Finalmente, opciones no farmacológicas, como la ablación, también tienen su fundamento en los conocimientos fisiopatológicos que han aportado los modelos animales. Partiendo de que la FA se produce por la actuación de unos factores desencadenantes sobre un sustrato favorable, hoy día se distinguen dos esquemas distintos de ablación: por un lado, el propuesto por Haisseguerre, orientado a la eliminación de los focos precipitadores de la arritmia, localizados frecuentemente en las VP;[17] y por otro, el propuesto por Pappone, que tiene como finalidad modificar el sustrato mediante la creación de líneas de ablación extensas en el tejido auricular.[18]

CONCLUSIONES

Los modelos experimentales han proporcionado un mayor conocimiento de la fisiopatología de la FA, han permitido profundizar e identificar los mecanismos implicados y, gracias a ello, han ofrecido una ayuda fundamental para guiar nuevas opciones terapéuticas (farmacológicas y no farmacológicas) con las que combatir este tipo de arritmia. En este sentido, se hace necesario que la investigación básica continúe colaborando y aportando datos complementarios para que la investigación clínica siga profundizando en el estudio de una arritmia tan compleja como la FA.

BIBLIOGRAFÍA

1. Kannel WB, Abbott RD, Savage DD *et al.* Epidemiologic features of chronic atrial fibrillation: the Framingham Study. N Engl J Med 1982;306: 1018-022.
2. Nattel S. New ideas about atrial fibrillation 50 years on. Nature 2002;415:219-26.
3. Jalife J. Experimental and clinical AF mechanisms: bridging the divide. J Interv Card Electrophysiol 2003;V9:85-92.
4. Garrey WE. Auricular fibrillation. Physiol Rev 1924; 4:215-50.
5. Engelmann TW. Ueber den einfluss der systole auf der motorische leitung in der herzkammer, mit bemerkungen zur theorie allorhythmischer herzstorungen. Arch Gesamte Psychol 1896;62:543-66.
6. Winterberg H. Ueber herzflimmern und seine beeinflussung durch kampher. Z Exp Pathol Ther 1906;3:182-208.
7. Lewis T, Schleiter HG. A demonstration of circus movement in clinical fibrillation of the auricles. Heart 1921;8:361-69.
8. Garrey WE. The nature of fibrillatory contraction of the heart: its relation to tissue mass and form. Am J Physiol 1914;33:397-414.
9. Mines GR. On dynamic equilibrium in the heart. J Physiol 1913;46:349-83.
10. Nattel S. Therapeutic implications of atrial fibrillation mechanisms: can mechanistic insights be used to improve AF management? Cardiovasc Res 2002;54:347-60.

11. Nattel S, Shiroshita-Takeshita A, Brundel BJJM *et al.* Mechanisms of atrial fibrillation: lessons from animal models. Prog Cardiovasc Dis 2005;48:9-28.

12. Nattel S, Ehrlich J. Atrial fibrillation. En: Saunders (Elsevier), ed. *Cardiac Electrophysiology. From cell to bedside.* 2004; Philadelphia (Pennsylvania).

13. Morillo CA, Klein GJ, Jones DL *et al.* Chronic rapid atrial pacing: structural, functional and electrophysiological characteristics of a new model of sustained atrial fibrillation. Circulation 1995;91:1588-595.

14. Scherf D. Studies on auricular tachycardia caused by acotinine administration. Proc Soc Exp Biol Med 1947;233-39.

15. Derakhchan K, Li D, Courtemanche M *et al.* Method for simultaneous epicardial and endocardial mapping of in vivo canine heart: application to atrial conduction properties and arrhythmia mechanisms. J Cardiovasc Electrophysiol 2001;12:548-55.

16. Haissaguerre M, Jais P, Shah DC *et al.* Spontaneous initiation of atrial fibrillation by ectopic beats originating in the pulmonary veins. N Engl J Med 1998;339:659-66.

17. Haissaguerre M, Jais P, Shah DC et al. Electrophysiological End Point for Catheter Ablation of Atrial Fibrillation Initiated From Multiple Pulmonary Venous Foci. Circulation 2000;101: 1409-417.

18. Pappone C, Rosanio S, Oreto G *et al.* Circumferential radiofrequency ablation of pulmonary vein ostia: a new anatomic approach for curing atrial fibrillation. Circulation 2000;102:2619-628.

19. Hocini M, Ho SY, Kawara T *et al.* Electrical conduction in canine pulmonary veins: electrophysiological and anatomic correlation. Circulation 2002;105:2442-448.

20. Moe GK, Rheinboldt WC, Abildskov JA. A computer model of atrial fibrillation. Am Heart J 1964;67:200-20.

21. Kirchhof C, Chorro F, Scheffer GJ *et al.* Regional entrainment of atrial fibrillation studied by high-resolution mapping in open-chest dogs. Circulation 1993;88:736-49.

22. Allessie MA, Bonke FI, Schopman FJ. Circus movement in rabbit atrial muscle as a mechanism of tachycardia. III. The "leading circle" concept: a new model of circus movement in cardiac tissue without the involvement of an anatomical obstacle. Circ Res 1977;9-18.

23. Rensma PL, Allessie MA, Lammers WJ *et al.* Length of excitation wave and susceptibility to reentrant atrial arrhythmias in normal conscious dogs. Circ Res 1988;62:410.

24. Mandapati R, Skanes A, Chen J *et al.* Stable microreentrant sources as a mechanism of atrial fibrillation in the isolated sheep heart. Circulation 2000;101:194-99.

25. Skanes AC, Mandapati R, Berenfeld O *et al.* Spatiotemporal periodicity during atrial fibrillation in the isolated sheep heart. Circulation 1998;98: 1236-248.

26. Mansour M, Mandapati R, Berenfeld O *et al.* Left-to-right gradient of atrial frequencies during acute atrial fibrillation in the isolated sheep heart. Circulation 2001;103: 2631-636.

27. Wijffels MCEF, Kirchhof CJHJ, Dorland R *et al.* Atrial fibrillation begets atrial fibrillation: a study in awake chronically instrumented goats. Circulation 1995;92:1954-968.

28. Fareh S, Villemaire C, Nattel S. Importance of refractoriness heterogeneity in the enhanced vulnerability to atrial fibrillation induction caused by tachycardia-induced atrial electrical remodeling. Circulation 1998;98:2202-209.

29. Van der Velden HMW, Van der Zee L, Wijffels MC *et al.* Atrial fibrillation in the goat induces changes in monophasic action potential and mRNA expression of ion channels involved in repolarization. J Cardiovasc Electrophysiol 2000;11:1262-269.

30. Yue L, Melnyk P, Gaspo R et al. Molecular Mechanisms Underlying Ionic Remodeling in a Dog Model of Atrial Fibrillation. *Circ Res.* 1999;84:776-784.

31. Skasa M, Jungling E, Picht E *et al.* L-type calcium currents in atrial myocytes from patients with persistent and non-persistent atrial fibrillation. Basic Res Cardiol 2001;V96: 151-59.

32. Brugada R. Molecular biology of atrial fibrillation. Minerva Cardioangiol 2004;52:65-72.

33. Yagi T, Pu J, Chandra P *et al.* Density and function of inward currents in right atrial cells from chronically fibrillating canine atria. Cardiovasc Res 2002;54:405-15.

34. Sun H, Gaspo R, Leblanc N *et al.* Cellular mechanisms of atrial contractile dysfunction caused by sustained atrial tachycardia. Circulation 1998;98: 719-27.

35. Carnes CA, Chung MK, Nakayama T *et al.* Ascorbate attenuates atrial pacing-induced peroxynitrite formation and electrical remodeling and decreases the incidence of postoperative atrial fibrillation. Circ Res 2001;89:32e-338.

36. Shiroshita-Takeshita A, Schram G, Lavoie J *et al.* Effect of simvastatin and antioxidant vitamins on

atrial fibrillation promotion by atrial-tachycardia remodeling in dogs. Circulation 2004;110:2313-319.

37. Hagendorff A, Schumacher B, Kirchhoff S *et al.* Conduction disturbances and increased atrial vulnerability in connexin40-deficient mice analyzed by transesophageal stimulation. Circulation 1999;99: 1508-515.

38. Cardin S, Li D, Thorin-Trescases N *et al.* Evolution of the atrial fibrillation substrate in experimental congestive heart failure: angiotensin-dependent and -independent pathways. Cardiovasc Res 2003;60:315-25.

39. Li D, Shinagawa K, Pang L *et al.* Effects of angiotensin-converting enzyme inhibition on the development of the atrial fibrillation substrate in dogs with ventricular tachypacing-induced congestive heart failure. Circulation 2001;104: 2608-614.

40. Xiao HD, Fuchs S, Campbell DJ *et al.* Mice with cardiac-restricted angiotensin-converting enzyme (ACE) have atrial enlargement, cardiac arrhythmia and sudden death. Am J Pathol 2004;165:1019-032.

41. Verheule S, Sato T, Everett T, IV *et al.* Increased vulnerability to atrial fibrillation in transgenic mice with selective atrial fibrosis caused by overexpression of TGF-{beta}1. Circ Res 2004;94:1458-465.

42. Kalifa J, Jalife J, Zaitsev AV *et al.* Intra-atrial pressure increases rate and organization of waves emanating from the superior pulmonary veins during atrial fibrillation. Circulation 2003;108:668-71.

43. Olgin JE, Verheule S. Transgenic and knockout mouse models of atrial arrhythmias. Cardiovasc Res 2002;54:280-86.

44. Vaidya D, Morley GE, Samie FH *et al.* Reentry and fibrillation in the mouse heart: a challenge to the critical mass hypothesis. Circ Res 1999;85:174-81.

45. Hashimoto K, Chiba S, Tanaka S *et al.* Adrenergic mechanism participating in induction of atrial fibrillation by ACh. AJP - Legacy 1968;215: 1183-191.

46. Liu L, Nattel S. Differing sympathetic and vagal effects on atrial fibrillation in dogs: role of refracto-riness heterogeneity. Am J Physiol Heart Circ Physiol 1997;273:H805-16.

47. Sharifov OF, Fedorov VV, Beloshapko GG *et al.* Roles of adrenergic and cholinergic stimulation in spontaneous atrial fibrillation in dogs. *J Am Coll Cardiol* 2004;43:483-90.

48. Coumel P. Paroxysmal atrial fibrillation: a disorder of autonomic tone? Eur Heart J 1994;Suppl A:9-16.

49. Molina I, Mont Ll, Tamborero D *et al.* High prevalence of vagal type in idiophatic atrial fibrillation. Eur Heart J 26[1], P3550. 2005. Ref Type: Abstract.

50. Elvan A, Pride HP, Eble JN *et al.* Radiofrequency catheter ablation of the atria reduces inducibility and duration of atrial fibrillation in dogs. Circulation 1995;91:2235-244.

51. Pappone C, Santinelli V, Manguso F *et al.* Pulmonary vein denervation enhances long-term benefit after circumferential ablation for paroxysmal atrial fibrillation. Circulation 2004;109:327-34.

52. Li D, Melnyk P, Feng J *et al.* Effects of experimental heart failure on atrial cellular and ionic electrophysiology. Circulation 2000;101:2631-638.

53. Boixel C, Fontaine V, Rucker-Martin C *et al.* Fibrosis of the left atria during progression of heart failure is associated with increased matrix metalloproteinases in the rat. *J Am Coll Cardiol* 2003;42: 336-44.

54. Goette A, Staack T, Rocken C *et al.* Increased expression of extracellular signal-regulated kinase and angiotensin-converting enzyme in human atria during atrial fibrillation. *J Am Coll Cardiol* 2000;35: 1669-677.

55. Vermes E, Tardif JC, Bourassa MG *et al.* Enalapril decreases the incidence of atrial fibrillation in patients with left ventricular dysfunction: insight from the Studies Of Left Ventricular Dysfunction (SOLVD) trials. Circulation 2003;107:2926-931.

56. Ortiz J, Niwano S, Abe H *et al.* Mapping the conversion of atrial flutter to atrial fibrillation and atrial fibrillation to atrial flutter. Insights into mechanisms. Circ Res 1994;74: 882-94.

Capítulo 4

Ecocardiografía y otras técnicas de imagen cardíaca en la fibrilación auricular

M. Sitges

Hospital Clínic. Universitat de Barcelona
Servicio de Cardiología
Institut Clínic del Tòrax
Institut d'Investigacions Biomèdiques August Pi i Sunyer (IDIBAPS)
Facultat de Medicina de la Universitat de Barcelona
Barcelona

Dirección para correspondencia
Hospital Clínic. Universitat de Barcelona
Dra. Marta Sitges
msitges@clinic.ub.es

Introducción

Actualmente, gracias a las técnicas de imagen cardíaca se ha avanzado mucho en el manejo y seguimiento de los pacientes afectados con enfermedades cardiovasculares. Por su amplia disponibilidad, bajo coste e inocuidad, la ecocardiografía constituye una herramienta indispensable para el diagnóstico de este tipo de patologías, incluida la FA. En la última década, los nuevos modelos intervencionistas con los que se están tratando estas arritmias han permitido que no sólo la ecocardiografía, sino también la resonancia magnética nuclear (RMN) o la tomografía computerizada (TC) se hayan integrado de forma extraordinaria dentro de la práctica clínica para diagnosticar, pronosticar y evaluar el tratamiento de estos pacientes.[1]

En este capítulo se revisa la utilidad de estas técnicas en los diferentes escenarios clínicos en los que puede presentarse la FA.

1 Valoración inicial del paciente con fibrilación auricular con técnicas de imagen cardíaca

La evaluación inicial de la anatomía y la función cardíacas en los pacientes con FA suele realizarse, al igual que en la mayoría de patologías cardíacas, con ecocardiografía transtorácica. Las técnicas de imagen cardíaca permiten identificar condiciones o patologías cardíacas que predispongan al desarrollo de estas arritmias. Así, puede evaluarse la presencia de una enfermedad valvular, miocárdica o pericárdica o descartar la existencia de cardiopatías congénitas que favorezcan la aparición de la enfermedad. Por otro lado, la ausencia de cardiopatía estructural confirma el diagnóstico de FA idiopática.

Además de la capacidad diagnóstica sobre la etiología de la FA (asociada a cardiopatía o no), las técnicas de imagen, y en especial la ecocardiografía (por ser con la que se cuenta con mayor experiencia), aportan información importante y útil en el manejo de la arritmia. En este sentido, permiten identificar con exactitud la función ventricular, y basándose en ella elegir el tratamiento médico antirrítmico o de control de la FC más adecuado. Del mismo modo, las técnicas de imagen permiten detectar la existencia de una cardiopatía estructural significativa (por ejemplo, una insuficiencia mitral severa), y función de este parámetro valorar si conviene o no efectuar una ablación con radiofrecuencia. De todas formas, desde el punto de vista ecocardiográfico, el parámetro que más se analiza en pacientes con FA es el tamaño de la AI.

La evaluación del tamaño auricular izquierdo permite:

- Realizar una valoración pronóstica del riesgo de recurrencia o persistencia de la arritmia tras la cardioversión. La dilatación auricular izquierda se asocia con baja probabilidad de éxito de la cardioversión o con el mantenimiento del ritmo sinusal.[2,3] En el estudio Framingham se observó que un aumento de 5 mm en el diámetro anteroposterior de la AI ocasionaba un incremento de casi el 40 % del riesgo de padecer FA.[4] Y es que el riesgo de desarrollar FA teniendo un diámetro anteroposterior de > 50 mm se multiplicaba por 4.[5] Más recientemente, el volumen auricular izquierdo también ha demostrado ser un factor predictor de FA en pacientes con cardiopatía subyacente o en pacientes con FA no valvular.[6,7]

- Estimar el riesgo tromboembólico. Algunos estudios sugieren que en pacientes con FA un tamaño auricular aumentado puede provocar eventos cardioembólicos,[8] siendo necesario en estos casos instaurar un tratamiento anticoagulante. Si bien es cierto que el volumen auricular izquierdo predice de forma clara la incidencia de accidente cerebral vascular y muerte en la población general,[9] el papel del diámetro auricular izquierdo en la asociación con accidente vascular cerebral en pacientes con FA es una cuestión que se ha puesto en duda recientemente, tras los resultados del estudio AFFIRM.[10] De todos modos, cabe señalar que en este estudio los investigadores sólo determinaron el diámetro anteroposterior de la AI.

Clásicamente, al valorar el tamaño auricular izquierdo, sólo se consideraba el diámetro anteroposterior, que se obtenía a partir de registros en modo M en el plano paraesternal largo. Éste es un parámetro simple y fácil de calcular, pero hoy se sabe que refleja mal el tamaño real de la AI, ya que algunas pueden dilatarse más en sentido longitudinal que no anteroposterior.[11] Además, la dilatación auricular izquierda no suele producirse de manera uniforme, así que las medidas unidimensionales pueden ser poco sensibles a los cambios de tamaño. Por este motivo hoy día se recomienda medir la AI utilizando otros parámetros, tales como el área planimetrada o, mejor aún, el volumen auricular. El volumen de la AI estimado por ecocardiografía bidimensional o tridimensional proporciona una medida más precisa del tamaño auricular izquierdo[12] y tan fiable como el que se obtiene por RMN o TC.[13] Asimismo, la asociación con eventos cardiovasculares es más potente y, de hecho, este parámetro predice mejor que el diámetro anteroposterior la evolución posterior, incluido el desarrollo de FA, por lo menos en pacientes en ritmo sinusal.[6,7,12,14] Esto explica que las diferentes sociedades científicas recomienden cuantificar el tamaño auricular izquierdo mediante ecocardiografía bidimensional biplanar utilizando el método de los múltiples discos (Simpson) o el método del área-longitud[15] (véanse las figuras 1A-B). De todos modos, dada la geometría inconstante de la AI, la cuantificacion volumétrica debería hacerse mediante un método tridimensional, no dependiente de ninguna asunción geométrica, como el ecocardiograma tridimensional o las técnicas de TC o la RMN cardíaca.

Por regla general, los métodos ecocardiográficos infraestiman los volúmenes auriculares en comparación con el TC[16]o la RMN.[13] Sin embargo, la gran mayoría de estudios pronósticos utilizan la ecocardiografía que, además, por su inocuidad y portabilidad, sigue siendo el método de imagen más utilizado en la práctica clínica habitual.

Con ecocardiografía Doppler puede evaluarse, además, la función de la AI, tanto su función de reservorio como su contractilidad activa, habitualmente de mayor interés clínico. La función auricular puede evaluarse a partir del análisis del flujo de las VP y del flujo de llenado del ventrículo izquierdo (VI) obtenido por Doppler pulsado espectral.[17, 18] Generalmente, el análisis de la onda A determinada por el llenado ventricular izquierdo, obtenido a partir de la contracción auricular, es el parámetro más simple y analizado (véase la figura 2). A partir de una ecocardiografía bidimensional o tridimensional, pueden obtenerse volúmenes auriculares en diferentes fases del ciclo cardíaco y estimar las distintas fases funcionales de la aurícula (reservorio, conducción pasiva y contracción activa)[19,20](véase la figura 3). Más recientemente, la función contráctil regional y global de la AI se ha evaluado con Doppler tisular y con parámetros derivados del mismo de deformación miocárdica[21, 22] (véase la figura 4). El interés por evaluar la función auricular izquierda radica, como se verá más adelante, en la necesidad de mantener la anticoagulación tras la cardioversión, en el pronóstico de éxito de la cardioversión o en el efecto de las terapias de ablación.

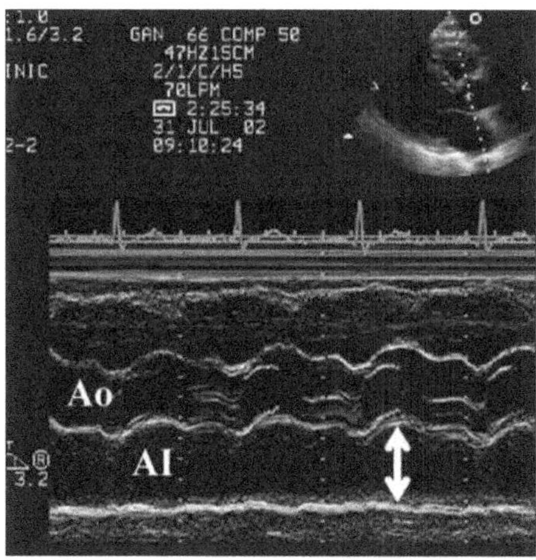

Figura 1A. Medición a partir de imágenes en modo M del diámetro anteroposterior de la AI. AI: aurícula izquierda, Ao: raíz aórtica.

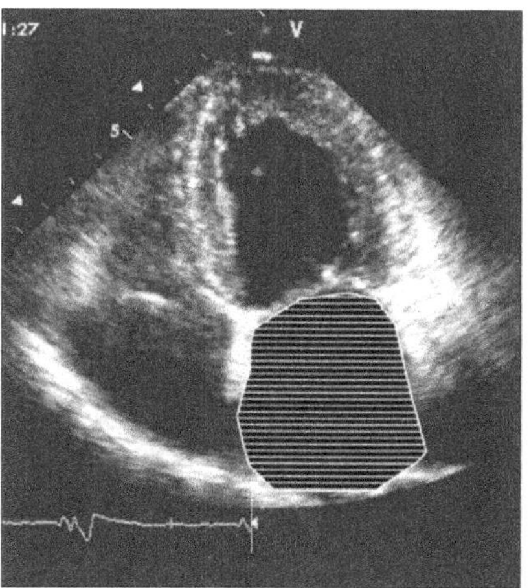

Figura 1B. Cálculo del volumen de la AI con el método de los discos múltiples (Simpson) a partir del trazo del área planimetrada de la AI en el eje apical de cuatro cámaras (ecocardiografía bidimensional).

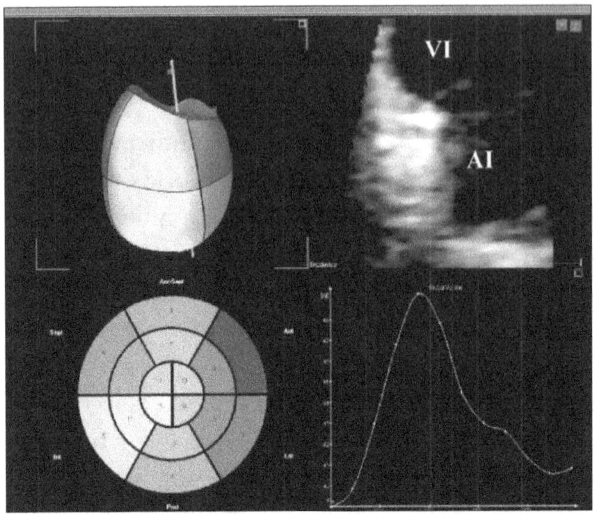

Figura 2. Registro espectral de Doppler pulsado del flujo de llenado del VI mostrando la onda de llenado pasivo (E) y la onda de llenado debido a la contracción auricular (A), indicativa de la función contráctil auricular izquierda.

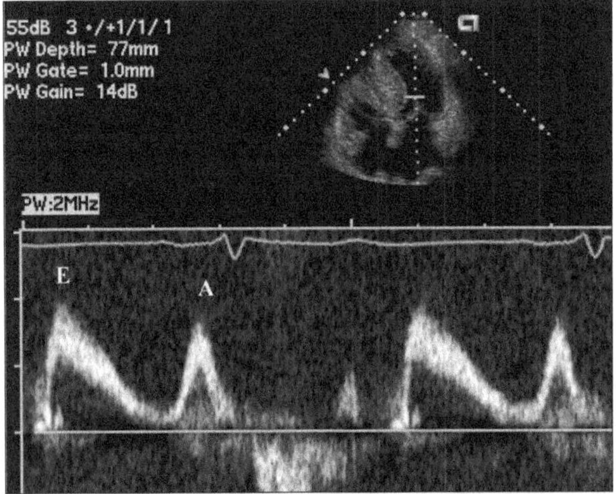

Figura 3. Ecocardiografía tridimensional: la reconstrucción del volumen de la AI a partir de imágenes de ecocardiografía tridimensional. La gráfica de la porción inferior derecha muestra el cambio de volumen de la AI a lo largo del ciclo cardíaco.

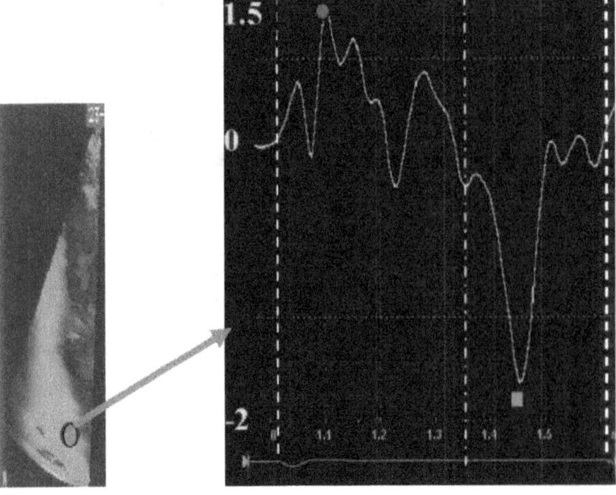

Figura 4. Curvas de tasa de deformidad miocárdica (strain rate) de la AI obtenidas a partir de la interrogación con un volumen de muestra en la pared inferior de la misma (punto rojo) mediante Doppler tisular en color en ecocardiografía transtorácica.

2 Valoración del riesgo cardioembólico

Para estratificar el riesgo tromboembólico es preciso realizar un ecocardiograma transtorácico con el que determinar la presencia de disfunción ventricular izquierda, la dilatación auricular o la existencia de una valvulopatía u otra cardiopatía estructural.[23] Pero, además, es preciso obtener otras informaciones que sólo puede facilitar el ecocardiograma transesofágico (ETE). Esta herramienta resulta muy útil para detectar la existencia de trombosis en el interior de la aurícula o en la orejuela izquierda (OI), habitualmente no visible por ecocardiografía transtorácica. Las indicaciones del ETE en el paciente con FA se resumen en la tabla 1.

- Cardiopatía evidenciada por ecocardiograma transtorácico que precisa completar estudio con acceso transesofágico.
- Calidad subóptima del ecocardiograma transtorácico.
- Cardioversión guiada por ecocardiografía transesofágica.
- Estudio de fuente embólica.

Tabla 1. Indicaciones de ecocardiografía transesofágica en el paciente con fibrilación auricular.

La sensibilidad y especificidad del ETE para detectar trombos en la AI o en la OI es superior al 95 %, aunque debido a la compleja anatomía multilobulada de la OI, algunos coágulos pequeños de < 2 mm pueden pasar desapercibidos.[24] Se han descrito diferentes estadios de trombosis intraauricular, desde el humo o contraste espontáneo hasta el coágulo o trombo propiamente dicho (véanse las figuras 5A-B). El contraste espontáneo indica la existencia de estasis sanguínea y agregación eritrocitaria, y se asocia con riesgo de tromboembolismo sistémico.[24] En un estadio más avanzado hacia la trombosis, el contraste espontáneo puede hacerse confluyente en la OI y formar incluso una masa blanda y viscosa previa a la constitución del coágulo. La existencia de un trombo en la AI u OI conlleva un mal pronóstico; aunque el paciente sea tratado con anticoagulación, la tasa de riesgo embólico se sitúa en el 10 % anual y el índice de mortalidad alcanza casi el 16 %.[25] A pesar de la anticoagulación, se sabe también que hasta un 20 % de los trombos persisten entre cuatro y sies semanas, período durante el cual suelen resolverse.

Por otro lado, existe una relación inversa entre la presencia de contraste espontáneo y trombosis auricular y las velocidades de vaciado de la OI. Estas últimas se determinan con facilidad mediante la interrogación con Doppler pulsado en el ETE, mostrando múltiples ondas de contracción fibrilatorias en los pacientes con FA (véase la figura 6). Las velocidades de vaciados inferiores a 20 cm/s se asocian al contraste espontáneo y a la formación de trombosis intraauricular, mientras que los sujetos con velocidades de vaciado normales (40 cm/s) suelen responder mejor a la cardioversión y tienden a mantener el ritmo sinusal en el seguimiento.[25]

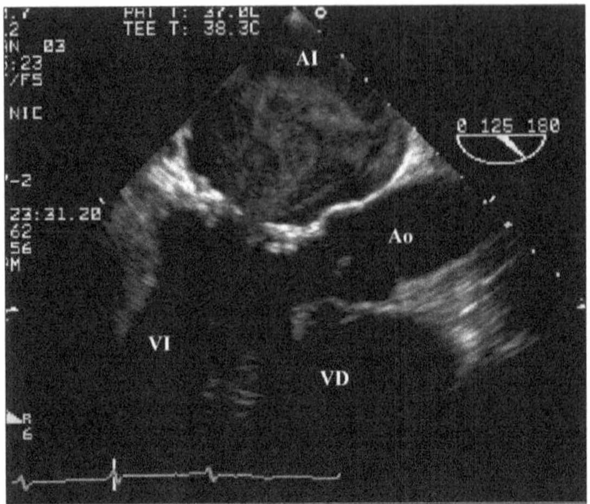

Figura 5A. Imagen de ecocardiografía transesofágica que muestra la existencia de contraste espontáneo en la AI de un paciente portador de una bioprótesis mitral, con la apariencia de humo. AI: aurícula izquierda, Ao: aorta, VI: ventrículo izquierdo, VD: ventrículo derecho.

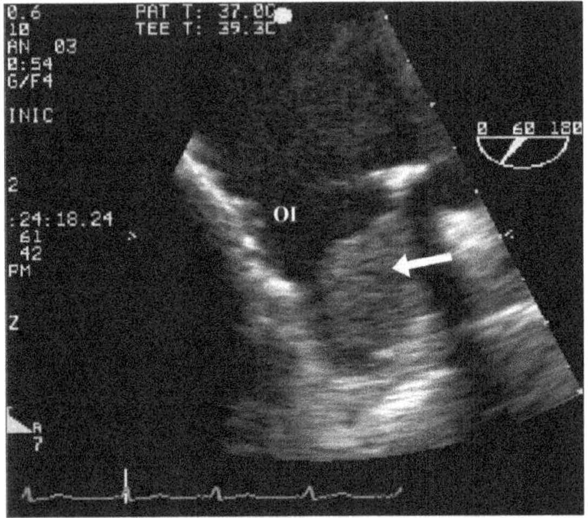

Figura 5B. Imagen de ecocardiografía transesofágica ampliada en la visualización de la OI que muestra la existencia de una masa en la parte más distal de la misma (flecha) correspondiente a un trombo.

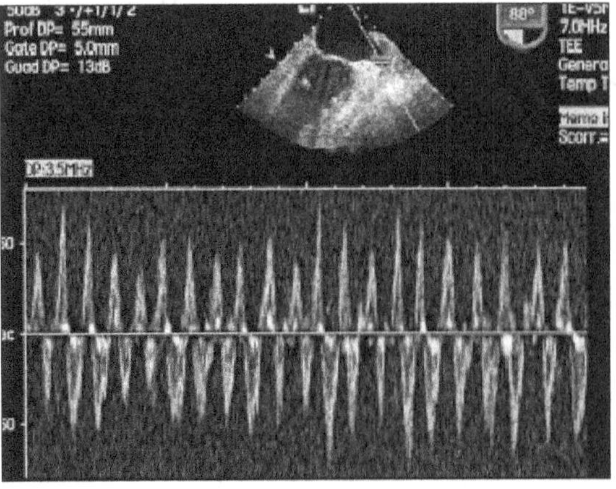

Figura 6. Registro espectral de Doppler pulsado obtenido con ecocardiografía transesofágica que muestra las ondas de velocidad del flujo de la OI en un paciente con FA, en el que típicamente éstas aparecen a una elevada frecuencia y con velocidades variables, denotando una actividad fibrilatoria de la orejuela.

Existe todavía una cierta controversia respecto al manejo de los pacientes con FA a quienes se decide someter a cardioversión. Frente a las opiniones que se muestran favorables a administrar un tratamiento coagulante previo de seis semanas, otras señalan, en cambio, que es más apropiado guiarse por los hallazgos del ETE. La aplicación sistemática del ETE permitiría realizar directamente la cardioversión en aquellos pacientes sin trombosis intraauricular y, de esta manera, se evitaría el tratamiento previo de seis semanas y se acortaría la duración del tratamiento anticoagulante. El estudio ACUTE tuvo como objetivo comparar estas dos estrategias, y aunque no demostró diferencias significativas en la incidencia de accidente cerebral vascular o embolismo periférico o en la aparición de hemorragias, sí demostró la utilidad de este enfoque guiado por ETE.[26]

3   Papel de las técnicas de imagen cardíaca en la ablación de la fibrilación auricular

En los últimos años, las técnicas de imagen han contribuido de una manera especial al avance y progreso de alternativas terapéuticas indicadas para los pacientes con FA refractaria y sintomática, tales como la ablación con radiofrecuencia u otros procedimientos como el aislamiento de las VP por ablación circunferencial. Dichas técnicas aportan información esencial para la preparación, realización y evaluación de las citadas estrategias (véase la tabla 2).

- Ecocardiografía: tamaño, función y trombosis de la AI.
- TC y RMN: mapa para sistemas de navegación.
- Ecocardiografía intracardíaca: papel coadyuvante en la punción transeptal y en la ablación.
- Detección de complicaciones en la fase aguda: derrame pericárdico y taponamiento.
- Detección de complicaciones tardías: estenosis de las VP.
- Efecto remodelado de reverso auricular.

Tabla 2. Papel de las técnicas de imagen cardíaca en ablación de la fibrilación auricular.

Las técnicas de RMN y de TC no sólo permiten conocer el tamaño y la función contráctil de la AI, aspectos que se han relacionado con la persistencia o recurrencia de FA tras los procedimientos de cardioversión[27] y de ablación.[28-30] Además, mediante sistemas como el sistema CARTO-Merge u otros similares (véase la figura 7), proporcionan una evaluación completa de la anatomía de la AI y de las VP. Si se dispone del software específico, fusionando estos datos con los que facilitan los sistemas de navegación, se puede obtener una especie de mapa que orientará al cardiólogo cuando éste efectúe la ablación. Con las técnicas de imagen se puede saber también la relación de proximidad de la AI con el esófago, los troncos arteriales pulmonares principales o la aorta torácica.

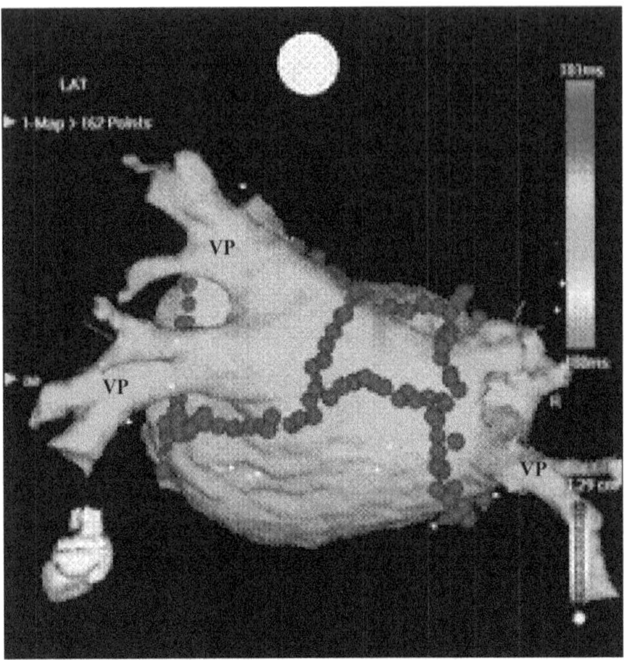

Figura 7. Imagen postprocesada de la fusión de una RMN de la AI y VP y del mapa de activación electroanatómica obtenido por sistema de navegación. Las líneas de puntos rojos denotan las líneas de ablación aplicadas. VP: venas pulmonares.

Al margen de la RMN y de la TC, hay otras técnicas de imagen que, de igual modo, están teniendo un papel muy significativo en relación con el avance y la mejora de estas alternativas terapéuticas. Es necesario referirse, en este sentido, a la ecocardiografía intracardíaca mediante sondas intravasculares dotadas con un pequeño transductor de ultrasonidos. Ésta es una técnica de imagen que, entre otros aspectos, permite:

- Guiar la punción transeptal.
- Detectar precozmente las complicaciones del procedimiento (derrame pericárdico y taponamiento) (véase la figura 8).
- Visualizar las microburbujas que se producen al aplicar la radiofrecuencia, mejorando la eficacia del procedimiento y reduciendo las posibles complicaciones.[31]
- Predecir el éxito del procedimiento, ya que la función contráctil de la OI disminuida se asocia con una recidiva de la FA tras la ablación.[30]

Generalmente, las técnicas de imagen resultan muy útiles para detectar posibles complicaciones postablación. De forma asintomática, el paciente puede cursar, por ejemplo, estenosis de las VP, pero ésta puede identificarse con un ETE, una TC y, especialmente, con una RMN por su excelente resolución e inocuidad[32] (véase la figura 9). Dado que las VP presentan una elevadísima variabilidad anatómica, es necesario que cada paciente tenga su estudio de referencia antes del procedimiento para que pueda ser comparado con el estudio postablación. La incidencia de estenosis de las VP es menor en la ablación lineal que en la focal.[33]

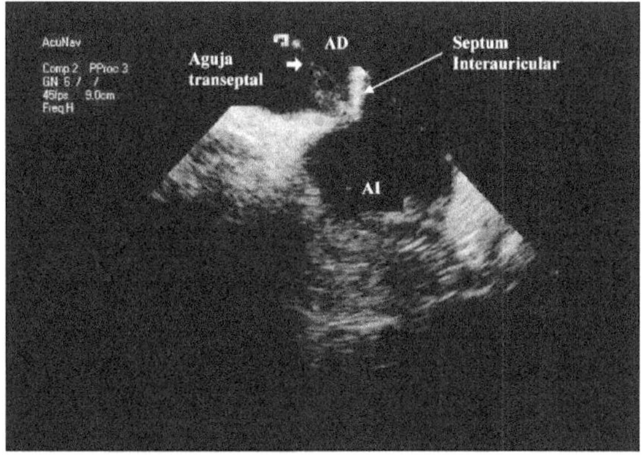

Figura 8. Imagen de ecocardiografía intracardíaca en la que se visualiza la aguja de punción transeptal puncionando el septum interauricular. AD: aurícula derecha, AI: aurícula izquierda.

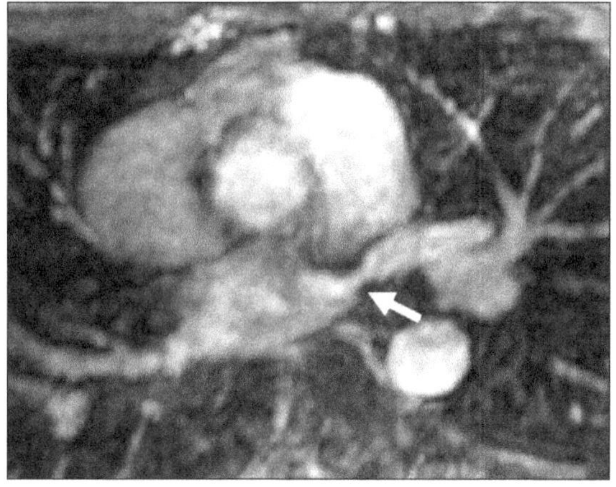

Figura 9. Imagen de RMN de la AI y de las VP mostrando una estenosis de la vena pulmonar superior izquierda (flecha).

4   Análisis del efecto de la terapia de la fibrilación auricular: remodelado reverso

Las técnicas de imagen nos permiten estudiar el efecto de la ablación sobre las dimensiones y la función de las cavidades cardíacas, en concreto de las VP y de la AI. Recientemente, mediante RMN se ha demostrado que la AI de aquellos pacientes tratados con ablación de manera exitosa y cuyo ritmo sinusal persiste, el tamaño de la AI se reduce.[34] Resultados similares se han podido demostrar también con el uso de ecocardiografía bidimensional[35, 36] y con TC cardíaco,[37] especialmente en aquellos pacientes en los que la ablación es efectiva y persisten en ritmo sinusal durante el seguimiento. Si la reducción del tamaño auricular es sólo consecuencia de la cicatrización y de la fibrosis inducida por la radiofrecuencia[38] o un efecto de remodelado reverso secundario a la eliminación de la arritmia es algo sobre lo que todavía hay que seguir investigando. Algunos autores han descrito que distintos parámetros de función auricular, principalmente basados en Doppler pulsado del flujo de las VP y del llenado ventricular izquierdo, no varían de forma significativa tras la ablación extensa de la aurícula. Otros estudios han demostrado que la función contráctil auricular de pacientes tratados con ablación quirúrgica se mantiene, aunque es menor si se compara con la función contráctil auricular de sujetos normales o con la de pacientes con FA sometidos a cardioversión eléctrica.[39]

Utilizando como técnica de imagen una ecocardiografía tridimensional en tiempo real, hemos constatado que tras la ablación de la FA, mientras los volúmenes auriculares se reducen, la función auricular no experimenta cambios importantes respecto a los registrados antes del procedimiento (comunicación personal V. Delgado y cols., datos no publicados).

CONCLUSIONES

Las distintas técnicas de imagen cardíaca tienen una importancia extraordinaria en el diagnóstico y en el tratamiento actual de la FA. Este escenario clínico es un buen ejemplo de cómo la imagen multimodal puede aplicarse en el manejo de los pacientes. Integrar la información básica aportada por la ecocardiografía con aquella otra más sofisticada procedente de herramientas como la RMN o el TC constituye un enfoque prácticamente indispensable para tratar a los pacientes con estas arritmias, en especial cuando se considera la posibilidad de utilizar terapias intervencionistas.

BIBLIOGRAFÍA

1. Fuster V, Ryden LE, Asinger RW *et al.* ACC/AHA/ESC Guidelines for the management of patients with atrial fibrillation: executive summary a report of the American College of Cardiology/ American Heart Association Task Force on Practice Guidelines and the European Society of Cardiology Committee for Practice Guidelines and Policy Conferences (Committee to Develop Guidelines for the Management of Patients With Atrial Fibrillation). Developed in collaboration with the North American Society of Pacing and Electrophysiology. Circulation 2001;104:2118-150.

2. Dittrich HC, Erickson JS, Schneiderman T, Blacky AR, Savides T, Nicod PH. Echocardiographic and clinical predictors for outcome of elective cardioversion of atrial fibrillation. Am J Cardiol 1989;63:193-37.

3. Brodsky MA, Allen BJ, Capparelli EV, Luckett CR, Morton R, Henry WL. Factors determining maintenance of sinus rhythm after chronic atrial fibrillation with left atrial dilatation. Am J Cardiol 1989;63:1065-68.

4. Vaziri SM, Larson MG, Benjamin EJ, Levy D. Echocardiographic predictors of nonrheumatic atrial fibrillation. The Framingham Heart Study. Circulation 1994; 89:724-30.

5. Psaty BM, Manolio TA, Kuller LH *et al.* Incidence of and risk factors for atrial fibrillation in older adults. Circulation 1997;96:2455-461.

6. Tsang TS, Barnes ME, Bailey KR *et al.* Left atrial volume: important risk marker of incident atrial fibrillation in 1655 older men and women. Mayo Clin Proc 2001;76:467-75.

7. Tani T, Tanabe K, Ono M *et al.* Left atrial volume and the risk of paroxysmal atrial fibrillation in patients with hypertrophic cardiomyopathy. J Am Soc Echocardiogr 2004;17: 644-48.

8. Predictors of thromboembolism in atrial fibrillation: II. Echocardiographic features of patients at risk. The Stroke Prevention in Atrial Fibrillation Investigators. Ann Intern Med 1992;116:6-12.

9. Benjamin EJ, D'Agostino RB, Belanger AJ, Wolf PA, Levy D. Left atrial size and the risk of stroke and death. The Framingham Heart Study. Circulation 1995; 92:835-41.

10. Olshansky B, Heller EN, Mitchell LB *et al.* Are transthoracic echocardiographic parameters associa-

ted with atrial fibrillation recurrence or stroke? Results from the Atrial Fibrillation Follow-Up Investigation of Rhythm Management (AFFIRM) study. J Am Coll Cardiol 2005;45:2026-033.

11. Lester SJ, Ryan EW, Schiller NB, Foster E. Best method in clinical practice and in research studies to determine left atrial size. Am J Cardiol 1999;84: 829-32.

12. Pritchett AM, Jacobsen SJ, Mahoney DW, Rodeheffer RJ, Bailey KR, Redfield MM. Left atrial volume as an index of left atrial size: a population-based study. J Am Coll Cardiol 2003;41:1036-43.

13. Rodevan O, Bjornerheim R, Ljosland M, Maehle J, Smith HJ, Ihlen H. Left atrial volumes assessed by three and two-dimensional echocardiography compared to MRI estimates. Int J Card Imaging 1999;15:397-410.

14. Tsang TS, Abhayaratna WP, Barnes ME, et al. Prediction of cardiovascular outcomes with left atrial size: is volume superior to area or diameter? J Am Coll Cardiol 2006; 47:1018-023.

15. Lang RM, Bierig M, Devereux RB *et al.* Recommendations for chamber quantification. Eur J Echocardiogr 2006;7:79-108.

16. Vandenberg BF, Weiss RM, Kinzey J *et al.* Comparison of left atrial volume by two-dimensional echocardiography and cine-computed tomography. Am J Cardiol 1995;75:754-57.

17. Basnight MA, González MS, Kershenovich SC, Appleton CP. Pulmonary venous flow velocity: relation to hemodynamics, mitral flow velocity and left atrial volume and ejection fraction. J Am Soc Echocardiogr 1991;4:547-58.

18. Manning WJ, Leeman DE, Gotch PJ, Come PC. Pulsed Doppler evaluation of atrial mechanical function after electrical cardioversion of atrial fibrillation. J Am Coll Cardiol 1989; 13:617-23.

19. Gutman J, Wang YS, Wahr D, Schiller NB. Normal left atrial function determined by two-dimensional echocardiography. Am J Cardiol 1983;51: 336-40.

20. Bauer F, Jones M, Qin JX *et al.* Quantitative analysis of left atrial function during left ventricular ischemia with and without left atrial ischemia: a real-time three-dimensional echocardiographic study. J Am Soc Echocardiogr 2005;18: 795-801.

21. Thomas L, Levett K, Boyd A, Leung DY, Schiller NB, Ross DL. Changes in regional left atrial function with aging: evaluation by Doppler tissue imaging. Eur J Echocardiogr 2003;4:92-100.

22. Thomas L, McKay T, Byth K, Marwick TH. Abnormalities of left atrial function after cardio-

version: an atrial strain rate study. Heart 2007;93: 89-95.

23. Echocardiographic predictors of stroke in patients with atrial fibrillation: a prospective study of 1066 patients from 3 clinical trials. Arch Intern Med 1998; 158:1316-320.

24. Klein AL, Murray RD, Grimm RA. Role of transesophageal echocardiography-guided cardioversion of patients with atrial fibrillation. J Am Coll Cardiol 2001; 37:691-704.

25. Leung DY, Davidson PM, Cranney GB, Walsh WF. Thromboembolic risks of left atrial thrombus detected by transesophageal echocardiogram. Am J Cardiol 1997;79:626-29.

26. Klein AL, Grimm RA, Murray RD *et al.* Use of transesophageal echocardiography to guide cardioversion in patients with atrial fibrillation. N Engl J Med 2001;344:1411-420.

27. Di Salvo G, Caso P, Lo Piccolo R *et al.* Atrial myocardial deformation properties predict maintenance of sinus rhythm after external cardioversion of recent-onset lone atrial fibrillation: a color Doppler myocardial imaging and transthoracic and transesophageal echocardiographic study. Circulation 2005; 112:387-95.

28. Pappone C, Rosanio S, Augello G *et al.* Mortality, morbidity and quality of life after circumferential pulmonary vein ablation for atrial fibrillation: outcomes from a controlled nonrandomized long-term study. J Am Coll Cardiol 2003; 42:185-97.

29. Donal E, Grimm RA, Yamada H *et al.* Usefulness of Doppler assessment of pulmonary vein and left atrial appendage flow following pulmonary vein isolation of chronic atrial fibrillation in predicting recovery of left atrial function. Am J Cardiol 2005;95: 941-47.

30. Verma A, Marrouche NF, Yamada H *et al.* Usefulness of intracardiac Doppler assessment of left atrial function immediately post-pulmonary vein antrum isolation to predict short-term recurrence of atrial fibrillation. Am J Cardiol 2004;94:951-54.

31. Marrouche NF, Martin DO, Wazni O *et al.* Phased-array intracardiac echocardiography monitoring during pulmonary vein isolation in patients with atrial fibrillation: impact on outcome and complications. Circulation 2003; 107:2710-716.

32. Jander N, Minners J, Arentz T *et al.* Transesophageal echocardiography in comparison with magnetic resonance imaging in the diagnosis of pulmonary vein stenosis after radiofrequency ablation therapy. J Am Soc Echocardiogr 2005;18:654-59.

33. Tamborero D, Mont L, Nava S *et al.* Incidence of pulmonary vein stenosis in patients submitted to atrial fibrillation ablation: a comparison of the selective segmental ostial ablation vs the circumferential pulmonary veins ablation. J Interv Card Electrophysiol 2005;14:21-5.

34. Tsao HM, Wu MH, Huang BH *et al.* Morphologic remodeling of pulmonary veins and left atrium after catheter ablation of atrial fibrillation: insight from long-term follow-up of three-dimensional magnetic resonance imaging. J Cardiovasc Electrophysiol 2005;16:7-12.

35. Tops LF, Bax JJ, Zeppenfeld K, Jongbloed MR, Van der Wall EE, Schalij MJ. Effect of radiofrequency catheter ablation for atrial fibrillation on left atrial cavity size. Am J Cardiol 2006;97:1220-222.

36. Beukema WP, Elvan A, Sie HT, Misier AR, Wellens HJ. Successful radiofrequency ablation in patients with previous atrial fibrillation results in a significant decrease in left atrial size. Circulation 2005;112:2089-095.

37. Lemola K, Sneider M, Desjardins B *et al.* Effects of left atrial ablation of atrial fibrillation on size of the left atrium and pulmonary veins. Heart Rhythm 2004; 1:576-81.

38. Thomas SP, Nicholson IA, Nunn GR *et al.* Effect of atrial radiofrequency ablation designed to cure atrial fibrillation on atrial mechanical function. J Cardiovasc Electrophysiol 2000;11:77-82.

39. Verma A, Kilicaslan F, Adams Jr *et al.* Extensive ablation during pulmonary vein antrum isolation has no adverse impact on left atrial function: an echocardiography and cine computed tomography analysis. J Cardiovasc Electrophysiol 2006;17:741-46.

Capítulo 5

La fibrilación auricular familiar

B. BENITO, R. BRUGADA*, J. BRUGADA

Hospital Clínic. Universitat de Barcelona
Sección de Arritmias
Servicio de Cardiología
Institut Clínic del Tòrax
Barcelona

* Clinical Cardiovascular Genetics Center
Montreal Heart Institute
Montreal (Canadá)

Dirección para correspondencia
Hospital Clínic. Universitat de Barcelona
Dr. Josep Brugada
jbrugada@clinic.ub.es

Introducción

La FA es la arritmia sostenida más frecuente, y se asocia a una importante morbilidad y mortalidad.[1] Aunque la mayor de las veces se presenta junto con otras patologías, principalmente hipertensión arterial (HTA) y cardiopatías, en una proporción no despreciable de casos, que varía entre el 10 y el 36 % según las series,[2-5] no se identifica ninguna causa aparente, circunstancia que se conoce como FA aislada. Dentro de la FA aislada se sitúan las formas familiares de la enfermedad, cuyas principales características son la base genética y la ausencia de cardiopatía concomitante.

La FA en su forma familiar fue descrita por primera vez en 1943.[6] Diversos datos apoyan que la prevalencia de la FA familiar es mayor de lo que inicialmente se pensaba. Un análisis reciente del estudio Framingham establece que el 30 % de todos los pacientes con FA tienen historia familiar de la enfermedad, y que la presencia de FA en un individuo aumenta el riesgo de padecerla en un 1,85 % a su descendencia.[7] Otro estudio sugiere que el riesgo de presentar FA en los familiares de un probando es aún mayor, especialmente en los hermanos y hermanas.[8] Por su parte, el 5 % de los pacientes visitados en una consulta por FA y el 15 % de los que estaban afectados con FA aislada tienen una historia familiar positiva.[5] A pesar de ello, las familias investigadas hasta la fecha han sido pocas, lo que ha limitado y continúa limitando el conocimiento de esta entidad.

Además de la FA familiar pura, existen formas de FA que se asocian a otras patologías hereditarias, principalmente cardíacas, como la miocardiopatía hipertrófica[9] o la miocardiopatía dilatada.[10,11] Aunque se han identificado algunas mutaciones relacionadas con estas asociaciones,[9,11] la FA en estos casos podría aparecer como consecuencia de los cambios morfológicos en la aurícula causados por la patología cardíaca subyacente. Este grupo, por tanto, no pertenece a la FA como enfermedad hereditaria aislada y no será objeto de nuestra revisión.

En este capítulo 5 se recogen los principales conocimientos de que actualmente se dispone sobre la FA familiar, haciendo un especial hincapié en los aspectos genéticos y clínicos que la caracterizan y que permiten definirla como un subtipo muy particular de FA.

1   Base genética de la fibrilación auricular familiar

En 1997, Brugada y cols. identificaron tres familias en Cataluña con FA familiar transmitida según un patrón autosómico dominante y con alta penetrancia.[12] El locus afectado se encontró en el *cromosoma 10 (10q22)*.[12] Era la primera vez que se describía un número importante de pacientes y que se descubría el locus responsable de la enfermedad. El gen último no ha sido hallado hasta la fecha.[13] Posteriormente, Darbar y cols. publicaron los resultados de cuatro familias con FA familiar, todas ellas sin conexión con la región 10q22-q24 descrita, lo que permitió concluir que la FA familiar debía ser una entidad genéticamente heterogénea, causada por diferentes mutaciones que atañen a más de un gen.[5] Esta hipótesis ha sido repetidamente confirmada, ya que en los últimos años se han identificado numerosas mutaciones, relacionadas en su totalidad con distintas formas de FA familiar.[14,15] Después de Darbar se han realizado otros estudios relacionados con la fibrilación familiar (véase la tabla 1).

El primer gen para una forma de FA familiar fue descrito en el año 2003 por Chen y cols. a raíz del estudio de una familia con FA permanente en cuatro de sus generaciones.[16] La mutación fue identificada en el *cromosoma 11 (11p15.5)*. El gen implicado en esta forma de FA familiar fue el *KCNQ1*, el cual codifica para la subunidad alfa del canal de corrientes lentas de salida de potasio *IKs*. El resultado de la mutación producía una hiperfunción del canal *IKs*, con la consiguiente repolarización precoz de la célula y el acortamiento de la duración del potencial de acción y del período refractario, condiciones que promueven y perpetúan la FA. A pesar de estos efectos, y sin que haya podido encontrarse una explicación definitiva para este hallazgo, más de la mitad de los pacientes con la mutación presentaron un intervalo QT alargado en el ECG de superficie.[16]

El análisis genético de posteriores familias con FA no reflejó ninguna mutación en el gen KCNQ1; así que inicialmente se pensó que ésta era probablemente una causa excepcional de FA familiar.[14,17] Sin embargo, recientemente se ha descrito una nueva mutación en el mismo gen relacionada con la FA y el síndrome de QT corto concomitante.[18] Se trata de una niña que ya presentaba FA en el período fetal, con respuesta ventricular lenta e intervalo QT corto en el ECG. El análisis de las corrientes iónicas demostró una hiperfunción del canal de potasio *IKs*, al igual que ocurría en la familia descrita por Chen, con el consiguiente acortamiento de la duración del potencial de acción y del período refractario.[18] En este caso, la FA y el intervalo QT corto se explican fácilmente como la manifestación de dichos efectos a nivel auricular y ventricular, respectivamente.

La investigación en nuevas familias durante los últimos años, aunque de número limitado, ha permitido identificar otros genes implicados en la FA familiar. En el año 2004, Yang describió dos familias en China con mutación en el gen *KCNE2*, el cual codifica para la subunidad beta del canal de potasio *IKs*.[19] De forma análoga a la mutación en el gen KCNQ1, el estudio funcional en estas familias confirmó de nuevo una hiperfunción de los canales de potasio y, secundariamente, un acortamiento del potencial de acción y el período refractario auriculares.

Estudio	Nº de familias	Origen	Clínica	Herencia	Locus	Gen	Canal y efecto
Brugada y cols.[12]	3*	Europa	FA permanente; asintomáticos	Dominante	10q22	?	?
Darbar y cols.[5]	3	América	FA paroxística rápida				
	1	FA paroxística lenta	Dominante	?	?	?	
Chen y cols.[16]	1	Asia	FA permanente; asintomáticos	Dominante	11p15.5	KCNQ1	IKs: hiperfunción
Yang y cols.[19]	2	Asia	FA paroxística	Dominante	21q22	KCNE2	IKs: hiperfunción
Xia y cols.[20]	1	Asia	FA paroxística	Dominante	17q	KCNJ2	Kir2.1: hiperfunción
Hong y cols.[24]	1	América	FA paroxística	Dominante	7q35-36	KCNH2	IKr: hiperfunción
Oberti y cols.[30]	1	América	FA permanente fetal, muerte súbita neonatal	Recesiva	5p13	?	?
Ellinor y cols.[32]	1	América	FA paroxística inicial; evolución a FA permanente	Dominante	6q14-16	?	?
Hong y cols.[18]	1	Europa	FA permanente lenta + sd. QT corto	?	11p15.5	KCNQ1	IKs: hiperfunción
Olson y cols.[25]	1	América	FA paroxística sintomática	Dominante		KCNA5	IKur: hipofunción

* La publicación inicial en 1997 incluía a tres familias, pero actualmente se dispone de los datos de seis familias.[28]

Tabla 1. Principales familias descritas con fibrilación auricular familiar estudiadas genéticamente.

Más adelante, también en China, un nuevo estudio realizado a 30 niños no emparentados con FA, permitió detectar en uno de ellos una nueva mutación. Fue en el gen *KCNJ2*, que codifica para el canal de potasio *Kir2.1*. La mutación producía nuevamente una hiperfunción del canal.[20] El *Kir2.1*, a diferencia del *IKs*, es un canal de corrientes de entrada de potasio en la célula (corrientes rectificadoras), pero participa en la inducción de la repolarización. Ello explica por qué su hiperfunción también produce un acortamiento de la duración del potencial de acción y del período refractario, y favorece la aparición de FA. De hecho, varios estudios, tanto experimentales como clínicos, relacionan la sobreexpresión de los canales de entrada de potasio (IK_1) con la aparición de FA,[21,22] aunque no todos los autores han confirmado estos datos.[23]

Finalmente, Hong y cols. identificaron en el año 2005 un nuevo gen relacionado con la FA familiar, en este caso asociada al síndrome de QT corto.[24] El gen era el *KCNH2*, el cual codifica para el canal de corrientes rápidas de salida de potasio *IKr*. El estudio electrofisiológico en los pacientes afectos puso de manifiesto una disminución de los períodos refractarios auricular y ventricular y una fácil inducibilidad, tanto de fibrilación auricular como de fibrilación ventricular.[24]

Como puede concluirse, hasta este momento, todos los estudios genéticos realizados a pacientes con FA familiar han implicado a genes que codifican para los canales de potasio, produciendo una hiperfunción de los mismos y, secundariamente, un acortamiento de la duración del potencial de acción y del período refractario. Muy recientemente, Olson y cols. han publicado un estudio en el que demuestran la participación de otro gen, el *KCNA5*, en una nueva familia con FA.[25] El KCNA5 codifica para el canal *Kv1.5*, base de las corrientes ultrarrápidas de salida de potasio (*IKur*). En contra de lo demostrado previamente, en este caso la familia afecta muestra una pérdida de función del canal, produciéndose en consecuencia una prolongación de la duración del potencial de acción. El trabajo demuestra que en esta circunstancia también existe una vulnerabilidad para la aparición de FA, ya que el alargamiento del potencial de acción favorece la aparición de postpotenciales y complejos prematuros auriculares, en especial con la estimulación adrenérgica, de forma análoga a lo que, a nivel ventricular, explican las *torsades de pointes* en el síndrome de QT largo.[25]

De todo lo expuesto, se deduce que:

- La FA familiar es una entidad genéticamente heterogénea.
- Los genes implicados hasta la fecha codifican invariablemente para los canales de potasio.
- En la mayoría de los casos descritos, la mutación produce una hiperfunción del canal,[16,18-20,24] aunque se ha descrito una familia con hipofunción del canal.[25]

Estos datos han llevado a algunos investigadores a considerar la FA familiar una auténtica *canalopatía*, es decir, una enfermedad producida por una afectación de los canales iónicos, en este caso en concreto de los de potasio, en ausencia de un sustrato estructural primario.[14] Pese a todo ello, un estudio muy reciente sugiere que la participación de los canales de potasio es probablemente una circunstancia poco frecuente en la globalidad de la FA familiar.[26] En dicho estudio, Ellinor y cols. llevaron a cabo un *screening* genético a 96 probandos con FA familiar, donde realizaron una búsqueda activa de posibles mutaciones en los distintos genes que codifican para el canal de potasio (KCNE1-5 y KCNJ2). Aunque describieron algunos polimorfismos frecuentes, no encontraron mutación en ninguno de los pacientes.[26] Un dato importante que hay que tener en cuenta respecto a este estudio es que se definió como FA familiar a toda aquella FA aislada presente en un probando que tuviera antecedentes de FA al menos en un familiar de primer grado. Una definición tan laxa en una patología tan frecuente pudo haber sesgado a la población de estudio.

2 Manifestaciones clínicas

La descripción de Brugada y cols. en 1997 incluía inicialmente a tres familias,[12,27] que después se han ampliado a seis, con un total de 132 individuos, de los cuales 50 presentan FA.[13,28] Los datos recogidos de esta población, probablemente los más amplios en la literatura médica, pueden resultar útiles para describir las principales características clínicas de la FA familiar, aunque estudios recientes apoyan la existencia de distintas formas clínicas de esta entidad (véase la figura 1).

La población mencionada tenía en el momento del diagnóstico entre 0 y 45 años (dos de los pacientes fueron diagnosticados *in utero)*. Característicamente, la FA era permanente en todos los casos, salvo en dos, donde era paroxística. Además, la mayoría de los pacientes se encontraban asintomáticos (sólo seis referían palpitaciones ocasionales no limitantes), habiendo sido diagnosticados al realizar un ECG de forma casual o durante el estudio familiar. En todos ellos, el ecocardiograma inicial fue normal, aunque en algunos apareció dilatación auricular en el seguimiento, y en dos de ellos disfunción ventricular, atribuida en un caso a la edad avanzada y en el otro a taquicardiomiopatía.[13,28]

A pesar de la ausencia de sintomatología, la tasa de complicaciones descrita en esta población no es desdeñable. Del total de pacientes, siete presentaron un accidente cerebrovascular antes de los 70 años de edad: en cinco casos el evento fue muy grave y otro de los sujetos falleció de muerte súbita, episodio que fue atribuido al efecto proarrítmico de la medicación.[29]

La FA permanente y asintomática también ha sido observada en otras familias publicadas más recientemente,[16] pero al parecer ésta no es la única forma de presentación de la FA familiar. Así, se han descrito familias con FA paroxística altamente sintomática,[19] con respuesta ventricular rápida o lenta,[5] e incluso formas especialmente «agresivas» de inicio en el estadio fetal[18,30] (véase la tabla 1). En cualquier caso, la característica común en todas las formas de FA familiar descritas parece ser la ineficacia de las terapias farmacológicas habituales para controlar el ritmo, lo que conlleva que la mayoría de los pacientes presenten o evolucionen a FA permanente.

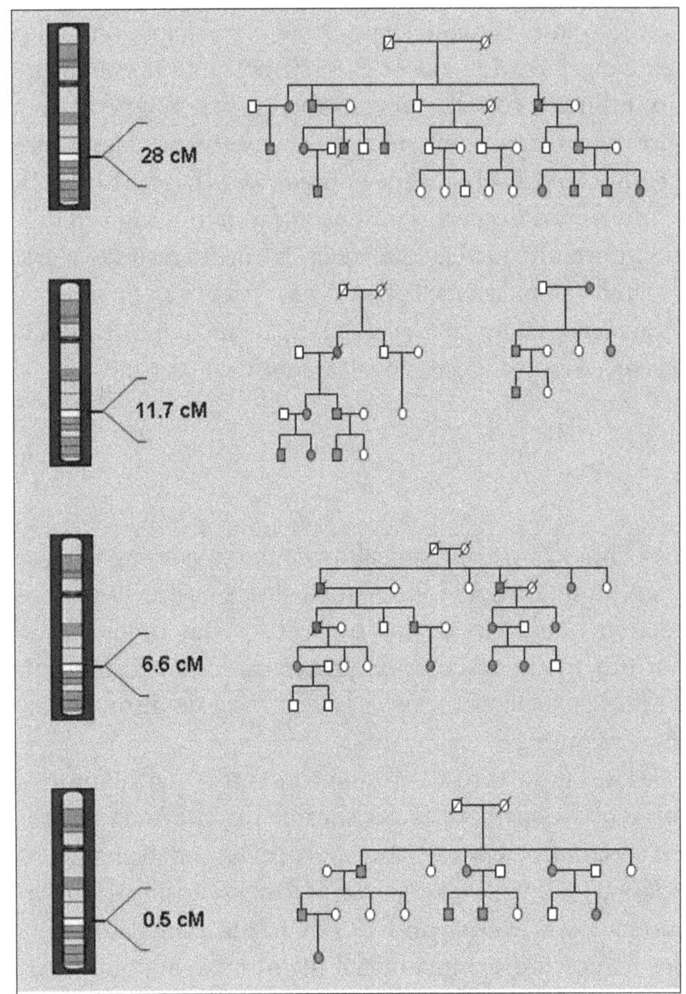

Figura 1. Árboles genealógicos de las cinco familias con más pacientes afectos estudiadas por Brugada y cols.
Se demuestra la secuencia mutada, compartida por todas ellas, en el locus 10q2.
Los pacientes con FA están representados en rojo.
La línea diagonal indica los pacientes fallecidos.

3   Diagnóstico

La FA es la arritmia observada más frecuentemente en la población general. Las formas familiares sólo suponen una pequeña proporción de casos, y además probablemente son infradiagnosticadas debido a que, en general, hay poca sensibilidad hacia esta forma particular de FA. Dado que no existe ninguna característica claramente diferencial de la FA familiar, para su diagnóstico es necesario que el clínico realice una anamnesis dirigida a los antecedentes familiares, sobre todo si existe algún dato que pudiera apoyar la presencia de una forma familiar de FA.

El diagnóstico definitivo de la afectación familiar sólo puede establecerse si el estudio genético confirma la existencia de una mutación responsable, pero actualmente éste no se realiza de forma sistemática en el ámbito asistencial ni está al alcance de todos los centros.

En general, se acepta como FA familiar aquella que se detecta y confirma en tres o más parientes relacionados entre sí en primer o segundo grado. Existe una serie de datos que pueden ayudar al clínico a identificar una forma de FA familiar. Sugiere una forma familiar la aparición de FA en edades tempranas de la vida, por ejemplo, antes de los 40 años en ausencia de causa aparente, como el hipertiroidismo, las cardiopatías, la HTA, la práctica deportiva de alto nivel u otros procesos relacionados. El diagnóstico es altamente sugestivo si la arritmia aparece durante la infancia en ausencia de comorbilidad (sobre todo cardiopatías congénitas) y prácticamente seguro si se da en el período fetal o neonatal. La coexistencia de FA junto con otros trastornos arrítmicos de transmisión hereditaria, fundamentalmente canalopatías, como el síndrome de QT corto o el síndrome de Brugada, es, asimismo, indicio casi seguro de diagnóstico de FA familiar.

4   Tratamiento

El tratamiento de la FA familiar no difiere del de la FA en general, pero es importante tener en cuenta ciertas particularidades. En primer lugar, el tratamiento con antirrítmicos como método para controlar el ritmo sinusal no da muy buenos resultados, lo que conlleva que la mayor parte de los pacientes afectos presenten FA permanente. La cardioversion eléctrica (CVE) también se ha descrito como un tratamiento ineficaz. En la serie de Brugada y cols., de los seis pacientes sometidos a CVE, ninguno pasó a ritmo sinusal, a pesar de no presentar cardiopatía estructural concomitante.[12] En la práctica clínica existe un caso en el que se ha ensayado la ablación mediante radiofrecuencia, al parecer con éxito. Se trata de un paciente de 39 años con historia de FA alternada con *flutter* auricular y antecedentes familiares extensos y documentados, en el que se realizó ablación del istmo cavotricuspídeo para tratamiento del *flutter* y, en un segundo momento, ablación en las cuatro VP con catéter Lasso, aunque únicamente se registró actividad en la vena pulmonar superior izquierda. En el seguimiento a los 30 meses, el paciente permanecía en ritmo sinusal.[31]

El control de la FC no suele constituir un problema en los pacientes con FA familiar, sobre todo si ésta es permanente. Para los raros casos en los que la arritmia se presenta con FC descontroladas, las terapias habituales en el tratamiento de la FA pueden ser empleadas con seguridad.

Finalmente, cabe remarcar que, pese a presentarse como patología aislada, la FA familiar no puede considerarse benigna en lo que a complicaciones tromboembólicas se refiere. En las familias descritas por Brugada, la incidencia de accidente cerebrovascular antes de los 70 años fue del 14 %.[12,28] Aunque los datos son limitados, basándose en estos resultados, actualmente se recomienda iniciar anticoagulación a todos aquellos pacientes con FA familiar y edad superior a 65 años y se reserva el tratamiento con aspirina para los pacientes más jóvenes y sin otros factores de riesgo protrombótico.[29]

Bibliografía

1. Benjamin EJ, Wolf PA, D'Agostino RB, Silbershatz H, Kannel WB, Levy D. Impact of atrial fibrillation on the risk of death: The Framingham Heart Study. Circulation 1998;98:946-52.

2. Kopecky SL, Gersh BJ, McGoon MD, Whisnant JP, Holmes DR, Ilstrup DM, Frye RL. The natural history of lone atrial fibrillation. A population-based study over three decades. N Engl J Med 1987;317: 669-74.

3. Patton K, Zacks E, Chang J, Shea M, Ruskin J, MacRae C, Ellinor P. Clinical subtypes of lone atrial fibrillation. Pacing Clin Electrophysiol 2005;28: 630-38.

4. Gersh BJ, Solomon A. Lone atrial fibrillation: epidemiology and natural history. Am Heart J 1999;137:592-95.

5. Darbar D, Herron KJ, Ballew JD, Jahangir A, Gersh BJ, Shen WK, Hammill SC, Packer DL, Olson TM. Familial atrial fibrillation is a genetically heterogeneous disorder. J Am Coll Cardiol 2003;41: 2185-192.

6. Wolff L. Familial auricular fibrillation. N Engl J Med 1943;229:396-97.

7. Fox CS, Parise H, D'Agostino RB, Sr., Lloyd-Jones DM, Vasan RS, Wang TJ, Levy D, Wolf PA, Benjamin EJ. Parental atrial fibrillation as a risk factor for atrial fibrillation in offspring. JAMA 2004; 291:2851-855.

8. Ellinor P, Yoerger D, Ruskin J, MacRae C. Familial aggregation in lone atrial fibrillation. Hum Genet 2005;118: 179-84.

9. Gruver EJ, Fatkin D, Dodds GA, Kisslo J, Maron BJ, Seidman JG, Seidman CE. Familial hypertrophic cardiomyopathy and atrial fibrillation caused by Arg663His beta-cardiac myosin heavy chain mutation. Am J Cardiol 1999; 83:13-8.

10. Bowles KR, Abraham SE, Brugada R, Zintz C, Comeaux J, Sorajja D, Tsubata S, Li H, Brandon L, Gibbs RA. Construction of a high-resolution physical map of the chromosome 10q22-q23 dilated cardiomyopathy locus and analysis of candidate genes. Genomics 2000;67:109-27.

11. McNair WP, Ku L, Taylor MRG, Fain PR, Dao D, Wolfel E, Mestroni L, The Familial Cardiomyopathy Registry Research Group. SCN5A mutation associated with dilated cardiomyopathy, conduction disorder and arrhythmia. Circulation 2004;110: 2163-167.

12. Brugada R, Tapscott T, Czernuszewicz GZ, Marian AJ, Iglesias A, Mont Ll, Brugada J, Girona J, Domingo A, Bachinski Ll, Roberts R. Identification of a genetic locus for familial atrial fibrillation. N Engl J Med 1997;336:905-11.

13. Brugada R. Is atrial fibrillation a genetic disease? J Cardiovasc Electrophysiol 2005;16:553-56.

14. Robert Roberts. Mechanisms of disease: genetic mechanisms of atrial fibrillation. Nat Clin Pract Cardiovasc Med 2006;3:276-82.

15. Wiesfeld ACP, Hemels MEW, Van Tintelen JP, Van den Berg MP, Van Veldhuisen DJ, Van Gelder IC. Genetic aspects of atrial fibrillation. Cardiovasc Res 2005;67:414-18.

16. Chen YH, Xu SJ, Bendahhou S, Wang XL, Wang Y, Xu WY, Jin HW, Sun H, Su XY, Zhuang QN, Yang YQ, Li YB, Liu Y, Xu HJ, Li XF, Ma N, Mou CP, Chen Z, Barhanin J, Huang W. KCNQ1 Gain-of-function mutation in familial atrial fibrillation. Science 2003;299:251-54.

17. Ellinor PT, Moore RK, Patton KK, Ruskin JN, Pollak MR, MacRae CA. Mutations in the long QT gene, KCNQ1, are an uncommon cause of atrial fibrillation. Heart 2004;90:1487-488.

18. Hong K, Piper DR, Díaz-Valdecantos A, Brugada J, Oliva A, Burashnikov E, Santos-de-Soto J, Grueso-Montero J, Díaz-Enfante E, Brugada P. De novo KCNQ1 mutation responsible for atrial fibrillation and short QT syndrome in utero. Cardiovasc Res 2005;68:433-40.

19. Yang Y, Xia M, Jin Q, Bendahhou S, Shi J, Chen Y, Liang B, Lin J, Liu Y, Liu B, Zhou Q, Zhang D, Wang R, Ma N, Su X, Niu K, Pei Y, Xu W, Chen Z, Wan H, Cui J, Barhanin J, Chen Y. Identification of a KCNE2 gain-of-function mutation in patients with familial atrial fibrillation. Am J Hum Genet 2004;75:899-905.

20. Xia M, Jin Q, Bendahhou S, He Y, Larroque MM, Chen Y, Zhou Q, Yang Y, Liu Y, Liu B. A Kir2.1 gain-of-function mutation underlies familial atrial fibrillation. Biochem Biophy Res Commun 2005;332:1012-019.

21. Li J, McLerie M, Lopatin AN. Transgenic upregulation of IK1 in the mouse heart leads to multiple abnormalities of cardiac excitability. Am J Physiol Heart Circ Physiol 2004;287:H2790-802.

22. Dobrev D, Graf E, Wettwer E, Himmel HM, Hala O, Doerfel C, Christ T, Schuler S, Ravens U. Molecular basis of downregulation of G-Protein-Coupled Inward Rectifying K+ Current (IK,ACh) in chronic human atrial fibrillation: decrease in GIRK4

mRNA correlates with reduced IK,ACh and muscarinic receptor-mediated shortening of action potentials. Circulation 2001;104:2551-557.

23. Yue L, Melnyk P, Gaspo R, Wang Z, Nattel S. Molecular mechanisms underlying ionic remodeling in a dog model of atrial fibrillation. Circ Res 1999;84:776-84.

24. Hong K, Bjerregaard P, Gussak I, Brugada R. Short QT syndrome and atrial fibrillation caused by mutation in KCNH2. J Cardiovasc Electrophysiol 2005;16:394-96.

25. Olson TM, Alekseev AE, Liu XK, Park S, Zingman LV, Bienengraeber M, Sattiraju S, Ballew JD, Jahangir A, Terzic A. Kv1.5 channelopathy due to KCNA5 loss-of-function mutation causes human atrial fibrillation. Hum Mol Genet 2006;15:2185-191.

26. Ellinor P, Petrov-Kondratov V, Zakharova E, Nam E, MacRae C. Potassium channel gene mutations rarely cause atrial fibrillation. BMC Med Genet 2006;7:70.

27. Girona J, Domingo A, Albert D, Casaldàliga J, Mont Ll, Brugada J, Brugada R. Fibrilación auricular familiar. Rev Esp Cardiol 1997;50:548-51.

28. Brugada R. Molecular biology of atrial fibrillation. Minerva Cardioangiol 2004;52:65-72.

29. Brugada R, Brugada J, Roberts R. Genetics of cardiovascular disease with emphasis on atrial fibrillation. J Interventional Cardiac Electrophysiology 1999;3:7-13.

30. Oberti C, Wang L, Li L, Dong J, Rao S, Du W, Wang Q. Genome-Wide linkage scan identifies a novel genetic locus on chromosome 5p13 for neonatal atrial fibrillation associated with sudden death and variable cardiomyopathy. Circulation 2004;110: 3753-759.

31. Hernández Madrid A, Moreno G, Moro C. Ablation of familial atrial fibrillation. Favorable Long-Term Outcome. Rev Esp Cardiol 2005;58: 878-79.

32. Ellinor P, Shin JT, Moore RK, Yoerger DM, MACRAE CA. Locus for atrial fibrillation maps to chromosome 6q14-16. Circulation 2003;107:2880-883

Capítulo 6

Tratamiento antitrombótico en la fibrilación auricular

V. Castro Urda, J. M. Escudier Villa, J. Toquero Ramos,
I. Fernández Lozano

Hospital Puerta de Hierro
Unidad de Arritmias
Servicio de Cardiología
Madrid

Dirección para correspondencia
Hospital Puerta de Hierro
Dr. Ignacio Fernández Lozano
iflozano@secardiologia.es

La FA es la arritmia cardíaca sostenida más común. Se calcula que en Estados Unidos hay unos seis millones de personas afectadas con esta enfermedad,[1] y según indican las estadísticas, el riesgo de padecer esta arritmia aumenta con la edad.

La FA incide de manera muy significativa sobre la morbimortalidad. Con un diagnóstico de FA, el riesgo de ictus se multiplica por cinco[2] y aumenta de manera proporcional a la edad: en pacientes mayores de 75 años, la FA es una de las causas más importantes de ictus isquémico. Se ha observado también que la FA de origen no reumático provoca entre el 15 y el 20 % de los accidentes cardiovasculares de origen isquémico,[3] y que el riesgo de ictus en pacientes con FA valvular aumenta hasta 18 veces.

Como han destacado múltiples investigaciones, la FA es una causa importante de accidentes cerebrovasculares, de causa isquémica.[4] En estos casos, la FA provoca trombos en la aurícula izquierda, especialmente en la orejuela. Estos estudios señalan que dos tercios de los eventos cerebrovasculares embólicos están asociados a FA.[5]

La incidencia de ictus en pacientes con FA obedece, asimismo, a la coexistencia con enfermedades cardíacas significativas, especialmente arterioesclerosis de las grandes arterias y valvulopatía. Según se desprende del estudio SPAF *(Stroke Prevention in Atrial Fibrillation)*, realizado con una serie pacientes mayores (la media de edad de los cuales se situó en los 67 años), el 10 % presentó angina activa, el 8 % desarrolló infarto de miocardio y el 12 % tuvo disfunción ventricular.[4]

Varios ensayos clínicos han demostrado que el tratamiento anticoagulante resulta eficaz para pacientes con variedad de factores de riesgo (véase la figura 1). Sin embargo, los beneficios que se obtienen con la warfarina pueden verse contrarrestados por la aparición de posibles complicaciones, tales como hemorragia intracraneal, y por la necesidad de realizar una atenta monitorización.[6]

1 Estratificación de riesgo

Los esquemas de identificación de riesgo constituyen una herramienta muy útil para detectar el riesgo de ictus que presenta cada paciente y, en función de los resultados, elegir

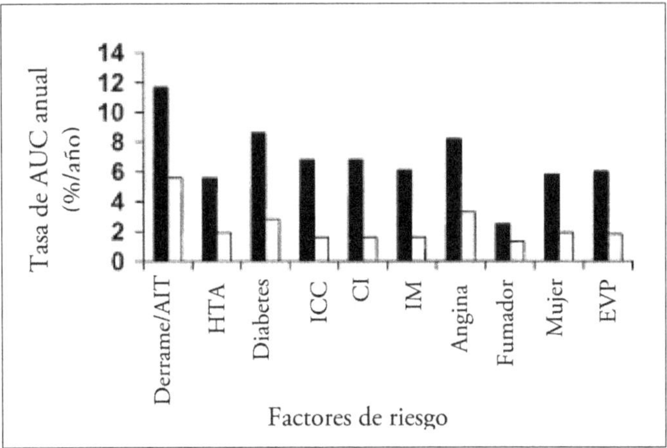

*Figura 1. El uso de warfarina reduce la incidencia de ictus en pacientes con factores
de riesgo cardiovascular. AIT: accidente isquémico transitorio. HTA: hipertensión arterial.
ICC: insuficiencia cardíaca congestiva. CI: cardiopatía isquémica. IM: infarto de miocardio.
EVP: enfermedad vascular pulmonar.
Barras negras: control.
Barras blancas: tratamiento con warfarina.*
Atrial Fibrillation Investigators. Risk factors for stroke and efficacy of antithrombotic therapy in atrial
fibrillation: análisis of pooled data from five randomized controlled trials.
Arch Intern Med 1994;154:1449-457.[21]

una línea u otra de tratamiento. En general, las variables que se tienen en cuenta en estos
estudios son la edad, el sexo y la presencia de estas enfermedades: hipertensión, enfermedad valvular reumática, cardiopatía isquémica, presencia de prótesis valvular cardíaca,
insuficiencia cardíaca, historia previa de ictus o accidente isquémico transitorio, tromboembolismo previo, presencia de trombo intracardíaco objetivado mediante ecografía
transesofágica, diabetes mellitus y tirotoxicosis.[7]

A continuación, se describen algunos de estos esquemas.

1.1 *Ensayo clínico AFI* (Atrial Fibrillation Investigators)

Este ensayo parte de la información de cinco grandes ensayos clínicos que ya se habían
realizado respecto al tema de la anticoagulación y los pacientes con FA. Tras el análisis
de dichos datos, los investigadores participantes en el ensayo AFI tabularon los resultados (véase la tabla 1) y formularon conclusiones como las siguientes:

- La presencia de determinados factores hace que en el colectivo estudiado el riesgo
de ictus aumente hasta un 5 % anualmente.
- Contrariamente, si se les administra warfarina, la incidencia de la patología sobre
estos sujetos disminuye hasta tres veces.

Edad	Categoría de riesgo	Incidencia de placebo	Eventos, % (95 % IC) Warfarina
< 65 años	No FR	1(0,3-3,1)	1(0,3-3)
	1 o más FR	4,9(3-8,1)	1,7(0.8-3,9)
65-75 años	No FR	4,3(2,7-7,1)	1,1(0.4-2,8)
	1 o más FR	5,7(3,9-8,3)	1,7(0.9-3,4)
> 75 años	No FR	3,5(1,6-7,7)	1,7(0.5-5,2)
	1 o más FR	8,1(4,7-13,9)	1,2(0,3-5)

IC: intervalo de confianza. FR: factor de riesgo definido como hipertensión arterial, diabetes mellitus, ictus o accidente isquémico transitorio.

Tabla 1. Tasa de eventos anuales. Atrial Fibrilation Investigators. Arch Intern Med 1994; 154: 1449-57.

1.2   Ensayo clínico SPAF (Stroke Prevention in Atrial Fibrillation)

Este otro esquema de calificación de riesgo se llevó a cabo en tres estudios separados, y su objetivo fue medir el riesgo de ictus en pacientes con FA que estaban siendo tratados con aspirina.[8] Se definieron también distintos factores de riesgo y éstos fueron los resultados:

- Por cada diez años que vive el sujeto, el riesgo aumenta en 1,8 veces (p < 0,001).
- Por ser mujer, el riesgo aumenta en 1,6 (p < 0,01).
- Por estar afectado con HTA, el riesgo se multiplica por dos (p < 0,001).
- Cuando la TAS es > 160 mmHg (p < 0,001), el riesgo asciende a 2,3 veces.
- La presencia de ictus previo determina el mayor índice de riesgo, con una valoración de 2,9 veces (p < 0,001).

1.3   Ensayo clínico CHADS$_2$

Éste es el esquema de calificación de riesgo más reciente.[9] El riesgo de ictus se cuantifica a partir de cinco factores: ICC, HTA, edad avanzada (más de 75 años), diabetes mellitus e historia previa de ictus. Todos estos factores de riesgo reciben una puntuación de 1, a excepción de las isquemias neurológicas que pueden recibir 2 puntos. La puntuación máxima final, por tanto, es de 6 (véase la tabla 2). Cuanto mayor es la puntuación, mayor riesgo tiene el paciente de padecer un ictus (véase la figura 2).[9]

Según se ha demostrado, el valor predictivo del sistema de clasificación CHADS$_2$ supera al de los estudios AFI o SPAF.[9]

El aumento secuencial del riesgo de ictus a medida que el *score* CHADS$_2$ se incrementa hace comprender la dificultad que reside en elegir un punto de corte para la necesidad de tratamiento anticoagulante en pacientes con FA.

Un *score* CHADS$_2$ de 0 indicaría que dicha parte de la población es de bajo riesgo embólico y, por tanto, sería seguro el tratamiento con aspirina. Quienes presentan un

Factores de riesgo	Puntuación
C Insuficiencia cardíaca congestiva reciente	1
H Hipertensión	1
A Edad ≥ 75 años	1
D Diabetes mellitus	1
S_2 Antecedentes de ictus o de accidente isquémico transitorio	2

Tabla 2. Sistema de clasificación CHADS$_2$.

score CHADS$_2$ de 2 o superior serían pacientes reconocidos de alto riesgo y, por tanto, sería recomendable tratarles con anticoagulantes. En el caso de la presencia de un *score* CHADS$_2$ de 1, no se dispone de informaciones claras al respecto y debe prevalecer la decisión individual sobre el tipo de tratamiento que hay que administrar. Los pacientes con una puntuación de 1 presentan una incidencia de ictus anual del 2,8 %.

Recientemente se ha diseñado una regla predictora de ictus independiente de la edad[10] que permite saber qué pacientes pueden ser considerados de bajo riesgo, y por tanto, ser tratados con aspirina. De acuerdo con dicho algoritmo, el tratamiento con aspirina podría ser suficiente si el paciente no tiene antecedentes personales previos de ictus o accidente isquémico transitorio, HTA, angina, infarto de miocardio previo o diabetes mellitus. Dicho criterio se aplicó en el 24 % de 2.401 sujetos incluidos en seis ensayos clínicos, de los cuales el 16 % tenían más de 75 años. Los individuos considerados de bajo riesgo experimentaron 1,1 % eventos al año sin tratamiento anticoagulante.

2   Fibrilación auricular valvular

En este subtipo de FA se ha detectado un riesgo mayor de ictus y de fenómenos tromboembólicos. Específicamente, la presencia de estenosis mitral confiere un aumento muy importante del riesgo, habiéndose comunicado eventos en el 9-20 % de los casos.[11] Es

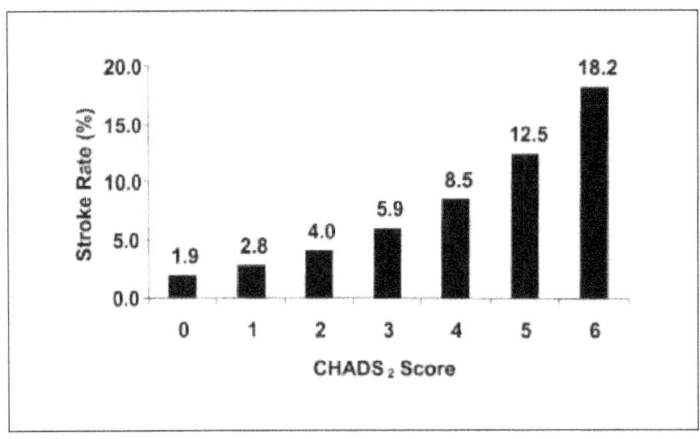

Figura 2. Relación entre el score *CHADS$_2$ y la tasa de ictus. Gage BF, Waterman AD, Shannon W. Validation of clinical classification schemes for predicting stroke: results from the National Registry of Atrial Fibrillation. JAMA 2001;285:2864-870.*

más, aquellos pacientes con estenosis mitral que desarrollan FA presentan un riesgo de tromboembolismo de hasta tres a siete veces mayor.

Dado el alto riesgo de ictus y tromboembolismo, no se considera ético realizar ensayos clínicos de anticoagulación controlada con placebo en pacientes con estenosis mitral.

3   Fibrilación auricular no valvular

Como se ha expuesto previamente, y al contrario de lo que ocurre en la FA valvular, se han realizado multitud de estudios controlados con placebo en pacientes con FA no valvular. Sin embargo, la utilización de fármacos anticoagulantes en la FA se mantiene por debajo de lo previsto.[12] Varios factores podrían estar contribuyendo a este hecho:

- Hoy por hoy, en los estudios clínicos se aplican unos estrictos criterios de selección, y gran parte de la población no está representada.
- El miedo a las complicaciones hemorrágicas.
- La necesidad de un estricto control y monitorización del fármaco.

Debido a esta circunstancia, una multitud de pacientes que podrían beneficiarse del tratamiento anticoagulante, realmente no lo están haciendo, sobre todo si son mayores o presentan múltiples comorbilidades.

4   Fibrilación auricular permanente

El riesgo de ictus en pacientes con FA crónica disminuye de forma muy importante con un tratamiento anticoagulante (véase la figura 3).

Los ensayos clínicos muestran que la anticoagulación es segura, especialmente cuando el INR se encuentra por debajo de tres.[13] Por ejemplo, en el análisis de los cinco primeros ensayos clínicos sobre anticoagulación en prevención primaria, el riesgo de hemorragia mayor fue del 1 %/año en pacientes controles en comparación con el 1,3 % en pacientes con tratamiento anticoagulante, incluyendo un 0,1% de hemorragia intracraneal en controles y un 0,3 % en pacientes tratados. Los principales predictores de hemorragia son la edad avanzada y la presencia de un INR superior a tres.[14]

Aunque si bien es cierto que la aspirina disminuye el riesgo de ictus y el riesgo de accidentes vasculares en porcentajes similares (hasta un 25 % y un 22 %, respectivamente),[15] en pacientes con FA la anticoagulación genera unos efectos protectores mucho más eficaces. Así, se ha demostrado que la warfarina tiene el doble de capacidad que la aspirina para reducir el riesgo de ictus[13] y actúa en términos parecidos sobre el riesgo de ictus hemorrágico.

Dado que la FA se asocia muy frecuentemente a la presencia de enfermedad vascular, podría ser que el beneficio que se obtiene con la aspirina en este tipo de arritmia estuviera relacionado con los efectos antiagregantes de dicho fármaco.

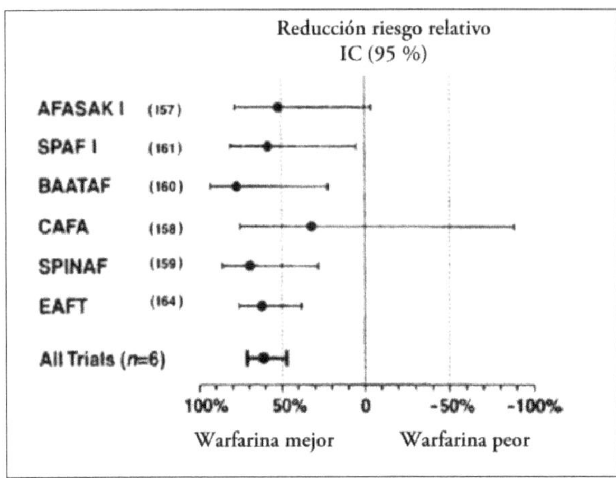

Figura 3. Metaanálisis de tratamiento anticoagulante en pacientes con FA. Hart RG, Benavente O, Mc Bride R. Antithrombotic therapy to prevent stroke in patients with atrial fibrillation: a metaanalysis. Ann Intern Med 1999;131:492-501.

No hay evidencia de que combinando warfarina y aspirina se obtengan mejores resultados que con un tratamiento monofármaco a base de warfarina. De hecho, el tratamiento combinado parece aumentar el riesgo de sangrado.[16] En la prevención del ictus, sólo se ha podido demostrar en una ocasión que una terapia combinada con acenocumarol y triflusal ha sido más efectiva que una terapia solitaria con acenocumarol.[17]

5   Fibrilación auricular persistente y paroxística

Dichas formas de FA conllevan un riesgo de ictus similar al de la FA permanente, por tanto, deben manejarse de forma similar.[18] La decisión de iniciar un tratamiento anticoagulante no debería basarse en la frecuencia ni en la duración de los paroxismos (sintomáticos o no), sino en un sistema de clasificación de riesgo embólico, al igual que se realiza en la FA crónica.

En la FA persistente, la anticoagulación, previa a la cardioversión, también está indicada porque reduce la frecuencia de las complicaciones embólicas.

6   Fibrilación auricular asintomática y de reciente diagnóstico

La falta de síntomas no significa que haya un menor riesgo tromboembólico; en el estudio AFFIRM los pacientes asintomáticos mostraron los mismos riesgos que los pacientes sintomáticos tras el ajuste por factores clínicos.[19]

Por tanto, los pacientes con FA asintomática deberían recibir tratamiento anticoagulante, como reciben también quienes presentan FA sintomática.

En casos de FA de reciente diagnóstico, tras el manejo adecuado de las comorbilidades del paciente, hay que iniciar el tratamiento anticoagulante sin dilación.

7 Fibrilación auricular aguda

En ocasiones puede ser autolimitada, principalmente asociada a problemas infecciosos o metabólicos, y presenta poca probabilidad de recurrencia.

Aunque los estudios muestran que la posibilidad de tromboembolismo es baja en episodios de FA inferiores a 48 h de duración,[20] la realización de ecocardiograma transesofágico ha demostrado la presencia de trombos auriculares hasta en un 15 % de los pacientes con episodios de FA menores a tres días de duración, sugiriendo que existe una pequeña posibilidad de tromboembolismo en estos pacientes.

Sin embargo, no hay ensayos clínicos específicos para describir la incidencia de problemas embólicos en pacientes con FA aguda.

El consenso general es que la cardioversión de un paciente con FA aguda de menos de 48 h de duración es segura si no ha recibido tratamiento anticoagulante.

8 Tratamiento antitrombótico en la fibrilación auricular en el seno de accidente vascular agudo

Pequeños estudios recomiendan anticoagular a pacientes que desarrollen un episodio de ictus cardioembólico. De acuerdo con las orientaciones que se formulan en las guías de prevención secundaria existentes,[21] en estos casos es muy importante no aplicar la terapia de forma inmediata, sino dos semanas después del incidente. En ese período de tiempo, existe un alto riesgo de recurrencia, puesto que pueden darse nuevas embolizaciones, hemorragias intracraneales y otras complicaciones, como la transformación de un ictus isquémico en hemorrágico.

Esta pauta de retraso es especialmente importante tenerla en cuenta en pacientes con infartos grandes, enfermedad vascular extensa de pequeño vaso o HTA de muy difícil control (aquellos pacientes con mayor riesgo de hemorragia intracraneal).

Aunque la FA no es la responsable de todos los casos de ictus que ocurren en pacientes afectados con este tipo de arritmia, la prevención secundaria es obligatoria; por tanto, ante un ictus isquémico en presencia de FA se deberá administrar una terapia anticoagulante.

9 Guías de actuación terapéutica

Según se establece en las guías para el manejo de la FA de la AHA/ACC/ESC, los factores de riesgo cardioembólicos se dividen en tres categorías:

- **Factores de alto riesgo**
  - Historia previa de ictus, accidente isquémico transitorio o embolismo sistémico.
  - Presencia de prótesis valvular metálica.

- Estenosis mitral reumática.
- Presencia de trombo intracardíaco objetivado por ecocardiograma transesofágico.

- **Factores de riesgo moderado**
  - Edad mayor o igual a 75 años.
  - Hipertensión arterial.
  - Diabetes mellitus.
  - Insuficiencia cardíaca congestiva.
  - Disfunción ventricular definida como FEVI < o igual 35 % o F. Acortamiento < o igual 25 %.

- **Factores de riesgo bajo**
  - Edad 65-75 años.
  - Sexo femenino.
  - Cardiopatía isquémica.
  - Hipertiroidismo.

La presencia o ausencia de dichos factores en un paciente determinará directamente el tratamiento que hay que seguir (véase la tabla 3). Así:

- Si se detecta cualquier factor de alto riesgo o dos factores de riesgo moderado, se iniciará un tratamiento anticoagulante.
- Si existe un factor de riesgo moderado, el médico podrá elegir entre una línea terapéutica anticoagulante o una línea terapéutica antiagregante con aspirina.
- En ausencia de factores de riesgo, las posibilidades de tromboembolismo son bajas y, por tanto, un tratamiento con aspirina es el adecuado.

10 Riesgo de sangrado

Los principales factores de riesgo para la hemorragia intracraneal son: edad avanzada, elevada presión arterial, sobredosificación de tratamiento anticoagulante y presencia de isquemia cerebral previa.

Categoría de riesgo	Terapia recomendada
No factores de riesgo	Aspirina 81-325 mg/día
Único factor de riesgo moderado	Aspirina 81-325 mg/día o anticoagulación (INR 2-3)
Cualquier factor de riesgo mayor o la presencia de más de un factor de riesgo moderado	Anticoagulación (INR 2-3)*
*Si presencia de prótesis metálica INR 2,5-3,5.	

Tabla 3. Terapia antitrombótica en pacientes con fibrilación auricular.

La combinación de terapia antiagregante con la terapia anticoagulante, así como la combinación de tratamiento con clopidogrel y aspirina, aumenta el riesgo de hemorragia intracraneal. Se pone de manifiesto la controversia en aquellos pacientes con FA en los que coexiste la presencia de enfermedad coronaria o enfermedad arterial periférica y en aquellos que se prescriben tratamiento antiagregante y anticoagulante de forma simultánea.

Existe un incremento gradual en la implantación de *stents* recubiertos de fármacos,[22] tras la cual, se prescribe un tratamiento prolongado con doble antiagregación. No se dispone de suficiente información en la actualidad para la ayuda del manejo de este tipo de pacientes.

La atención en cuanto al riesgo de sangrado debe ser máxima en los siguientes pacientes:

- Mayores de 75 años.
- Tratamiento concomitante con antiinflamatorios o antiagregantes plaquetarios.
- Aquellos que reciben multitud de fármacos (polifarmacia).
- HTA de difícil control.
- Historia previa de hemorragia (úlcera sangrante, hemorragia intracraneal, etc.).

Características del paciente	Terapia	Nivel de evidencia
Edad < 60 años sin cardiopatía	Aspirina (81-325mg/día) o no terapia	I
Edad < 60 años con cardiopatía sin FR	Aspirina (81-325 mg/día)	I
Edad 60-74 años sin FR	Aspirina (81-325 mg/día)	I
Edad 65-74 años con DM o CAD	Anticoagulación oral INR 2-3	I
Edad de 75 o >. Mujer	Anticoagulación oral INR 2-3	I
Edad de 75 o >. Varón	Anticoagulación oral o aspirina	I
No otros FR		
Edad 65 o > ICC	Anticoagulación oral INR 2-3	I
FEVI < o igual 35 %	Anticoagulación oral	I
FA < o igual 25 % e HTA	INR 2-3	
Enfermedad reumática	Anticoagulación oral	I
Estenosis mitral	INR 2-3	
Prótesis valvular cardíaca	Anticoagulación oral	I
Tromboembolismo previo	Anticoagulación oral	I
Trombo auricular en ETE	Anticoagulación oral	IIa

Tabla 4. FR: factores de riesgo. DM: diabetes mellitus. ICC: insuficiencia cardíaca congestiva. FEVI: fracción de eyección de ventrículo izquierdo. FA: fracción acortamiento. ETE: ecocardiograma transesofágico.

11 Automonitorización del tratamiento anticoagulante

La automonitorización del tratamiento anticoagulante por parte del propio paciente es más efectiva en términos de satisfacción que la monitorización habitual.[23] Los pacientes deben ser entrenados previamente por un profesional competente de salud y mantenerse en contacto con él.

CONCLUSIONES

La anticoagulación oral es la opción terapéutica más indicada para pacientes con FA y riesgo de embolismo. La aspirina, única alternativa disponible para el tratamiento antitrombótico preventivo de la FA, es claramente menos efectiva, por lo que sólo está indicada en el manejo de pacientes con bajo riesgo embólico o en quienes el uso de terapia anticoagulante presente contraindicaciones mayores.

BIBLIOGRAFÍA

1. American Heart Organization. 2001 Heart and stroke statistical update. Dallas. Texas: American Heart Association 2001:18.

2. Wolf PA, Abbott RD, Kannel WB: Atrial fibrillation as an independent risk factor for stroke: the Framinghan Study. Stroke 1991;22:983-88

3. Flegel KM, Shipley MJ, Rose G. Risk of stroke in non rheumatic atrial fibrillation. Lancet 1987;526-29.

4. SPAF Investigators. Stroke prevention in Atrial Fibrillation Study. Final results. Circulation 1991;84:527-39.

5. Hart Rg, Halperin JL. Atrial fibrillation and stroke:concepts and controversies. Stroke 2001;32: 803-08.

6. Hirsh J, Weitz JI. New antithrombotic agents. Lancet 1999;353:1431-436.

7. Albers GW, Dalen JZ, Laupacis A. Antithrombotic therapy in atrial fibrillation. Chest 2001;119 Suppl 1:1945-2065.

8. Hart RG, Pearce LA, McBride R. Factors associated with ischemic stroke during aspirin therapy in trial fibrillation: analysis of 2.012 participants in the SPAF I-III clinical trials: the SPAF Investigators. Stroke 1999;30:1223-229.

9. Gage BF, Waterman AD, Shannon W. Validation of clinical classification schemes for predicting stroke:results from the National Registry of Atrial Fibrillation. JAMA 2001;285: 2864-870.

10. Van Welroven C, Hart RG, Wells GA. A clinical prediction rule to identify patients with atrial fibrillation and a low risk for stroke while taking aspirin. Arch Intern Med 2003;163:936-43.

11. Fleming HA, Barley SM. Mitral valve disease, systemic embolism and anticoagulants. Postgrad Med J 1971;47:599-604.

12. Sudlow M,Thomson R, Thwartes B. Prevalence of atrial fibrillation and eligibility for anticoagulants in the comunity. Lancet 1998;352:1167-171.

13. Lip GYH, Edwards SJ. Stroke prevention with aspirin, warfarin and ximelagatran in patients with non valvular atrial fibrillation: a systematic review and metaanalysis. Thromb Res 2006;118:321-23.

14. Hylek EM, Singer DZ. Risk factors for intracranial hemorrhage in outpatients taking warfarin. Ann Intern Med 1994;154:1449-457.

15. Aguilar M, Hart R. Antiplatelet therapy for preventing stroke in patients with non valvular atrial fibrilation and no previous history of stroke or transient ischemic attacks. Cochrane Database Syst Rev 2005;19.

16. Di Marco JP, Flaker G, Waldo AL. Factors affecting bleeding risk during anticoagulant therapy in patients with atrial fibrillation: observations from the AFFIRM Study. Am Heart J 2005;149:650-56

17. Pérez Gómez F, Alegría E, Berjon J. Comparative effects of antiplatelets, anticoagulant, or combined the-

rapy in patients with valvular and nonvalvular atrial fibrillation: a randomized multicenter study. J Am Coll Cardiol 2004;44: 1557-566.

18. Hart RG, Pearce LA, Rothbort RM. Stroke with intermittent atrial fibrillation: incidence and predictors during aspirin therapy. SPAF Investigators. J Am Coll Cardiol 2000;35:183-87.

19. Flaker GC, Belew K, Beckman K. Asyntomatic atrial fibrillation: demogrphic features and prognostic information from the AFFIRM Study. Am Heart J 2005;149:657-63.

20. Weigner MJ, Caulfield TA, Danias PG. Risk for thromboembolism associated with cardioversion to sinus rythm in patients with atrial fibrillation lasting less than 48 hours. Ann Intern Med 1997;126:615-20.

21. Atrial Fibrillation Investigators: risk factors for stroke and efficacy of antithrombotic therapy in atrial fibrillation: analysis of the pooled data from five randomized controlled trials. Arch Intern Med 1994; 154:1449-457.

22. Lip GYH, Lane D, Van Walraven C. The additive role of plasma von Willebrand factor levels to clinical factors for risk stratification in patients with atrial fibrillation. Stroke 2006;37:2294-300.

23. Sawicki PT. A structured teaching and self management program for patients receiving oral anticogulation: a randomized controlled trial. Working group for the study of patient self management of oral anticoagulation. JAMA 1999;281:145-50.

Capítulo 7

Fármacos antiarrítmicos para la fibrilación auricular: ¿cómo y cuándo?

M. Gnoatto, J. L. Merino

Hospital Universitario La Paz
Unidad de Arritmias y Electrofisiología
Madrid

Dirección para correspondencia
Hospital Universitario La Paz
Dr. José L. Merino
jlmerino@arritmias.net

INTRODUCCIÓN

La FA es la arritmia sostenida de mayor prevalencia. Se asocia, asimismo, con un aumento de la morbimortalidad por IC y tromboembolismo arterial, con un aumento de la incidencia de ictus.[1] En la última década, estas circunstancias han generado entre la comunidad médica un enorme esfuerzo investigador orientado al tratamiento de la FA, que ha llevado, entre otras cosas, al desarrollo de técnicas de ablación con catéter para curar de manera definitiva esta patología. La eliminación de focos ectópicos y el aislamiento eléctrico de las VP han dado también muy buenos resultados. A pesar de todo, estos avances no han restado vigencia al tratamiento con fármacos antiarrítmicos (FAA), especialmente por varias razones. En primer lugar, porque los FAA siguen teniendo un papel fundamental en el manejo agudo de la FA. Cabe tener en cuenta, además, que la ablación con catéter de la fibrilación continúa siendo una terapéutica en desarrollo, por lo que los FAA constituyen el tratamiento de primera elección en estos pacientes. Si bien es cierto que alguno de estos fármacos mejora el pronóstico de determinadas patologías, como ocurre con los betabloqueantes en la cardiopatía isquémica, en otras todavía no se ha demostrado que la ablación con catéter ofrezca efectos similares. No debe olvidarse tampoco que los FAA siguen teniendo una importancia fundamental en pacientes que rechazan otras alternativas terapéuticas, mientras esperan ser sometidos a las mismas o cuando éstas no son suficientes para controlar el problema. Finalmente, la gran prevalencia de la FA limita la posibilidad de tratar a todos los pacientes con ablación u otras alternativas técnicas novedosas, y eso nuevamente refuerza la vigencia de los FAA en el tratamiento de la FA.

Este capítulo revisa los principales FAA utilizados en el tratamiento de la FA y las indicaciones más frecuentes para su uso, en general, adaptadas a las últimas recomendaciones de la *European Society of Cardiology*.[5]

1 Clasificación de los FAA

La clasificación más difundida y utilizada de los FAA es la de Vaugham Williams,[2] que agrupa los FAA en cuatro categorías, según actúan sobre los diferentes canales y receptores de las células cardíacas (véase la figura 1):

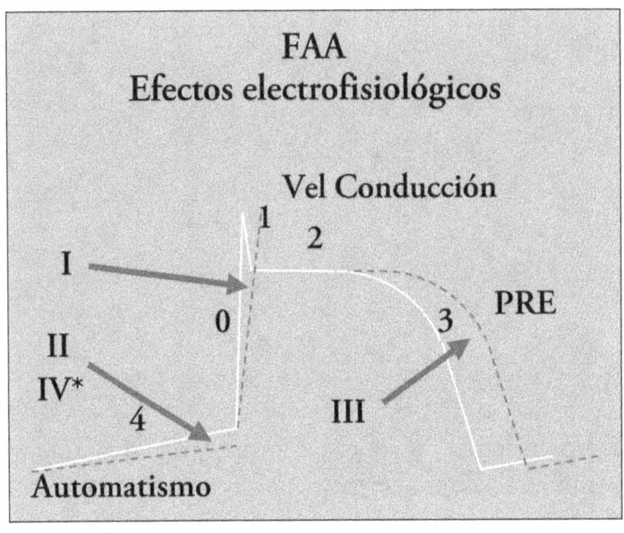

Figura 1. Representación esquemática de un potencial de acción de una célula miocárdica y de la acción de los FAA en las diferentes fases del mismo. PRE: período refractario efectivo.

- **Clase I:** tienen acción sobre la fase 0 del potencial de acción (PA) y se realiza por el bloqueo de los canales de Na^+. Este grupo de FAA, a su vez, se subclasifica según su acción sobre la duración del PA en:

  - *Clase IA* (quinidina, procainamida): deprimen la fase 0 del PA, enlentecen la conducción y prolongan la repolarización.
  - *Clase IB* (lidocaína, mexiletina): tienen poco efecto sobre la fase 0 en tejidos sanos, pero en fibras anormales, fundamentalmente de miocardio ventricular, provocan depresión de la fase 0 y acortan la repolarización.
  - *Clase IC* (flecainida, propafenona): producen una depresión marcada de la fase 0 del PA y de la conducción, aunque no afectan a la repolarización.

- **Clase II** (atenolol, propranolol, metoprolol, esmolol, etc.): antagonistas competitivos de los receptores beta-adrenérgicos.
- **Clase III** (amiodarona, sotalol): bloqueadores de las corrientes de potasio, prolongan la repolarización y, por tanto, la duración del PA.
- **Clase IV** (verapamilo, diltiacem): antagonistas de los canales lentos de Ca^{2+}.

Esta clasificación presenta diversas limitaciones: no incluye, por ejemplo, algunos FAA, como la digoxina o la adenosina, y gran parte de los agentes enumerados presentan acciones de más de un efecto clase. Por este motivo, en 1991 la *European Society of Cardiology* (ESC) propuso la *Sicilian Gambit*, una clasificación que tiene en cuenta, no sólo la acción de los fármacos sobre los canales y receptores, sino también el mecanismo de las arritmias y diversos efectos clínicos y electrocardiográficos.[3] Siendo más precisa que la clasificación de Vaugham Williams, esta otra no se utiliza tanto en la práctica clínica, probablemente porque también es más compleja.

A continuación, se describen los FAA más utilizados y se resumen sus principales indicaciones.

1.1 Antiarrítmicos clase IA

1.1.1 Quinidina

La quinidina reduce la amplitud del PA (efecto clase I) y prolonga el período refractario efectivo (efecto clase III). Además, tiene efecto vagolítico y deprime la pendiente de despolarización diastólica espontánea (fase 4 del PA). Por otro lado, inhibe los receptores alfa adrenérgicos, lo que puede producir hipotensión marcada, principalmente cuando se administra por vía intravenosa (VI) o en combinación con otros fármacos vasodilatadores, como los inhibidores del enzima convertidor de la angiotensina (ECA).

Presenta un amplio espectro de acciones electrofisiológicas sobre taquiarritmias supraventriculares y ventriculares. Produce ralentización de la conducción y prolonga el período refractario, tanto en el nodo auriculoventricular (NAV) como en las vías accesorias. Es eficaz para la reversión a ritmo sinusal de la FA y del *flutter* auricular (FtA), aunque en estas arritmias se debe asociar a digoxina o a calcioantogonistas para no acelerar la respuesta ventricular de la FA por sus efectos vagolíticos. Por sus efectos secundarios y complicaciones, la más grave de las cuales son las taquicardias ventriculares por *torsade de pointes*, la quinidina debe reservarse para aquellos pacientes en los que fracasan otros FAA.

Entre los efectos secundarios más frecuentes están la diarrea y los vómitos. El cuadro clásico de cinconismo (hipoacusia, tinnitus y visión borrosa), típico de la intoxicación por quinidina, es poco frecuente. Reacciones adversas más graves, como la agranulocitosis o el síndrome *lupus-like*, son raras. Sin embargo, el efecto secundario o complicación más temible es el desarrollo de taquicardias ventriculares por *torsade de pointes*, descrito fundamentalmente en mujeres, con cardiopatía estructural, bradicardia, alteraciones hidroelectrolíticas o con tratamiento diurético. Por este motivo, actualmente se recomienda iniciar el tratamiento con quinidina con ingreso hospitalario y monitorización de al menos 48 h. Hay que suspender el tratamiento si el intervalo QTC supera los 550 ms (véase la figura 2). También es importante realizar determinaciones de potasio sanguíneo, ya que el aumento de este ion favorece su toxicidad.

1.1.2 Procainamida

Su efecto electrofisiológico es similar al de la quinidina, aunque con escaso efecto vagolítico.[4] Se puede administrar tanto por vía oral (VO) como por VI, aunque su vida media breve hace incómoda su administración oral. La procainamida se metaboliza a nivel he-

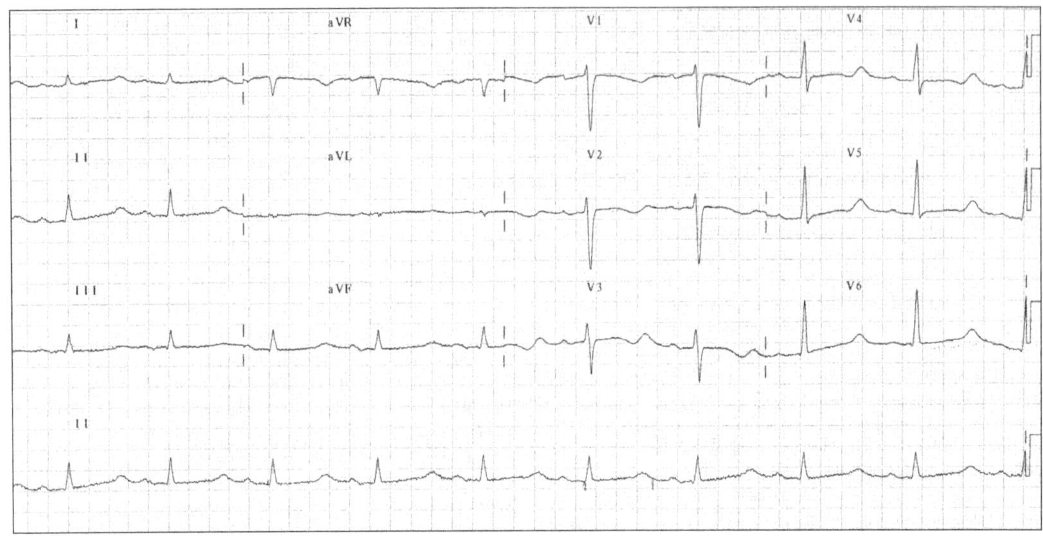

Figura 2. Trazado electrocardiográfico de 12 derivaciones obtenido en una paciente en tratamiento con quinidina por FA paroxística y que desarrolló episodios sincopales por taquicardias ventriculares tipo torsade de pointes *tras la asociación de verapamilo y de una quinolona. Se observa la gran prolongación del intervalo QT que supera los 600 ms.*

pático dando lugar al metabolito N-acetil-procainamida que tiene actividad antiarrítmica clase III. Al eliminarse por vía renal, en pacientes con insuficiencia renal y en ancianos se tiene que ajustar la dosis. En caso de infusión continua se debe vigilar el complejo QRS e interrumpir el tratamiento si se observa un ensanchamiento mayor del 50 %.

Aunque también tiene efectos sobre la mayoría de las taquicardias supraventriculares, en las últimas guías de manejo de FA se indica por vía IV para la terminación de la FA con elevada respuesta ventricular, ya que no produce deterioro hemodinámico.[5]

Entre sus efectos adversos, destacan la fiebre y la urticaria y, en algunos pacientes con administración oral y crónica, el síndrome *lupus-like.* También puede producir cuadros de psicosis y alteraciones del sueño. La hipotensión que puede aparecer durante su administración IV contraindica su uso en la IC severa.

1.2   Antiarrítmicos clase IC

1.2.1   Flecainida

Por su efecto de clase I, prolonga la duración del complejo QRS, sin alterar prácticamente el intervalo QT. Presenta un importante efecto inotrópico negativo, por lo que se debe evitar en pacientes con disfunción ventricular y en aquéllos con cardiopatía estructural, en los que tiene potencial proarrítmico, fundamentalmente en forma de taquicardia ventricular monomórfica. En el estudio CAST se demostró un incremento de la mortalidad en los pacientes postinfarto de miocardio tratados con FAA de clase IC.[6]

La flecainida es una droga segura en sujetos sin cardiopatía estructural, ya que se han descrito efectos secundarios poco frecuentes. De todos modos, hay que tener en cuenta que puede agravar trastornos de conducción AV o intraventriculares preexistentes, ocasionando un bloqueo AV de alto grado. Si origina un ensanchamiento del complejo QRS en un porcentaje mayor al 50 %, se debe suspender la administración del fármaco. Como efectos extracardíacos destacan los neurológicos: visión borrosa, temblores, parestesias y mareos, pero son poco habituales.

Es el fármaco de elección en la reversión y en la prevención de recurrencias de la FA en pacientes sin cardiopatía estructural. En esta situación presenta un excelente perfil de riesgo/beneficio. Se recomienda la asociación con algún fármaco para controlar la respuesta ventricular, ya que puede producir una organización de la FA en un FtA lento (FtA IC) (véase la figura 3) que, de esta forma, puede presentar una conducción AV 1:1 y una aceleración paradójica de la frecuencia ventricular, a pesar de una ralentización de la frecuencia auricular.

1.2.2   Propafenona

De acción similar a la flecainida, está indicada en pacientes con arritmias supraventriculares y sin cardiopatía estructural, tanto para su reversión a ritmo sinusal como para evi-

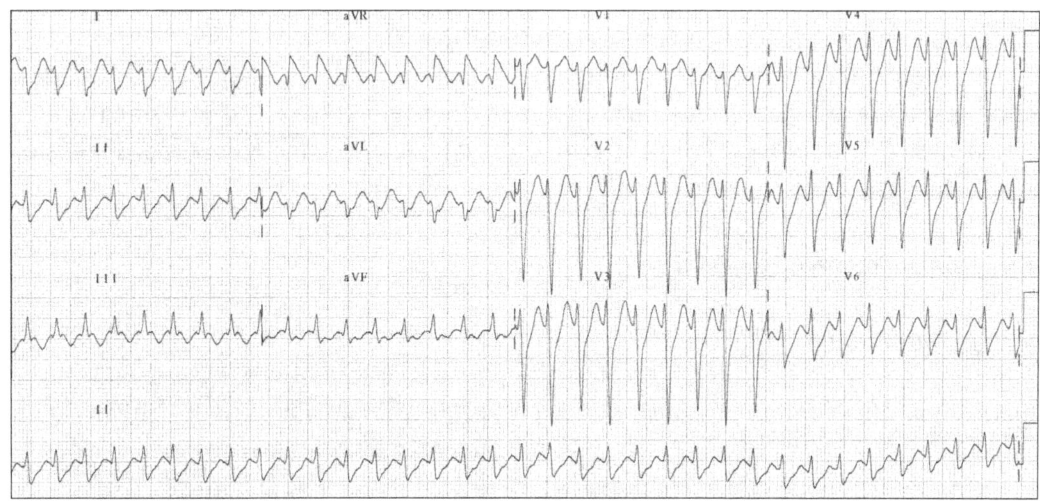

Figura 3. Trazado electrocardiográfico de 12 derivaciones de una fibrilación auricular organizada a flutter *auricular con conducción AV 1:1, probablemente, como consecuencia de la ralentización de la conducción intraauricular por efecto de la flecainida.*

tar recurrencias. Produce prolongación de los intervalos PR y QRS. Además, prolonga el período refractario de las aurículas, del NAV, de las vías accesorias y, en menor grado, de los ventrículos.

Tiene una buena absorción y biodisponibilidad oral. Se metaboliza y excreta por vía hepática, por lo que resulta indicado para pacientes con insuficiencia renal, a diferencia de la flecainida. Puede producir ensanchamiento del complejo QRS y predisponer, al igual que la flecainida, al desarrollo de bloqueos de conducción, por lo que se debe evitar en pacientes con trastornos de conducción intraventricular tipo bloqueo de rama. También predispone al desarrollo de arritmias ventriculares malignas en quienes están afectados con cardiopatía estructural.[7] Su uso está contraindicado en pacientes con asma, ya que tiene cierto efecto betabloqueante y puede inducir broncoespasmo.

1.3 Antiarrítmicos clase II

Los betabloqueantes son muy seguros y se utilizan en un amplio grupo de pacientes. Controlan las arritmias desencadenadas por liberación de catecolaminas, como la que se dan en el feocromocitoma o en la tirotoxicosis. Se ha demostrado que reducen la mortalidad en pacientes con infarto de miocardio y disfunción ventricular. Son de primera elección de forma aislada para controlar la respuesta ventricular en pacientes con FA persistente, en cuyo caso, según han evidenciado recientes estudios (AFFIRM, RACE, PIAF), se obtienen mejores resultados con esta estrategia que tratando de mantener el ritmo sinusal mediante cardioversiones eléctricas reiteradas y FAA.[8-10] Para controlar la respuesta ventricular son la opción más indicada, puesto que mantienen una FC adecuada, tanto en reposo como en ejercicio, y la incidencia de efectos secundarios es mínima. En el estudio AFFIRM se controló la respuesta ventricular en reposo y en ejercicio, administrando más betabloqueantes que digoxina y calcioantagonistas.[8]

Debe tenerse en cuenta que este grupo está contraindicado en algunas enfermedades, como la arteriopatía periférica, el fenómeno de Raynaud, el asma o la enfermedad pulmonar obstructiva crónica. Por otro lado, estos fármacos pueden enmascarar los síntomas de hipoglucemia en pacientes diabéticos.

1.4 Antiarrítmicos clase III

1.4.1 Amiodarona

Aumenta la duración del potencial de acción porque prolonga el período refractario de manera uniforme en todas las células cardíacas. Además, bloquea los canales de Na^+ (clase I), es alfa y betabloqueante y tiene efectos antiarrítmicos de clase IV, porque actúa sobre los canales del Ca^{2+}. También tiene un efecto vasodilatador coronario.

Por VO se absorbe entre el 30 y el 50 % de la dosis. Se distribuye y acumula en diversos tejidos, principalmente en la piel, el hígado y el pulmón, por lo que el tratamiento debe iniciarse con una dosis de carga. La vida media de la amiodarona es prolongada (entre 30 y 100 días) y se metaboliza a nivel hepático en un metabolito activo, la desemetilamiodarona.

Aunque es eficaz en la mayoría de las arritmias supraventriculares y ventriculares, presenta una buena tolerancia hemodinámica y la proarritmia es rara, sus efectos secundarios extracardíacos la convierten en un fármaco de uso limitado. Es la droga de elección en los pacientes con cardiopatía estructural e IC congestiva porque su efecto hemodinámico es muy reducido. Se indica como segunda línea para prevenir las recurrencias de la FA y del FtA, en caso de fallo o contraindicación de los FAA tipo IC o de IC con fracción de eyección deprimida.

El tratamiento con amiodarona puede provocar como efectos graves: la neumonitis, el hipo y el hipertiroidismo sintomático, las alteraciones gastrointestinales, la disfunción testicular, la neuropatía periférica y otros síntomas neurológicos como ataxia, temblores, trastornos de la memoria e insomnio. La neumonitis es especialmente grave y a menudo se confunde con un agravamiento de un proceso pulmonar subyacente o de IC (véase la figura 4). En dosis bajas, los efectos secundarios de este fármaco son menos frecuentes, por lo que se debe tratar de utilizar la menor dosis eficaz. En pacientes en tratamiento crónico con amiodarona hay que solicitar controles, al menos semestrales, de hormonas tiroideas y radiografía de tórax para descartar toxicidad pulmonar. Otros efectos menos graves incluyen fotosensibilidad, coloración gris cutánea por depósito y, muy ra-

B

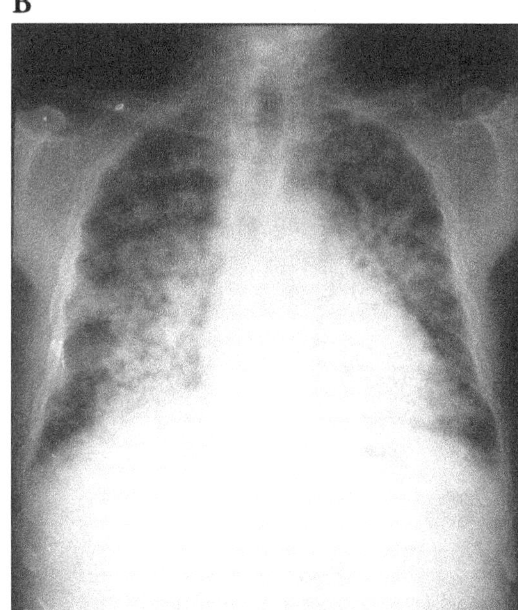

A

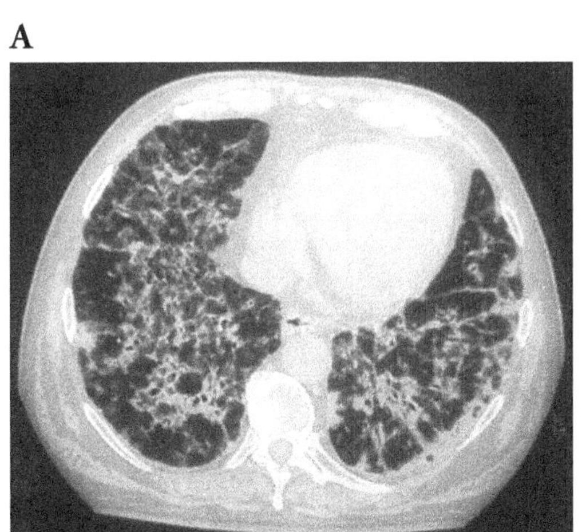

Figura 4. A) Imagen de infiltrados perialveolares en una tomografía axial computada característicos de la neumonitis por amiodarona. B) En el mismo paciente se observan las imágenes intersticiales en la radiografía de tórax.

ramente, disminución de la agudeza visual por depósitos corneales, que están prácticamente siempre presentes en algún grado durante el tratamiento.

1.4.2   Sotalol

Es un betabloqueante con acción clase III que prolonga el período refractario, tanto de miocardio auricular, como ventricular y nodal. Está indicado para prevenir recurrencias de FA y FtA, aunque su eficacia para la reversión a ritmo sinusal es limitada, ya que bloquea los canales de K^+ a frecuencias lentas.[4] Por otro lado, se utiliza raramente en el tratamiento de las taquicardias supraventriculares por su potencial proarrítmico. Antes de instaurar su tratamiento, debe valorarse la función ventricular del paciente, ya que el efecto inotrópico negativo del sotalol puede agravar cuadros de IC en pacientes con disfunción ventricular izquierda importante. En cuanto a sus efectos secundarios, además de los derivados de su efecto betabloqueante, cabe citar predisposición a desarrollar taquicardia ventricular por *torsade de pointes*; ésta aparece con mayor frecuencia en aquellos pacientes que presentan los mismos factores de riesgo descritos para la quinidina.

1.5   Antiarrítmicos clase IV

Los antagonistas del calcio no dihidropiridínicos (verapamilo y diltiacem) bloquean los canales lentos de Ca^{2+}, con efecto depresor sobre el NAV. Son muy eficaces para controlar la respuesta ventricular en la FA y en el FtA crónicos. Para prevenir una elevada respuesta ventricular en caso de recurrencia, se administran combinados con antiarrítmicos de la clase IC. El deterioro hemodinámico provocado por el efecto inotrópico negativo y vasodilatador de estos fármacos hace que su uso esté contraindicado en el complejo QRS ancho, ya que éste puede tratarse de una taquicardia ventricular cuya situación se vea agravada.

1.6   Otros fármacos

1.6.1   Digoxina

Es una de las drogas más antiguas para el tratamiento de la FA. Al provocar un aumento del Ca^{2+} intracelular (bloqueo ATPasa Na-K) y, sobre todo, al aumentar de manera indirecta el tono vagal, la digoxina deprime la conducción de los nodos sinusal y AV, incrementa la refractariedad y ralentiza la conducción de estas estructuras. Dada su acción predominantemente vagal indirecta, es ineficaz para disminuir la respuesta ventricular en situaciones de esfuerzo o mediadas por liberación de catecolaminas y su uso debe limitarse para controlar la respuesta ventricular en pacientes con FA crónica e IC descompensada y en pacientes sedentarios.

Los efectos secundarios de la digoxina son principalmente cardiovasculares, como la taquicardia auricular multifocal con bloqueo AV variable, el bigeminismo ventricular y la taquicardia ventricular bidireccional. Además, es común el desarrollo de náuseas, vómitos y trastornos del sistema nervioso central en los casos de intoxicación. Es importante tener en cuenta que los trastornos hidroelectrolíticos (hipopotasemia, hipomagnesemia), la insuficiencia renal, la hipoxemia y la terapia combinada con otros antiarrítmicos pueden predisponer a la intoxicación por digital.

2   Indicaciones

El manejo terapéutico de los pacientes con FA tiene un doble objetivo: por una parte, controlar la sintomatología, ya sea mediante la recuperación del ritmo sinusal y/o el control de la respuesta ventricular, y por otra, prevenir el tromboembolismo arterial.

En una primera evaluación debe comprobarse la estabilidad del paciente desde un punto de vista clínico y hemodinámico. Si el paciente presenta inestabilidad hemodinámica, la FA debe ser tratada de forma inmediata mediante la cardioversión eléctrica (clase I, nivel de evidencia A). Si el paciente se encuentra estable, la estrategia terapéutica que se siga dependerá de distintos factores, entre ellos, la edad del paciente, el tipo de FA (paroxística, persistente o permanente) y la duración del episodio, la severidad de los síntomas y la cardiopatía asociada.

2.1   *Control de la respuesta ventricular*

Un adecuado control de la respuesta ventricular se da cuando la FC no supera una determinada cifra, independientemente de su regularidad o irregularidad, la calidad de vida, los síntomas o el desarrollo de taquicardiomiopatía. En el estudio AFFIRM se definió como control adecuado de FC un promedio de 80 lat/min en reposo y un promedio de 100, y la FC máxima para la edad documentada por Holter o test de la marcha fue de seis minutos.[8] Actualmente, se consideran márgenes adecuados útiles de frecuencia cuando en una situación de reposo la FC se mantiene entre 60 y 80 lat/min y cuando en una situación de actividad no supera los 115 lat/min.[12]

En pacientes con FA persistente o permanente en quienes es necesario controlar la respuesta ventricular, los betabloqueantes y los antagonistas de los canales de Ca^{2+} no dihidropiridínicos son los fármacos de primera línea. Éstos se pueden administrar por VO o por vía IV en casos que requieren hospitalización. La amiodarona y la digoxina por vía IV sólo están indicadas de primera elección en pacientes con síntomas de IC y fracción de eyección disminuida. La digoxina por VO puede ser de utilidad en pacientes sedentarios o con cardiopatía avanzada. La combinación de betabloqueantes o antagonistas del calcio con digoxina se acepta como indicación clase IIa cuando no se logra el control de la respuesta ventricular con un único FAA. La amiodarona por vía IV (clase IIa, nivel de evidencia B) o por VO (clase IIb, nivel de evidencia C) está indicada para controlar la respuesta ventricular cuando otros FAA (betabloqueantes, antagonistas del calcio o digoxina solos o combinados) no han sido eficaces ni en situaciones de reposo ni durante el ejercicio.[4]

Si se intenta controlar la respuesta ventricular combinando varios fármacos se deben considerar los siguientes aspectos:

- La dosis de digoxina, tal vez, tenga que reducirse, especialmente en ancianos.
- El diltiacem y los betabloqueadores no elevan significativamente los valores plasmáticos de digoxina, cosa que sí puede ocurrir con el verapamilo.
- La asociación de digoxina y betabloqueadores beta suele causar más bradicardia que la de digoxina y diltiacem.
- No se deben emplear asociaciones de los antagonistas del calcio con bloqueadores beta.[12]

La digital no se recomienda para controlar la respuesta ventricular en pacientes con FA paroxística. Los antagonistas de los canales de calcio no están indicados para pacientes con IC descompensada (clase III).

2.2   Reversión de la FA y mantenimiento del ritmo sinusal

Durante los últimos años se han realizado múltiples estudios aleatorizados para definir si la mejor estrategia de manejo en pacientes con FA es la reversión y el mantenimiento del ritmo sinusal o el simple control de la respuesta ventricular.[8,11,13] Sin embargo, existe consenso en que en pacientes con FA paroxística de reciente aparición, jóvenes y sin cardiopatía estructural merece la pena intentar recuperar el ritmo sinusal.

Los FAA de primera elección para la reversión a ritmo sinusal en pacientes sin cardiopatía estructural son los del grupo IC -flecainida y propafenona (clase I, nivel de evidencia A)-. En los pacientes en los que ya se han ensayado, puede indicarse la administración de una dosis por VO única sin necesidad de ingreso hospitalario (estrategia *pill in the pocket*) (clase IIa, nivel de evidencia C). Sin embargo, previamente debe administrarse un betabloqueante o antagonista del calcio para prevenir una elevada frecuencia ventricular en caso de organización de la FA en *flutter* auricular tipo IC.

Los fármacos IC no se recomiendan en pacientes con cardiopatía estructural. En estos pacientes con episodios de FA de menos de 48 h, debidamente anticoagulados o bien con ausencia documentada de trombos auriculares por ecocardiografía transesofágica, la

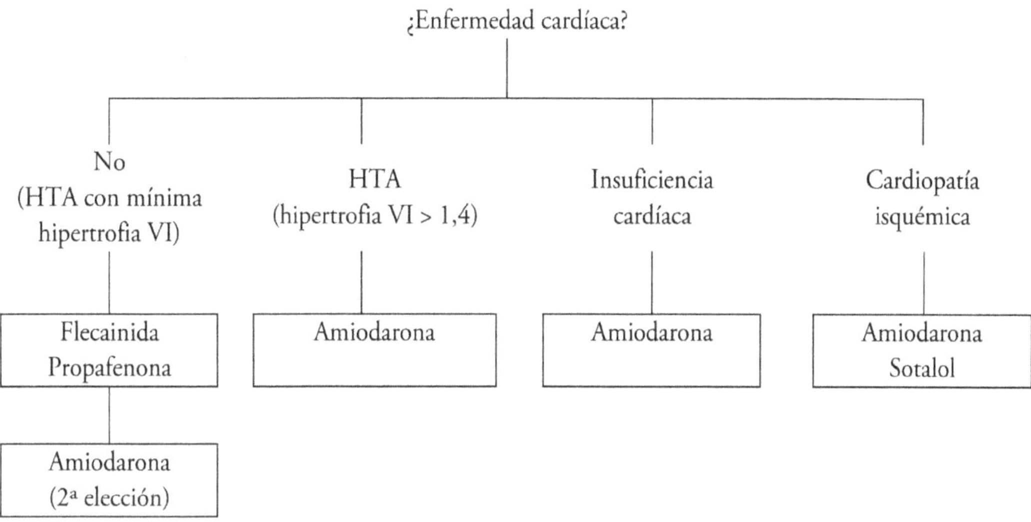

Figura 5. Mantenimiento farmacológico del ritmo sinusal tras la cardioversión de la FA. HTA: hipertensión arterial; VI: ventrículo izquierdo (Tomado de J L Merino).[12]

amiodarona es el FAA de elección. La administración de amiodarona es también una opción aceptable en pacientes sin cardiopatía estructural (clase IIa, nivel de evidencia A).[4]

El mayor riesgo de los FAA son sus efectos secundarios proarrítmicos. Por este motivo, al elegir un fármaco para el mantenimiento posterior del ritmo sinusal debe primar la seguridad del mismo sobre la eficacia. También es importante remarcar que el uso de ciertos FAA, como la amiodarona, puede alterar los niveles plasmáticos de acenocumarol, por lo que es necesario revisar el INR y la dosis de éste (véase la figura 5).[12]

Dada su escasa eficacia, el sotalol no se utiliza para la cardioversión de la FA dada, pero sí es una buena opción para mantener el ritmo sinusal en pacientes con cardiopatía isquémica sin disfunción ventricular severa.

3 Manejo de drogas antiarrítmicas preablación y postablación de la fibrilación auricular

En los últimos años, la ablación con radiofrecuencia (RF) de la FA, ya sea mediante eliminación de focos ectópicos, desconexión eléctrica de las VP o aislamiento circunferencial de los ostia de las VP se ha desarrollado enormemente, y algunos estudios comparativos apoyan su uso desde el principio. Sin embargo, los FAA siguen considerándose la primera línea de tratamiento, pero no está establecido cuántos se deben ensayar antes de la ablación ni si se debe mantener alguno de ellos tras la ablación ni por cuánto tiempo tras haberse realizado ésta.

3.1 Los antiarrítmicos preablación para el tratamiento de la fibrilación auricular

La mayoría de estudios publicados indican la ablación en aquellos pacientes sintomáticos en los cuales han fallado dos o más FAA, con un promedio entre 2,4 y 2,9 FAA fracasados.[14,15] Los FAA preablación que más se han ensayado son los de los grupos IC (flecainida y propafenona) y III (amiodarona y sotalol). A pesar de que con la amiodarona ha quedado mostrada su eficacia, existe una cierta controversia debido a los efectos secundarios que tiene asociados. Algunos trabajos, como el de Stabile y cols., han incluido pacientes con FA paroxística o persistente refractaria al tratamiento farmacológico, ya sea por intolerancia a los agentes o porque dos o más de estos fármacos no han provocado la respuesta adecuada. A estos pacientes se les administró, en primer lugar, amiodarona; y sólo si apareció intolerancia a esta primera línea farmacológica o ésta provocó efectos secundarios se sustituyó por FAA del grupo IC.[16] Otros estudios, en cambio, han preferido hacer un uso más restringido de la amiodarona, administrándola sólo tras el fracaso de al menos dos FAA (IC y/o sotalol) y han utilizado como primera elección los FAA del grupo IC porque los consideran más seguros, más fáciles de usar en el ámbito extrahospitalario y con menos efectos secundarios para los candidatos a una ablación, generalmente personas jóvenes y sin una cardiopatía estructural importante.[17]

Se recomienda suspender los FAA aproximadamente cinco vidas medias antes de la ablación con radiofrecuencia, salvo en el caso de la amiodarona, que en general es suspendida un mes antes.

3.2 Antiarrítmicos postablación para el tratamiento de la fibrilación auricular

Tras la ablación y dentro del primer mes postprocedimiento, es decir, durante el llamado período de *blanking*, aparecen, con frecuencia y como un fenómeno transitorio, arritmias supraventriculares. Estas recurrencias tempranas son comunes y se manifiestan en un 35 % de los pacientes sometidos a ablación con radiofrecuencia. Hay quienes presentan un aumento de la frecuencia de episodios de FA durante este período, pero la mayoría se vuelven asintomáticos aproximadamente después de un mes y continúan así en el seguimiento a largo plazo. Todavía no se disponen datos definitivos sobre la causa de este fenómeno y se especula que podría estar relacionada con un efecto terapéutico retrasado o con los cambios inflamatorios que el músculo auricular experimenta al ser sometido a radiofrecuencia. Para que en éste se complete la cicatrización de las lesiones se necesitan unos 15 días. La respuesta inflamatoria debida a las lesiones térmicas es posible también que agrave de manera transitoria la actividad arritmogénica de las VP. Un aislamiento incompleto de las VP, la recuperación de la conducción venoatrial en al menos una vena previamente aislada y/o los focos arritmogénicos localizados fuera de las VP pueden provocar, asimismo, que se produzcan recurrencias precoces postablación. Sin embargo, a diferencia de los pacientes con arritmias inespecíficas, estos pacientes continúan con episodios de FA pasado el período de *blanking*.[18] Muchos estudios, teniendo en cuenta el período de *blanking*, inician de forma sistemática tratamiento con FAA. Preferentemente, administran agentes del grupo IC y en menor frecuencia agentes de la clase III, betabloqueantes y/o antagonistas del calcio, de forma empírica tras la ablación y entre uno y tres meses tras el procedimiento.[19]

Tras la ablación se puede utilizar el tratamiento farmacológico antiarrítmico como terapia híbrida combinada. Y es que según han demostrado algunos estudios, determinados tratamientos antiarrítmicos aislados que, previamente, fracasan pueden volverse eficaces si se procede de esta manera.[16] En un estudio multicéntrico se controló mejor la sintomatología cuando se aplicó una estrategia de este tipo; la tasa de éxito con pacientes que presentaban resistencia al tratatamiento farmacológico fue del 24 %. Esto sugiere que los cambios en el tejido cardíaco causados por la radiofrecuencia, en algunos casos, es insuficiente para erradicar el sustrato arrítmico, pero suficiente para controlarlo con FAA previamente ineficaces.[19,20]

Por último, cabe destacar que se han realizado y se vienen realizando estudios que permitan definir qué línea de tratamiento es más adecuada para la FA: ¿la ablación o la terapia farmacológica? Por el momento, algunas de estas investigaciones apuestan por la ablación. De todos modos, hay que mirar con reservas estas conclusiones, puesto que los pacientes que se han incluido en estos trabajos son, en su mayoría, personas relativamente jóvenes y con sintomatología limitante de la calidad de vida, un perfil que no responde al perfil general de quienes están afectados con FA. Si bien es cierto que con terapia agresiva se podría prevenir el remodelado atrial progresivo y evitar así la FA crónica,[17] también es verdad que la ablación con catéter presenta todavía muchas complicaciones a pesar de que en los últimos años se han producido grandes avances. Por todo ello, actualmente la primera línea de tratamiento para los pacientes afectados con FA continúa siendo la terapéutica farmacológica. La única excepción, en este sentido, la constituyen los pacientes con crisis frecuentes sugestivas de origen o desencadenamiento focal.

BIBLIOGRAFÍA

1. Rockson SG, Albers GW. Comparing the guidelines: anticoagulation therapy to optimize stroke prevention in patients with atrial fibrillation. J Am Coll Cardiol 2004;43: 929-35.
2. Vaugham Williams EM. A classification of antiarrhythmic actions reassessed after a decade of new drugs. J Clin Pharmacol 1984;24:129-78.
3. The Sicilian Gambit. A new approach to the classification of antiarrhytmic drugs based on their actions on arrhytmogenic mechanisms. Task Force of the European Society of Cardiology. Circulation 1991;84:1831-851.
4. García Tejado J, Salguero R, Sánchez I *et al.* Fármacos antiarrítmicos. En: Merino JL, editor. Arritmología Clínica. Madrid: Momento Médico, 2003;233-54.
5. Fuster V, Ryden LE, Cannom DS *et al.* ACC/AHA/ESC guidelines for the management of patients with atrial fibrillation: full text. A report of the American College of Cardiology/ American

Heart Association Task Force on Practice Guidelines and the European Society of Cardiology Committee for Practice Guidelines. Developed in collaboration with the European Heart Rhythm Association and the Heart Rhythm Society. Europace 2006; 8: 651-745.

6. Echt DS, Liebson PR, Mitchell LB *et al.* Mortality and morbidity in patients receiving encainide, flecainida or placebo. (CAST) N Engl J Med 1991;324: 781-88.

7. Kuck K, Cappato R, Siebels J *et al.* Randomized comparison of antiarrhythmic drug therapy with implantable defibrillator in patients resuscitated from cardiac arrest (CASH). Circulation 2000; 102:748-54.

8. The AFFIRM Investigators. Survival of patients presenting with atrial fibrillation in the Atrial Fibrillation Follow-up Investigation of Rhythm Management (AFFIRM) study. N Engl J Med 2002;347:1825-833.

9. Olshansky B, Rosenfeld LE, Warner AL *et al.* The Atrial Fibrillation Follow-up Investigation of Rhythm Management (AFFIRM) study. J Am Coll Cardiol 2004;43:1201-208.

10. Van Gelder IC, Hagens VE, Bosker HA *et al.* A comparison of rate control and rhythm control in patients with recurrent persistent atrial fibrillation. N Engl J Med 2002;347: 1834-840.

11. Hohnloser SH, Kuck KH, Lilienthal J *et al.* Rhythm or rate control in atrial fibrillation-Pharmacological Intervention in Atrial Fibrillation (PIAF): a randomised trial. Lancet 2000;356: 1789-794.

12. Martín A, Merino JL, Del Arco C *et al.* Documento de consenso sobre el tratamiento de la fibrilación auricular en los Servicios de Urgencias Hospitalarios. Rev Esp Cardiol 2003;56:801-16.

13. Van Gelder IC, Hagens VE, Bosker HA *et al.* Rate Control versus Electrical Cardioversion for Persistent Atrial Fibrillation Study Group: a comparison of rate control and rhythm control in patients with recurrent persistent atrial fibrillation (RACE). N Engl J Med 2002;347:1834-840.

14. Oral H, Knight BP, Tada H *et al.* Pulmonary Vein Isolation for Paroxysmal and Persistent Atrial Fibrillation. *Circulation* 2002;105:1077-081.

15. Stabile G, Turco P, La Rocca V *et al.* Is Pulmonary vein isolation necessary for curing atrial fibrillation? *Circulation* 2003;108:657-60.

16. Stabile G, Bertaglia E, Senatore E *et al.* Catheter ablation treatment in patients with drug-refractory atrial fibrillation: a prospective, multi-centre, randomized, controlled study (Catheter Ablation For The Cure Of Atrial Fibrillation Study). Eur Heart J 2006;27:216-21.

17. Wazni OM, Marrouche NF, Martin DO et al. Radiofrequency ablation vs antiarrhythmic drugs as first-line treatment of symptomatic atrial fibrillation. JAMA 2005;293:2634-640.

18. Oral H, Knight BP, Ozaydın M *et al.* Clinical significance of early recurrences of atrial fibrillation after pulmonary vein isolation. J Am Coll Cardiol 2002; 40:100-04.

19. Silva RM, Mont L, Berruezo A *et al.* Ablación por RF para el tratamiento de la fibrilación auricular focal a través de cartografía circunferencial y aislamiento segmentario de las venas pulmonares. Rev Esp Cardiol 2003;56:361-67.

20. Cappato R, Calkins H, Chen SA *et al.* Worldwide survey on the methods, efficacy and safety of catheter ablation for human atrial fibrillation. Circulation 2005;111:1100-105.

Capítulo 8

Control farmacológico de la frecuencia cardíaca en la fibrilación auricular

R. Ruiz Granell, A. Martínez Brotons, A. Ferrero de Loma-Osorio, S. Morell Cabedo, R. García Civera

Hospital Clínico Universitario de Valencia
Unidad de Arritmias
Servicio de Cardiología
Valencia

Dirección para correspondencia
Hospital Clínico Universitario de Valencia
Dr. Ricardo Ruiz Granell
rruizg@meditex.es

La taquiarritmia es, junto con la pérdida de contribución auricular al llenado cardíaco y la trombogenia, una de las consecuencias fisiopatológicas básicas de la fibrilación auricular (FA). Por ello, el adecuado control de la frecuencia cardíaca es uno de los pilares del tratamiento de esta arritmia. Dicho control debe realizarse tanto de forma aguda en urgencias, especialmente en las presentaciones paroxísticas y de reciente comienzo de FA, como a medio y largo plazo en la FA persistente -a la espera de efectuar la cardioversión- o en la FA permanente. Por otra parte, el control de la frecuencia cardíaca puede obtenerse mediante el uso de fármacos, por vía intravenosa u oral, o mediante opciones no farmacológicas. En este capítulo revisaremos las bases para el control de la frecuencia cardíaca en pacientes con FA.

1   Conducción AV durante FA

Salvo que exista una vía accesoria capaz de conducir anterógradamente, el nodo AV es el responsable de limitar la frecuencia cardíaca durante la FA. Esta estructura se ve literalmente bombardeada por multitud de frentes de despolarización auricular que, de ser conducidos a los ventrículos, ocasionarían frecuencias ventriculares elevadísimas. El nodo AV es una estructura con características de conducción lenta, lo que implica que los tiempos de conducción a su través son inversamente proporcionales a los acoplamientos de los impulsos conducidos. Dicho de otra manera, el tiempo de conducción se alarga cuando los ciclos auriculares se hacen más cortos (o la frecuencia auricular es más rápida). También en el nodo AV se observa un fenómeno característico: la conducción oculta.[1] Este fenómeno, relacionado con la conducción lenta, implica que impulsos que penetran en el nodo AV pero que no son conducidos hasta el haz de His, modifican las propiedades de conducción y refractariedad del nodo de tal manera que pueden dificultar la conducción de impulsos subsiguientes. Así pues, la conductividad y refractariedad del nodo AV son los principales moduladores intrínsecos de la frecuencia cardíaca durante FA. Pero la rica inervación de esta estructura convierte al tono autonómico en el tercer gran modulador de la frecuencia durante FA.[2,3] De hecho, las oscilaciones del tono autonómico en determinados pacientes pueden suponer un considerable reto para el adecuado control de la frecuencia cardíaca, condicionando frecuencias cardíacas excesivamente elevadas con la actividad y excesivamente lentas durante el reposo o el sueño.

Dado lo antes expuesto, los esquemas terapéuticos de control de frecuencia se encaminarán, esencialmente, a la modulación de la conducción a través del nodo AV, bien mediante fármacos que alteren sus propiedades de conducción, bien mediante fármacos que modifiquen el tono autonómico.

1.1   Consecuencias de la taquiarritmia

De forma característica y en ausencia de tratamiento, la frecuencia cardíaca durante FA es rápida y los ciclos ventriculares son irregulares, condicionando gran parte de la sintomatología y en especial la percepción de palpitaciones. La pérdida de la contribución auricular al llenado ventricular y las diástoles cortas (por la taquicardia) condicionan una disfunción diastólica responsable de la caída del gasto cardíaco y de la disminución del flujo coronario, agravada ésta por el aumento de la resistencia vascular coronaria producida por activación simpática de los receptores. La FA también puede condicionar la aparición de disfunción valvular mitral o el empeoramiento de una insuficiencia mitral preexistente. Por ello, no son infrecuentes la angina y la aparición o el agravamiento de síntomas de insuficiencia cardíaca durante los episodios de FA.

Por otra parte, una frecuencia cardíaca elevada de forma mantenida puede condicionar la aparición de una miocardiopatía dilatada (taquicardiomiopatía) con disfunción ventricular severa, reversible en la mayoría de casos al controlar la frecuencia cardíaca, que debe tenerse siempre presente al evaluar pacientes con FA y disfunción ventricular.[4-8]

1.2   Objetivo del tratamiento

El ECG estándar no parece la herramienta más apropiada para validar el adecuado control, salvo cuando se trata de control agudo de la frecuencia, generalmente en urgencias. La prueba de esfuerzo, el test de los seis minutos y los registros ECG de larga duración mediante la técnica de Holter son las herramientas más ampliamente utilizadas para este fin. Por desgracia, no se han establecido todavía los criterios que definan el rango de frecuencia cardíaca que aporta el mejor beneficio hemodinámico, clínico y de pronóstico, pues son escasos los estudios que han abordado este tema. Del mismo modo, tampoco se conoce la mejor estrategia para valorar la respuesta ventricular en estos pacientes. En general, y aunque los criterios varíen en función de la edad de los pacientes, se aceptan como frecuencias cardíacas adecuadas las que oscilan entre 60 y 80 l/m en reposo y entre 90 y 115 l/m durante un esfuerzo moderado.[9]

1.3 Control de la frecuencia cardíaca en urgencias

Como hemos comentado, la frecuencia cardíaca durante un episodio de FA suele ser elevada en ausencia de tratamiento. Por ello, la mayoría de pacientes con un primer episodio de FA y aquéllos con FA, especialmente paroxística, que no reciben tratamiento continuado y que acuden a urgencias lo hacen presentando una taquiarritmia. Los pacientes con FA persistente o permanente ya tratados pueden presentar episodios de taquiarritmia por abandono de la medicación o por factores intercurrentes (tono adrenérgico aumentado, dolor, fiebre, anemia, insuficiencia cardíaca, tirotoxicosis, etc.). En estos casos, la corrección de estos factores es imprescindible para un adecuado control de la frecuencia cardíaca.

Aunque en los casos asintomáticos y con excelente tolerancia puede iniciarse directamente el tratamiento con fármacos administrados por vía oral, lo más habitual es usar la vía intravenosa. Recuérdese que hay que administrar tratamiento para controlar la frecuencia cardíaca aun en el caso de optar por la cardioversión farmacológica con fármacos antiarrítmicos por vía intravenosa u oral, en especial si se utilizan fármacos del grupo Ic como la flecainida o la propafenona. Ello es debido a la posibilidad de inducir tras la administración del fármaco un *flutter* auricular con conducción AV 1:1.[10] Esta consideración incluye también los casos en que se opte por la autoadministración de fármacos del grupo Ic por vía oral en lo que se denomina estrategia *pill-in-the-pocket*.[11]

Los grupos farmacológicos de elección para el control de la frecuencia cardíaca son los betabloqueantes y los antagonistas del calcio no dihidropiridínicos. Las tablas 1 y 2 muestran los esquemas de dosificación habitualmente empleados con estos fármacos. Las ventajas asociadas a su uso incluyen la elevada eficacia y la rapidez de acción, ya que adminis-

Esmolol:
• Bolo 0,5 mg/kg en 1 min
• Iniciar 0,05 mg/kg/min
• Si es insuficiente, repetir bolo e ir duplicando la perfusión hasta conseguir control adecuado
Propranolol:
• 1-5 mg a 1 mg/min
Atenolol:
• 2,5 mg a 1 mg/min
• Repetir a los 5 min, si se precisa, hasta 10 mg
Metoprolol:
• 2,5 mg a 1 mg/min
• Repetir a los 5 min, si se precisa, hasta 10 mg

Tabla 1. Dosis habituales de fármacos betabloqueantes utilizados por vía intravenosa para el control agudo de la frecuencia cardíaca.

Diltiazem:

- Bolo 0,25 mg/kg en 2 min

- Perfusión 5-15 mg/hora

Verapamil:

- Bolo 5-10 mg *iv* en 2 min

- Perfusión 2-4 mg/hora

Tabla 2. Dosis habituales de fármacos calcioantagonistas utilizados
por vía intravenosa para el control agudo de la frecuencia cardíaca.

trados por vía intravenosa su efecto aparece a los cinco o siete minutos. Los betabloqueantes pueden producir broncoespasmo y tanto los antagonistas del calcio como los betabloqueantes tienen efecto hipotensivo y cardiodepresor, por lo que deben administrarse con cautela en pacientes con disfunción ventricular severa. A este respecto, cabe resaltar que el efecto beneficioso del control de la frecuencia cardíaca a menudo compensa el posible efecto inotropo negativo del fármaco. En general, se prefiere el uso de betabloqueantes en pacientes con isquemia aguda, infarto, hipertiroidismo, postoperatorio y en la FA durante el embarazo.[12] En los casos en que existan dudas sobre la posible tolerancia a estos fármacos resulta muy útil, en nuestra opinión, la administración de esmolol *iv*, dado que la vida media extremadamente corta del fármaco ofrece un margen adicional de seguridad.

Recuérdese que está formalmente contraindicada la administración conjunta o sucesiva por vía intravenosa de fármacos betabloqueantes y calcioantagonistas, pues la suma de sus efectos inotropos negativos puede resultar catastrófica. Debe evitarse también en lo posible la administración de uno de estos fármacos por vía intravenosa cuando el paciente está recibiendo por vía oral un fármaco del otro grupo. En este sentido, es preferible en ambas circunstancias apurar un grupo farmacológico sólo hasta las dosis máximas toleradas que mezclar grupos farmacológicos.

La digoxina se ha empleado durante mucho tiempo para el control de la frecuencia cardíaca, pero en la actualidad no debe considerarse un fármaco de primera elección, dado que su efecto es débil, comparado con el de los betabloqueantes y calcioantagonistas, y el inicio de su acción muy tardío, aun cuando se administra por vía intravenosa.[9,12] Debe conocerse que los niveles plasmáticos de digoxina pueden verse incrementados con el uso concomitante de verapamil, esmolol o amiodarona, favoreciendo la aparición de intoxicación digitálica.

La amiodarona, por su acción simpaticolítica y calcioantagonista, también ejerce un efecto frenador sobre el nodo AV. Aunque con indicación reconocida en las guías para ello, su efecto no es tan inmediato ni tan eficaz como el de los betabloqueantes y antagonistas del calcio.[9] También debe tenerse en cuenta que, en teoría, la amiodarona es un fármaco capaz de convertir la FA a ritmo sinusal, por lo que su uso estaría formalmente contraindicado en aquellos pacientes con FA persistente y que no se encuentren debidamente anticoagulados.

Otros fármacos como la clonidina o el sulfato de magnesio se han propuesto como alternativas para el control de la frecuencia cardíaca.[12] Aunque algunos ensayos clínicos han demostrado su eficacia, la información es limitada y no existe evidencia científica suficiente que apoye su uso habitual.

Una mención aparte merece el caso de la FA en el seno del síndrome de Wolff-Parkinson-White. En este caso, el uso de fármacos que enlentezcan la conducción por el nodo AV está formalmente contraindicado,[9] siendo conveniente utilizar la cardioversión eléctrica inmediata (especialmente en casos con mala tolerancia) o la administración intravenosa de fármacos del grupo I (procainamida, flecainida, propafenona) o de amiodarona.

1.4 Control de la frecuencia cardíaca a medio y largo plazo

Los pacientes con FA persistente, mientras esperan la cardioversión, y aquéllos con FA permanente suelen requerir tratamiento para controlar la frecuencia cardíaca. En estas circunstancias suele recurrirse a la vía oral y, de nuevo, los fármacos frenadores de la conducción AV como los betabloqueantes y calcioantagonistas no dihidropriridínicos suponen la base de este tratamiento. Por otra parte, en estas circunstancias debe lograrse el control de la frecuencia cardíaca en reposo, durante las actividades cotidianas y durante el esfuerzo, lo que no siempre resulta sencillo.

La digoxina fue durante años el tratamiento estándar en estos pacientes y aún sigue siéndolo en muchos ambientes, a pesar de las evidencias de su ineficacia cuando el paciente no está en reposo. Hoy debería relegarse su uso como fármaco único a los pacientes totalmente sedentarios.[13]

Los fármacos betabloqueantes y el diltiazem o el verapamil muestran una efectividad similar cuando se administran por vía oral para el control de la frecuencia cardíaca. Iniciar el tratamiento con uno u otro debe basarse en la individualización de cada caso. En los pacientes con antecedentes de hiperreactividad bronquial deben evitarse los betabloqueantes, mientras que los antagonistas del calcio se evitarán en los pacientes con disfunción ventricular significativa. El control de la frecuencia cardíaca durante las actividades cotidianas se obtiene con mayor eficacia con los betabloqueantes.[13] Ocasionalmente, con un solo fármaco no se consigue un control adecuado. En tal situación, se recurre con frecuencia a la adición de digoxina al régimen terapéutico. La asociación digoxina-diltiazem parece la más eficaz para el control de la frecuencia cardíaca al esfuerzo en casos rebeldes.[13]

Tanto la amiodarona, por su efecto simpaticolítico y calcioantagonista, como el sotalol, por su efecto betabloqueante, pueden ser eficaces en el control de la frecuencia cardíaca, pero su uso debería reservarse para cuando el tratamiento convencional ya descrito sea ineficaz, mal tolerado o contraindicado y para los casos de fibrilación auricular paroxística, en los que se pretende, por un lado, evitar la recurrencia y, por otro, si ésta se presenta, el control de la frecuencia cardíaca.

1.5 Opciones no farmacológicas

Las opciones no farmacológicas se revisarán en detalle en el capítulo siguiente. No obstante, a continuación se comentan algunos puntos fundamentales.

Aunque se ha descrito el uso de la estimulación ventricular para la regularización del ritmo cardíaco y para, en cierto modo, controlar la frecuencia cardíaca durante fibrilación auricular,[14] los resultados clínicos no fueron en sus inicios muy esperanzadores, por lo que hoy en día es una opción raramente utilizada.

La alternativa no farmacológica más utilizada clínicamente es, sin duda, la ablación de la conducción AV. Aunque se describió la posibilidad de inducir modificaciones en dicha conducción suficientes para inicialmente controlar la frecuencia cardíaca sin llegar a inducir bloqueo AV completo y, por tanto, sin necesidad de implantar un marcapasos definitivo,[15,16] la práctica demostró que la tasa de bloqueo AV completo complicativo era elevada y que en muchos pacientes la conducción AV se recuperaba pasado cierto tiempo. Por ello, la modificación de la conducción AV se ha ido arrinconando a favor de la inducción de un bloqueo AV completo persistente junto con la implantación de marcapasos definitivo. Con esta técnica se ha demostrado una mejoría de los síntomas, de la calidad de vida, de la capacidad funcional y de la función ventricular.[17-20] Por ello, este tipo de procedimientos estarían especialmente indicados en pacientes altamente sintomáticos o con disfunción ventricular secundaria a la taquicardia, no controlables mediante los tratamientos convencionales. Entre las desventajas cabe citar la necesidad de un marcapasos ventricular definitivo, la necesidad de anticoagulación oral permanente y la posibilidad de presentar arritmias ventriculares graves postablación, de mecanismo controvertido. Se estima que la mortalidad súbita postablación es del 2 % y se ha recomendado la estimulación con frecuencia ventricular elevada (90 l/m) durante unas semanas después del procedimiento como una forma eficaz de reducir la incidencia de complicaciones arrítmicas durante este período.[21,22]

Con la generalización clínica de la terapia de resincronización cardíaca, se ha prestado especial atención a los posibles efectos perjudiciales de la estimulación ventricular convencional desde el ápex del ventrículo derecho y a los efectos beneficiosos de la estimulación ventricular izquierda o biventricular en los pacientes sometidos a ablación de la conducción AV. Recientemente, el estudio PAVE,[23] en el que se aleatorizó a pacientes que iban a ser sometidos a ablación de la conducción AV a recibir estimulación convencional o biventricular, demostró que, a los seis meses, los pacientes que recibieron estimulación biventricular tuvieron mejor capacidad funcional e indicadores de calidad de vida que los pacientes que recibieron estimulación convencional. En estos últimos se observó, además, una tendencia significativa a empeorar su fracción de eyección, mientras que se mantuvo estable en los pacientes resincronizados. Parece ser que los efectos beneficiosos sobre la capacidad funcional se obtienen especialmente en el grupo de pacientes con disfunción ventricular severa antes de la ablación de la conducción AV.

1.6 *¿Ritmo o frecuencia?*

La publicación reciente de varios estudios[24-28] que examinan, en pacientes con FA, la comparación de estrategias terapéuticas dirigidas fundamentalmente al control de la frecuencia cardíaca, sin pretender la reversión a ritmo sinusal, frente a estrategias de restablecimiento del ritmo sinusal ha avivado la polémica sobre cuál es el mejor tratamiento de la FA. En estos estudios, ninguna de las dos estrategias ha demostrado ser superior a la otra en términos de supervivencia y calidad de vida, de donde se puede extraer la errónea conclusión de que ambas son equivalentes para todos los pacientes. A continuación, enumeramos algunas consideraciones que deben tenerse presentes al analizar estos estudios.

En primer lugar, debería reseñarse que ninguno de los mencionados estudios ha abordado la estrategia que parecería más lógica: ante el hallazgo de FA intentar la reversión (al menos una vez) a ritmo sinusal y derivar a estrategias de control de frecuencia los casos que se rebelan a la estrategia de control de ritmo. Este tipo de abordaje implicaría que la detección de casos rebeldes se hace en función de esa misma característica, recurrencia de FA a pesar de tratamiento, y no basándose en criterios y estimaciones indirectos de riesgo.

Otro punto que hay que considerar es el tipo de FA. Al igual que ha ocurrido en otros grandes estudios, en el AFFIRM[24] se engloban en el mismo grupo casos con FA paroxística, con una duración mínima de seis horas, junto a casos de FA persistente; casos reclutados tras un primer episodio de FA (hasta un 30 % de los pacientes) junto a casos con FA recurrente. Esto provoca el sorprendente resultado de que el 35 % de los pacientes aleatorizados a control de la frecuencia se encuentren en ritmo sinusal al final del seguimiento. En el estudio RACE,[25] en cambio, se enrolaron casos con FA persistente que al menos se hubieran cardiovertido una vez, pero también se incluyeron pacientes con *flutter* auricular, arritmia que no es superponible a la FA. En el HOT-CAFE se incluyeron pacientes tras un primer episodio de FA persistente,[28] mientras que el PIAF[27] y el STAF[26] incluyeron casos con FA persistente.

Debe hacerse una consideración al perfil clínico de los pacientes reclutados en estos estudios, dado que en alguno de ellos puede que dicho perfil no sea superponible al paciente tipo al que nos enfrentamos diariamente en la clínica. En este sentido, hay que resaltar el perfil de riesgo de los pacientes incluidos en el AFFIRM (edad superior a 65 años o con riesgo de padecer embolismo sistémico), en el STAF (aurícula izquierda crecida, disfunción ventricular izquierda, grado funcional deteriorado) o en el HOT-CAFE (edad superior a 50 años). Los resultados obtenidos en esos ensayos no son extrapolables por defecto a la mayoría de pacientes.

Una consideración metodológica adicional es la duración del seguimiento. Sólo el AFFIRM y el RACE superan un seguimiento medio de dos años, lo que debe tenerse en mente al tratar una arritmia en la que la supervivencia superior a 10 años no es nada excepcional. También deberían considerarse los hallazgos condicionados por la naturaleza o el diseño del protocolo de estudio. Por ejemplo, en el AFFIRM se encontraron tasas de embolismo sistémico, *torsades de pointes* y hospitalizaciones algo superiores en el grupo asignado a control de ritmo, atribuibles probablemente a la permisividad a abandonar el tratamiento anticoagulante en este grupo y no en el de control de frecuencia, a la administración de fármacos antiarrítmicos aislados y en combinación con pacientes con perfil de riesgo elevado y al hecho de que las cardioversiones se realizaron en su mayoría con ingreso hospitalario. No se encuentra una clara explicación, en cambio, a que el exceso de mortalidad en el grupo de control de ritmo no fuera a expensas de la mortalidad cardiovascular, sino de la no cardiovascular.

Los análisis de subgrupos sugieren en el AFFIRM que los pacientes menores de 65 años y aquéllos con disfunción ventricular se benefician más de la estrategia de control de ritmo, mientras que los pacientes con cardiopatía isquémica, insuficiencia cardíaca y los mayores de 65 años parecen beneficiarse más del control de frecuencia. En el RACE, los pacientes hipertensos parecen beneficiarse más de la estrategia de control de frecuencia, mientras que los normotensos, de la de control de ritmo. Dado que los ensayos no fueron diseñados para detectar diferencias en estos subgrupos, estos resultados, sumamente interesantes, deberían confirmarse antes de otorgarles una validez definitiva como evidencia científica.

Por último, el porcentaje de pacientes en ritmo sinusal al final del seguimiento en el grupo de control de ritmo es ostensiblemente bajo, oscila entre el 26 y el 64 %. En nuestro ambiente, en pacientes no seleccionados y con un tratamiento antiarrítmico homogéneo, la tasa de mantenimiento de ritmo sinusal a un año tras una única cardioversión es del 44 %, con escasos efectos secundarios atribuibles al tratamiento.[29] Este hecho nos indica que los medios de que disponemos en la actualidad para mantener el ritmo sinusal son poco eficaces, limitan la demostración de la inherente ventaja del ritmo sinusal sobre la FA.

En resumen, los resultados de estos estudios son aplicables, en general, a pacientes mayores de 65 años, que presentan factores de riesgo de embolismo sistémico, sintomáticos, con FA persistente recurrente, pero no son extrapolables a pacientes con un perfil más «benigno», como son los pacientes jóvenes, con un primer episodio de FA, que no se han intentado cardiovertir previamente, etc. En cualquier caso, dada la aparente igualdad entre ambas estrategias, la elección de una u otra debe individualizarse para cada paciente.

BIBLIOGRAFÍA

1. Lagendorf R, Pick AL, Katz LN. Ventricular response in atrial fibrillation: role of concealed conduction in the AV junction. Circulation 1965; 32: 69-75.

2. Page RL, Wharton JM, Prystowsky EN. Effect of continuous vagal enhancement on concealed conduction and refractoriness within the atrioventricular node. Am J Cardiol 1996; 77: 260-65.

3. Page RL, Tang AS, Prystowsky EN. Effect of continuous enhanced vagal tone on atrioventricular nodal and sinoatrial nodal function in humans. Circ Res 1991; 68: 1614-620.

4. Philips E, Levine SA. Auricular fibrillation without other evidence of heart disease: a cause of reversible heart failure. Am J Med 1949; 7: 478-89.
5. Packer DL, Bardy GH, Worley SJ *et al.* Tachycardia-induced cardiomyopathy: a reversible form of left ventricular dysfunction. Am J Cardiol 1986; 57: 563-70.
6. Grogan M, Smith HC, Gersh BJ *et al.* Left ventricular dysfunction due to atrial fibrillation in patients initially believed to have idiopathic dilated cardiomyopathy. Am J Cardiol 1992; 69: 1570-573.
7. Kieny JR, Sacrez A, Facello A *et al.* Increase in radionuclide left ventricular ejection fraction after cardioversion of chronic atrial fibrillation in idiopathic dilated cardiomyopathy. Eur Heart J 1992; 13: 1290-295.
8. Shinbane JS, Wood MA, Jensen DN *et al.* Tachycardia-induced cardiomyopathy: a review of animal models and clinical studies. J Am Coll Cardiol 1997; 29: 709-15.
9. Fuster V, Rydén LE, Cannom DS *et al.* ACC/AHA/ESC 2006 Guidelines for the Management of Patients With Atrial Fibrillation. A Report of the American College of Cardiology/ American Heart Association Task Force on Practice Guidelines and the European Society of Cardiology Committee for Practice Guidelines. Circulation 2006; 114: 257-354.
10. Crijns HJ, van Gelder IC, Lie KI. Supraventricular tachycardia mimicking ventricular tachycardia during flecainide treatment. Am J Cardiol 1988; 62: 1303-306.
11. Alboni P, Botto GL, Baldi N *et al.* Outpatient treatment of recent-onset atrial fibrillation with the «pill-in-the-pocket» approach. N Engl J Med 2004; 351: 2384-391.
12. Khan IA, Nair CK, Singh N, Gowda RM, Nair RC. Acute ventricular rate control in atrial fibrillation and atrial flutter. Int J Cardiol 2004; 97: 7-13.
13. Camm AJ, Savelieva I, Lip GYH. Rate control in the medical management of atrial fibrillation. Heart 2007; 93: 35-38.
14. Wittkampf FH, de Jongste MJ, Lie HI *et al.* Effect of right ventricular pacing on ventricular rhythm during atrial fibrillation. J Am Coll Cardiol 1988; 11: 539-45.
15. Williamson BD, Man KC, Daoud E *et al.* Radiofrequency catheter modification of atrioventricular conduction to control the ventricular rate during atrial fibrillation. N Engl J Med 1994; 331: 910-17.
16. Feld GK, Fleck RP, Fujimura O *et al.* Control of rapid ventricular response by radiofrequency catheter modification of the atrioventricular node in patients with medically refractory atrial fibrillation. Circulation 1994; 90: 2299-307.
17. Brignole M, Menozzi C, Gianfranchi L *et al.* Assessment of atrioventricular junction ablation and VVIR pacemaker versus pharmacological treatment in patients with heart failure and chronic atrial fibrillation: a randomized, controlled study. Circulation 1998; 98: 953-60.
18. Kay GN, Ellenbogen KA, Giudici M *et al.* The Ablate and Pace Trial: a prospective study of catheter ablation of the AV conduction system and permanent pacemaker implantation for treatment of atrial fibrillation. APT Investigators. J Interv Card Electrophysiol 1998; 2: 121-35.
19. Wood MA, Brown-Mahoney C, Kay GN *et al.* Clinical outcomes after ablation and pacing therapy for atrial fibrillation: a meta-analysis. Circulation 2000; 101: 1138-144.
20. Ozcan C, Jahangir A, Friedman PA *et al.* Significant effects of atrioventricular node ablation and pacemaker implantation on left ventricular function and long-term survival in patients with atrial fibrillation and left ventricular dysfunction. Am J Cardiol 2003; 92: 33-37.
21. Geelen P, Brugada J, Andries E, Brugada P. Ventricular fibrillation and sudden death after radiofrequency catheter ablation of the atrioventricular junction. PACE 1997; 20: 343-48.
22. Nowinski K, Gadler F, Jensen-Urstad M *et al.* Transient proarrhythmic state following atrioventricular junction radiofrequency ablation: pathophysiologic mechanisms and recommendations for management. Am J Med 2002; 113: 596-602.
23. Doshi RN, Daoud EG, Fellows C *et al.* Left ventricular-based cardiac stimulation post AV nodal ablation evaluation (the PAVE study). J Cardiovasc Electrophysiol 2005; 16: 1160-165.
24. The Atrial Fibrillation Follow-up Investigation of Rhythm Management (AFFIRM) Investigators. A comparison of rate control and rhythm control in patients with atrial fibrillation. N Engl J Med 2002; 347: 1825-833.
25. Van Gelder IC, Hagens VE, Bosker HA *et al.* A comparison of rate control and rhythm control in patients with recurrent persistent atrial fibrillation. N Engl J Med 2002; 347: 1834-840.
26. Carlsson J, Miketic S, Windeler J *et al.* Randomized trial of rate control versus rhythm control in persistent atrial fibrillation: the Strategies of Treatment in Atrial Fibrillation (STAF) Study. J Am Coll Cardiol 2003; 41: 1690-696.

27. Hohnloser SH, Kuck KH, Lilienthal J. Rhythm or rate control in atrial fibrillation -Pharmacological Intervention in Atrial Fibrillation (PIAF): a randomised trial. Lancet 2000; 356: 1789-794.

28. Opolski G, Torbicki A, Kosior DA *et al.* Rate control *vs* rhythm control in patients with nonvalvular persistent atrial fibrillation: the results of the Polish How to Treat Chronic Atrial Fibrillation (HOT CAFE) Study. Chest 2004; 126: 476-86.

Capítulo 9

Control de la frecuencia mediante ablación del nodo aurículoventricular

L. Mont

Hospital Clínic. Universitat de Barcelona
Sección de Arritmias y Estimulación Cardíaca
Institut Clínic del Tòrax
Barcelona

Dirección para correspondencia
Hospital Clínic. Universitat de Barcelona
Dr. Lluís Mont
lmont@clinic.ub.es

La primera terapia intervencionista disponible para el control de la frecuencia cardíaca en la fibrilación auricular (FA) fue la ablación del nodo auriculoventricular (NAV). En su inicio, la técnica se realizaba mediante choque de corriente directa. Con el posterior advenimiento de la ablación con radiofrecuencia, ésta sustituyó a la corriente directa, por tratarse de una energía que no requería anestesia y que presentaba muy pocas complicaciones, ofreciendo, a cambio, unos excelentes resultados.[1] Sin embargo, con la aparición de la ablación circunferencial de venas pulmonares, para el tratamiento de la FA, sus indicaciones se han restringido en la actualidad de manera muy importante.

1 Indicaciones de la ablación del nodo AV

La principal indicación de ablación del nodo AV es la fibrilación auricular permanente que no se considera candidata a técnicas de ablación de circunferencial de venas pulmonares, y con frecuencia cardíaca elevada que no se controla adecuadamente mediante fármacos.

Una segunda indicación es en pacientes en los que se ha fracasado en la aplicación de ablación de FA y que persisten en *flutter* o en FA.

El candidato tipo a ablación del nodo AV es un paciente que presenta FA permanente y cuya frecuencia cardíaca es elevada (> 90-100 lat/min en reposo), dado que la persistencia de un ritmo cardíaco elevado puede conducir a la dilatación cardíaca y a la insuficiencia cardíaca, en lo que se denomina «taquicardiomiopatía». La sospecha de taquicardiomiopatía agravada además con un deterioro progresivo de la función ventricular constituye también una indicación clara aun cuando el paciente no presente palpitaciones.

La ablación del nodo auriculoventricular es una técnica sencilla que ha demostrado tener un alto grado de eficacia y pocas complicaciones;[2] sin embargo, se deben tener en cuenta algunos aspectos que al principio de la aplicación de la técnica pasaron desapercibidos.

1.1　Metodología de la ablación del nodo AV

El procedimiento se puede llevar a cabo mediante un solo catéter, si previamente se ha implantado el marcapasos definitivo. En primer lugar, el marcapasos implantado se programará en modo VOO a una frecuencia de 30 o 40 latidos por minuto, para evitar daños durante la aplicación de radiofrecuencia y para detectar la aparición de bloqueo completo de la conducción AV. Posteriormente, se colocará el catéter de ablación sobre el haz de His y se aplicará radiofrecuencia, retirando y curvando ligeramente el catéter, en rotación horaria, para conseguir la ablación del nodo AV compacto, lesionando lo mínimo posible el His y el tejido específico de conducción. De esta manera, obtenemos un bloqueo suprahisiano, con una mayor probabilidad de tener un ritmo de escape en caso de fallo de marcapasos.

También es importante escoger la secuencia y el tiempo entre el implante de marcapasos y la práctica de la ablación. Al principio de la aplicación de la técnica, se prefería realizar primero la ablación, y estimular mediante un electrocatéter provisional en el ventrículo derecho. Se procedía al implante del marcapasos definitivo al día siguiente para asegurarse la persistencia del bloqueo AV. Sin embargo, esta secuencia era fuente de complicaciones, tales como asistolia por desplazamiento del electrodo, hematoma femoral, perforación, infección y complicaciones relacionadas con el implante del marcapasos. En la actualidad, se prefiere implantar primero el marcapasos definitivo para asegurar su correcta colocación y descartar posibles complicaciones relacionadas con el implante. Una vez comprobado el correcto funcionamiento del dispositivo, se efectúa la ablación. Hay que tener en cuenta que el paso de un ritmo rápido a uno muy lento, como 30 o 40 latidos por minuto, podría causar fibrilación ventricular por *torsade de pointes*, por lo que inmediatamente tras la ablación, debe programarse el marcapasos en un ritmo rápido (80 a 90 latidos por minuto).

1.2　Resultados y complicaciones de la ablación del nodo AV

La ablación del nodo AV se consigue prácticamente en el 100 % de los casos[2] y se suele acompañar de una mejoría sintomática, de la clase funcional y de la fracción de eyección en caso de que ésta estuviera deprimida antes de realizar la ablación. Edner y cols. llamaron la atención sobre este hecho en uno de los estudios iniciales sobre el tema (véase la figura 1).[3] Wood y cols.[4] analizaron un total de 1.181 pacientes y observaron una mejoría significativa en la capacidad de esfuerzo, la fracción de eyección, los síntomas, la clase funcional, las visitas y los ingresos hospitalarios, así como una disminución en el número de fármacos prescritos. La mortalidad observada en estos pacientes era comparable con la descrita en la literatura en series de pacientes con FA.

Existen dos complicaciones especialmente graves descritas en relación con la ablación del nodo, aunque muy ocasionales. La muerte súbita por *torsade de pointes*, debida a la

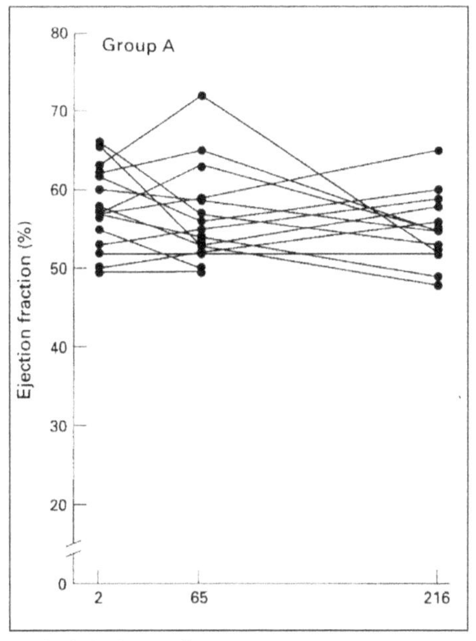

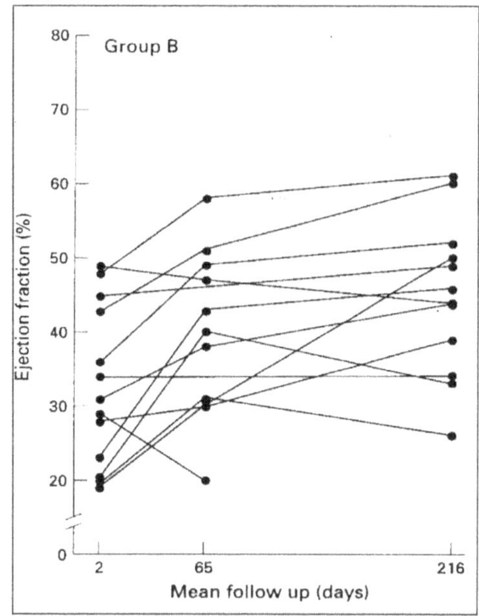

Reproducido de Edner M, *et al.* Br Heart J.

Figura 1. Evolución de la fracción de eyección tras la ablación del nodo AV. En el panel A se muestra la evolución en los pacientes con FE normal. En el panel B, se muestra la evolución en pacientes con FE estable (Reproducido de Edner et al.[3]).

bradicardia provocada por la ablación del nodo,[5] y el empeoramiento de la insuficiencia cardíaca, que podía estar basalmente compensada.

La presencia de casos muy ocasionales de muerte súbita se ha relacionado con la programación del marcapasos a una frecuencia excesivamente baja, en comparación con el ritmo rápido que presentaba el paciente antes de la ablación. Esta complicación no se ha descrito en series más recientes[6] tomando la precaución de programar el marcapasos durante un mes a una frecuencia más elevada (de 80 a 90 latidos por minuto).

Otra complicación observada es la aparición de insuficiencia cardíaca. En un estudio publicado por Anguera y cols.,[7] se observó un deterioro hemodinámico en 14 de 256 pacientes (5,4 %) con insuficiencia cardíaca grave. En ellos se apreció un empeoramiento de la regurgitación mitral tras la ablación del nodo. Cuando se publicó este estudio, no se había descrito en detalle el efecto desincronizador de la estimulación en ápex de ventrículo derecho, por ello no se establecía una causa clara. Los pacientes que presentaron un deterioro hemodinámico tenían regurgitación mitral previa al procedimiento, un diámetro telediastólico mayor y manifestaron un aumento del diámetro telediastólico en el seguimiento.

Tras estas observaciones iniciales, otros estudios han puesto de manifiesto que la estimulación ventricular derecha en pacientes con mala función ventricular puede empeorar la función ventricular y causar insuficiencia cardíaca. Así, por ejemplo, el estudio

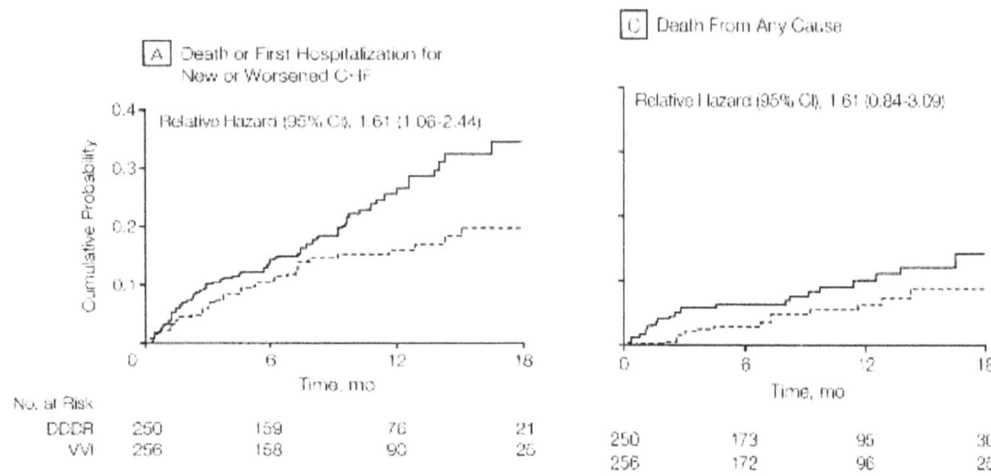

Figura 2. Curvas de Kaplan-Meier mostrando la supervivencia libre de eventos en el estudio DAVID.[8] En el panel de la izquierda se muestran las diferencias en el end point *combinado de muerte, hospitalización o insuficiencia cardíaca, a favor del grupo que recibió un desfibrilador monocameral en línea discontinua, respecto al que recibió un desfibrilador bicameral. En línea continua en el panel de la izquierda se muestran los mismos resultados valorando la mortalidad.*

DAVID,[8] aleatorizó un grupo de pacientes a recibir desfibrilador monocameral programado en modo VVI a 40 latidos por minuto (en la práctica no recibían estimulación, ya que tenían ritmo intrínseco). El otro grupo recibió un desfibrilador bicameral programado en modo DDD, por lo tanto, la mayor parte del tiempo los pacientes eran estimulados en el ápex del ventrículo derecho, dado que el generador lanzaba un estímulo al ventrículo siguiendo el sensado de la aurícula. Se incluyeron un total de 506 pacientes. En el seguimiento se observó un aumento significativo del riesgo de muerte u hospitalización por insuficiencia cardíaca en los pacientes con el dispositivo bicameral, que recibieron mucha más estimulación en ápex de VD (véase la figura 2).

De los datos de la literatura se deduce, pues, que la estimulación en ápex de ventrículo derecho en pacientes con función ventricular deprimida puede empeorar la función ventricular al provocar una desincronización de los ventrículos. En pacientes con función ventricular deteriorada, la ablación del nodo debería ir acompañada probablemente del implante de un dispositivo biventricular de resincronización cardíaca. Existen estudios en curso para responder a esta cuestión, pero todavía no han sido publicados.

1.3   *Limitaciones de la ablación del nodo AV*

Desde la aparición de la ablación de fibrilación auricular mediante aislamiento circular de las venas pulmonares, la realización de ablación del nodo ha caído en desuso en la mayoría de los laboratorios de electrofisiología. Actualmente, se reserva para casos resistentes a la ablación, o para pacientes de edad muy avanzada, en quienes la ablación circunferencial tiene pocas probabilidades de éxito.

El principal inconveniente de la ablación del nodo AV es la creación de una dependencia del marcapasos. Ello le somete al riesgo de la disfunción del marcapasos en el seguimiento (rotura del electrodo, disfunción del generador o infección con necesidad de explante). Además, entre los inconvenientes se cuenta la necesidad de revisiones periódicas y recambios. También existe el riesgo de que la disincronía ventricular impuesta por el marcapasos provoque disnea e incluso insuficiencia cardíaca.

1.4 Tipo de marcapasos en la ablación del nodo

Andersen y cols., así como otros estudios posteriores,[9-11] han demostrado una disminución de la incidencia de FA en pacientes con indicación de estimulación por disfunción sinusal que recibieron estimulación en aurícula. Dicha disminución fue más marcada en los trabajos en que se implantó un marcapasos AAI que en aquellos en que se comparó DDD con VVI. Por ello, en pacientes con disfunción sinusal y FA paroxística, sería aconsejable implantar de entrada un marcapasos bicameral, con estimulación auricular, y algoritmos de inhibición de la estimulación ventricular si ésta no es estrictamente necesaria. Además, el implante del marcapasos permite el uso concomitante de antiarrítmicos que no se podían utilizar por su efecto cronotrópico negativo. En un porcentaje alto de pacientes, se puede conseguir mantener al paciente en ritmo sinusal y evitar la ablación del nodo. Si la arritmia no se controla adecuadamente, se puede efectuar la ablación del nodo en un segundo tiempo.

1.5 Selección del modo de estimulación tras ablación del nodo AV

En la mayoría de los pacientes que tienen una función ventricular normal y se hallan en fibrilación auricular permanente, el implante de un marcapasos en modo VVIR constituye la estimulación adecuada. La sencillez del implante y los buenos resultados observados lo justifican. Sin embargo, en pacientes con disfunción ventricular y/o regurgitación mitral, la estimulación en ventrículo derecho puede empeorar la insuficiencia cardíaca, tal como se ha comentado previamente; por ello, en este caso se debería considerar el implante de un marcapasos biventricular, que puede contrarrestar el efecto negativo de la estimulación en ventrículo derecho resincronizando la contracción ventricular. El papel de la resincronización aplicado de manera preventiva tras la ablación del nodo AV no está bien definido. Un estudio reciente de Puggioni y cols.[14] mostró que la estimulación en ventrículo izquierdo tras la ablación del nodo AV obtenía una mejoría más significativa de la fracción de eyección y de la regurgitación mitral que la estimula-

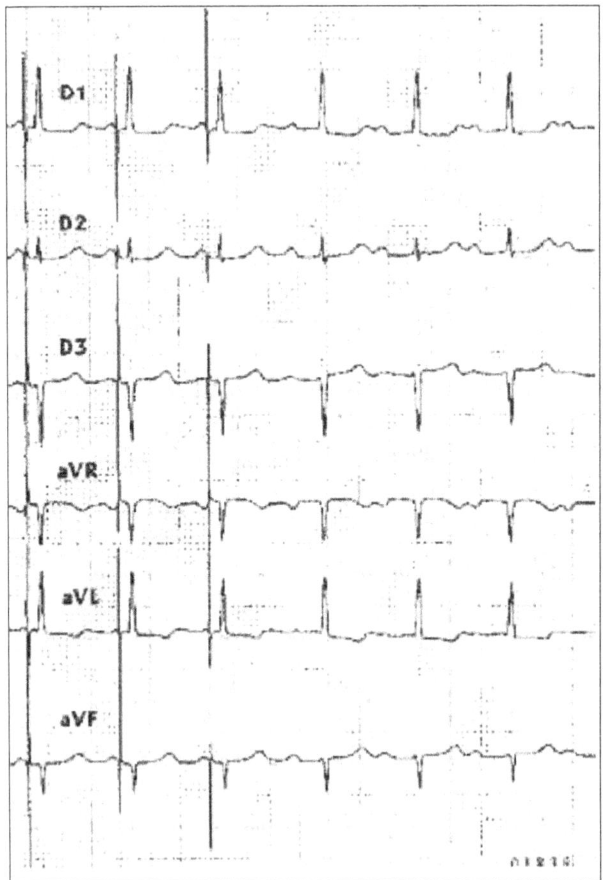

Figura 3. QRS estrecho obtenido mediante estimulación Hisiana.[15]

ción en ápex de ventrículo derecho. El estudio *OPSITE*[5] tan sólo mostró una ligera mejoría en los parámetros con la estimulación biventricular respecto a la estimulación en ápex de ventrículo derecho, pero de una magnitud clínicamente poco relevante.

En pacientes sometidos a ablación del nodo AV y con integridad del sistema específico de conducción se puede optar por la estimulación Hisiana. Aun cuando puede ser técnicamente más compleja, esta estimulación produce un QRS estrecho, evitando de esta forma la desincronización que aparece con la estimulación del ápex[15] (véase la figura 3).

En resumen, la ablación del nodo AV es una técnica sencilla y muy útil en el control de los síntomas y en la protección contra el desarrollo de insuficiencia cardíaca en pacientes con fibrilación auricular permanente y frecuencia cardíaca incontrolable con tratamiento farmacológico. El modo de estimulación de preferencia tras la ablación debe ser el VVIR. Sin embargo, en pacientes con función sistólica deprimida o regurgitación mitral, existe la posibilidad de observar un empeoramiento. Por ello, cabe considerar el implante de un marcapasos biventricular, o seguir el paciente detalladamente para poder realizar una actualización de la estimulación a modo biventricular si se optó por implantar un marcapasos VVIR.

BIBLIOGRAFÍA

1. Olgin JE, Scheinman MM. Comparison of high energy direct current and radiofrequency ablation of the atrioventricular junction. J Am Coll Cardiol 1993;21:557-64.

2. Brugada J, Matas M, Mont L, Petit M, Navarro-López F. Mil procedimientos consecutivos de ablación cor radiofrecuencia. Indicaciones, resultados y complicaciones. Rev Esp Cardiol 1996;49:810-14.

3. Edner M, Caidahl K, Bergfeldt L, Darpö B, Edvardsson N, Rosenquist M. Prospective study of left ventricular function alter radiofrequency ablation of atrioventricular junction in patients with atrial fibrillation. Br Heart J 1995;74: 261-77.

4. Wood MA, Brown-Mahoney C, Kay N, Ellenbogen K. Clinical outcomes after ablation and pacing therapy for atrial fibrillation. A meta-analysis. Circulation 2000;101:1138-144.

5. Geelen P, Brugada J, Andries E, Brugada P. Ventricular fibrillation and sudden death after radiofrequency catheter ablation of the atrioventricular junction. PACE 1997;20:343-48.

6. Lee SH, Chen SA, Tai CI *et al.* Comparison of quality of life and cardiac performance after complete atrioventricular junction ablation and atrioventricular junction modification in patients with medically refractory atrial fibrillation. J Am Coll Cardiol 1998;31:637-44.

7. Anguera I, Brugada J, Brugada P, Mont L, Valentino M, Aguinaga L, Matas M, Navarro-López F. Deterioro hemodinámico en pacientes sometidos a ablación del nodo auriculoventricular. Rev Esp Cardiol 1998;51:307-13.

8. The David Trial Investigators. Dual-chamber pacing or ventricular backup pacing in patients with an implantable defibrillator. JAMA 2002; 288;3115-123.

9. Andersen HR, Nielsen JC, Thomsen PE *et al.* Long-term follow up of patients from a randomized trial of atrial versus ventricular pacing for sick-sinus syndrome. Lancet 1997;350: 1210-216.

10. Lamas GA, Orav EJ, Stambler BS *et al.* Quality of life and clinical outcomes in elderly patients treated with ventricular pacing as compared with dual-chamber pacing. N Engl J Med 1998;338:1097-104.

11. Connolly SC, Kerr Ch. Gen M *et al.* Effects of physiologic pacing vs. ventricular pacing on the risk of stroke and death due to cardiovascular causes. N Engl J Cardiol 2000;342:1385-391.

12. Carlson MD, Ip J, Messenger J *et al.* A new pacemaker algorithm for the treatment of atrial fibrillation. Results of the atrial dynamic overdrive pacing trial. J Am Coll Cardiol 2003,42:627-33.

13. Gilli AM, Wyse G, Connolly SJ *et al.* Atrial Pacing periablation for prevention of paroxysmal atrial fibrillation. Circulation 1999;99:2553-558.

14. Puggioni E, Brignole M, Gammage M *et al.* Acute comparative effect of right and left ventricular pacing in patients with permanent atrial fibrillation. J Am Coll Cardiol 2004;43:234-38.

15. Moriña-Vázquez P, Barba-Pichardo R, Venegas-Gamero J *et al.* Estimulación permanente del haz de His tras la ablación mediante radiofrecuencia del nodo auriculoventricular en pacientes con trastorno de la conducción suprahisiano. Rev Esp Cardiol 2001;54:1385-393.

Capítulo 10

Papel de la estimulación auricular en la prevención de la fibrilación auricular

A. Quesada, V. Palanca, J. Jiménez, M. Giménez,
A. Valle, A. Trigo, J. Roda

Hospital General Universitario de Valencia
Unidad de Arritmias
Servicio de Cardiología
Valencia

Agradecimientos
Al Dr. Enrique Bosch por sus comentarios y ayuda.

Dirección para correspondencia
Hospital General Universitario de Valencia
Dr. Aurelio Quesada
quesada_aur@gva.es

Introducción

La estimulación auricular como tratamiento preventivo de la fibrilación auricular forma parte de las alternativas terapéuticas al tratamiento farmacológico tradicional, que se denominan «tratamiento no farmacológico» y que se han desarrollado durante la última década impulsadas por las limitaciones, tanto en eficacia como en seguridad, que diversos estudios pusieron de manifiesto durante los años noventa (AFFIRM). Junto a ella, el término actualmente engloba las técnicas de ablación por radiofrecuencia mediante cirugía o por catéter y los desfibriladores duales (retirado ya del mercado el desfibrilador auricular aislado), así como diferentes combinaciones de las mismas.

En la estimulación auricular distinguimos, a su vez, tres modalidades principales:

1. La estimulación AAI/AAIR mono o bifocal.
2. Los algoritmos de prevención.
3. Los algoritmos de terminación o supresión.

La introducción de la estimulación auricular para evitar las recurrencias de la fibrilación auricular se basó inicialmente en los datos favorables de la estimulación AAI frente a la VVI del estudio Danés,[1] y estuvo apoyada por varios estudios observacionales, así como por los trabajos previos sobre la fibrilación auricular vagal, siguiendo a fases de bradicardia o pausas.[2]

Sin embargo, pronto se hizo evidente que una situación era la de los pacientes con indicación de estimulación y otra diferente la de los enfermos con fibrilación auricular refractaria a fármacos. De hecho, se comprobó que existían números osos escenarios con características propias (véase la tabla 1) y diferentes respuestas a la estimulación. El optimismo inicial se disipó al comprobar un efecto inconsistente sobre gran parte de los pacientes, que fue seguido, como suele ocurrir con frecuencia en medicina, de una ola de escepticismo.

No obstante, la década de estudios e investigación nos ha dejado gran información sobre el modo de inicio y evolución de la arritmia, ha delimitado subgrupos de pacientes sensibles al empleo de la estimulación e incluso ha servido para perfeccionar los sistemas de detección y almacenamiento de las arritmias auriculares.

1. Vagal (Coumel)
2. Pacientes con marcapasos
3. FA frecuente + bradicardia asociada fármacos
4. FA frecuente + TCIA (con/sin bradicardia)
5. Postoperatorio de cirugía cardíaca
6. Taquiarritmias ventriculares y FA
7. FA frecuente sin bradicardia
8. Otras

Tabla 1. Subtipos de poblaciones de FA.

En este capítulo repasamos los aspectos más destacados de dichos estudios, así como los principales ensayos actuales, intentando definir a la luz de la información actual cuáles son los pacientes más susceptibles de beneficiarse de las diferentes técnicas de estimulación auricular.

1 Bases teóricas de la prevención de la fibrilación auricular con estimulación

El inicio de la FA es un fenómeno complejo (véase el capítulo 3), no totalmente comprendido, pero en el que se acepta que sobre un sustrato (por lo general, caracterizado por un retraso de la conducción y/o una dispersión de la refractariedad) actúan unos factores favorecedores (por ejemplo, incremento o disminución de la frecuencia cardíaca, pausas en el ritmo…) a los que se suman unos factores desencadenantes o *triggers* (los extrasístoles auriculares). Aunque existen matices entre estos dos últimos factores, en la literatura se suelen englobar como factores desencadenantes o iniciadores de la fibrilación.

Cuando se comenzó a preconizar el empleo de marcapasos en la prevención de la fibrilación, se postulaba que la estimulación auricular podría interferir con el inicio de la arritmia mediante varios mecanismos teóricos, entre ellos:

- la supresión o modulación de los extrasístoles auriculares,
- la correción de bradicardias,
- o interaccionando con el sustrato homogeneizando los períodos refractarios,
- o, mediante técnicas especiales, mejorando los retrasos de conducción.

Estos cambios teóricos del sustrato[3] se han confirmado después en humanos con FA paroxística (y bradicardia asociada), en los que se han detectado diferencias tanto entre los períodos refractarios efectivos de distintas zonas de la aurícula derecha alta como en el tiempo de conducción intraauricular derecha. Precisamente, los pacientes que presentaban mayores alteraciones de estos parámetros eran los que mejor respondían a la estimulación auricular.

En cuanto a los desencadenantes y modos de inicio han sido también confirmados por los estudios que evaluaban los algoritmos de prevención, los cuales nos han ofrecido no sólo un conocimiento de las distintas posibilidades de inicio sino, además, una visión detallada de la relativa importancia de cada una y de la presencia de una marcada variabilidad inter e intraindividual. El estudio *AF Therapy*[4] ha sido una de las principales fuentes de información sobre el modo de inicio de la arritmia. Este estudio incluyó fundamentalmente pacientes con fibrilación aislada (sin indicación de estimulación) y en su primera fase pretendía determinar los tipos, la frecuencia y el potencial arritmogénico de los diferentes *triggers,* como paso previo a estudiar su susceptibilidad a los algoritmos de prevención. En 98 pacientes se registraron por los contadores de los marcapasos 612 episodios que permitieron definir el conocido esquema de la figura 1, donde se representan los diferentes tipos de inicio que se detectaron.

La forma más común fue la asociada a extrasístoles auriculares (en sus diferentes formas, extrasistolia múltiple, salvas, ciclos corto-largo o aumento en la densidad de la ectopia, representaron el 48 % de los inicios por paciente), seguida por la presencia de bradicardia (el 33 %); un inicio repentino sin alteraciones detectables previos se detectó en el 17 % de los episodios, mientras que fue excepcional la aparición de la fibrilación siguiendo una fase de taquicardia sinusal. Fue frecuente que un mismo paciente presentara varias formas de inicio (de media, dos tipos por paciente).

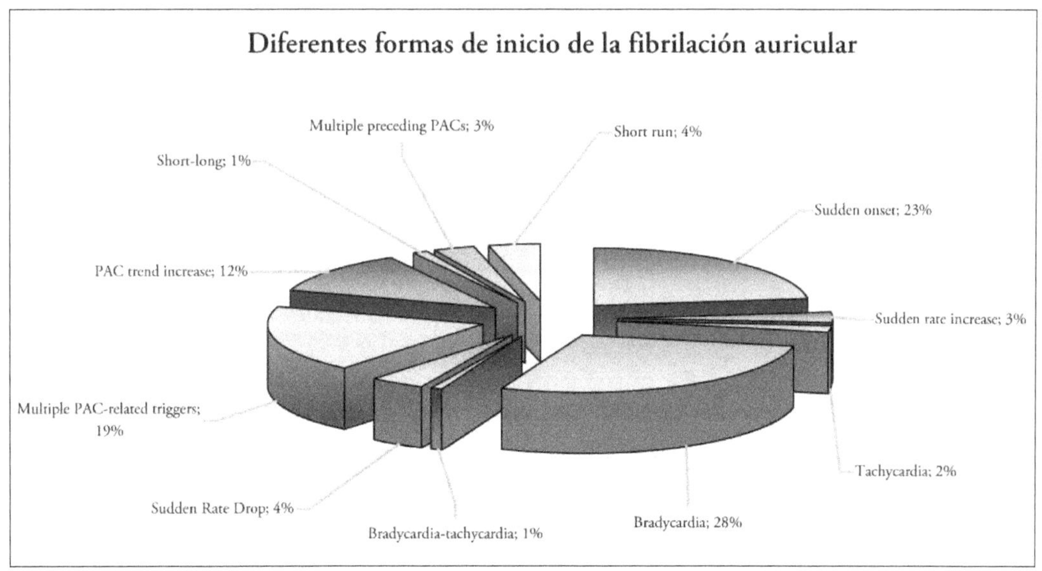

Figura 1. Diferentes formas de inicio de la fibrilación auricular (véase explicación en el texto). De: Hoffmann et al. Circulation. 2006;113:1933-941.

Otro hallazgo fundamental fue la importancia de las recurrencias precoces. El 33 % de inicios por paciente ocurrían en los cinco minutos siguientes a un episodio anterior. Los pacientes con estas recurrencias precoces, aunque tenían más extrasístoles auriculares por hora y al menos un inicio relacionado con extrasístoles, presentaban un número más alto de episodios de fibrilación por día y eran más probables los inicios repentinos; esto sugiere un fenómeno de remodelado secundario a las recurrencias (predominio del sustrato) en contraposición a los pacientes con predominio de los *triggers* (que tendrían menos episodios, pero con formas de inicio relacionadas con la actividad ectópica).

Según este esquema, un alto porcentaje de las taquiarritmias podrían, en teoría, ser prevenidas por los marcapasos, incluyendo la mayor parte de los episodios asociados con bradiarritmia controlables con estimulación AAI y aquéllos ligados a extrasistolia auricular susceptibles de ser controlados o reducidos por los algoritmos de prevención.

Por otra parte, se ha comprobado que una alta prevalencia de taquiarritmias auriculares regulares asociadas a la fibrilación, tanto en la población general de portadores de marcapasos como en los casos de braditaquicardia y enfermedad del seno[5] y en los portadores de desfibrilador implantable por riesgo de arritmias ventriculares.[6] Estas taquiarritmias que pueden ser formas de transición o evolución de la historia natural son susceptibles de ser terminadas mediante las distintas formas de sobreestimulación, y éste sería otro posible mecanismo de actuación de los marcapasos, mediante algoritmos automáticos capaces de detectar y automática o manualmente liberar secuencias de ráfagas o rampas de estímulos eléctricos. De acuerdo con los hallazgos de Allessie[6] respecto a que la fibrilación engendra fibrilación, la terminación precoz de estos episodios prevendría la aparición de otros nuevos.

1.1 *Estimulación auricular AAI/AAIR convencional*

Cronológicamente, la estimulación convencional auricular, desde la orejuela de la aurícula derecha, fue la primera a la que se le atribuyó un efecto protector frente a la fibrilación y ha sido investigada en pacientes con indicación de estimulación por bradicardia coexistente. Varias series retrospectivas y algunos grandes estudios prospectivos han mostrado una reducción de la aparición de FA durante el seguimiento, impulsada inicialmente por la clara respuesta en el caso de fibrilación de carácter vagal, descrita por Coumel y cols.[2]

Andersen y cols.[1] efectuaron el primer gran ensayo clínico prospectivo. Estudiaron a 225 pacientes con enfermedad del seno, asignados aleatoriamente a estimulación ventricular o auricular; con ello demostraron que esta última, a largo plazo, se asociaba a una menor prevalencia de fibrilación respecto a la ventricular y a un menor riesgo de desarrollar FA crónica. Otros grandes ensayos recientes han confirmado estos hallazgos en la enfermedad del seno y en el bloqueo AV. Así, el *Canadian Trial of Physiologic Pacing* (CTOPP), en 4.499 pacientes con bradicardia sintomática que fueron aleatorizados a estimulación DDD y VVI, encontró una reducción de la tasa anual de fibrilación en la programación bicameral respecto de la ventricular.[8]

No obstante, esta reducción (5,3 % en DDD frente a 6,6 % en VVI) no fue tan marcada como la encontrada en el estudio danés; la conclusión es que se debería tratar a 100 pacientes durante tres años para prevenir la arritmia en cuatro enfermos. En el estudio MOST (*Mode Selection Trial in Sinus Node Dysfunction*), 2.010 pacientes con enfermedad del seno se aleatorizaron a estimulación DDD y VVI. De nuevo, durante un seguimiento medio de 33 meses se encontró que la arritmia apareció en el 21,4 % de los pacientes en el brazo bicameral, mientras que en el brazo ventricular la presentaron el 27,1 % de ellos.[9]

De forma preocupante, el estudio MOST falló para demostrar su objetivo primario: la reducción del número de muertes e ictus no fatales. Un año más tarde, además, Nielsen *et al.*[10] publicaban un nuevo estudio comparando en 177 pacientes marcapasos AAIR frente DDDR, programando éstos, a su vez, con un intervalo AV corto o largo fijo. Tras un seguimiento medio de tres años, en el grupo de AAIR no hubo cambios en los diámetros de la aurícula o el ventrículo izquierdos, ni en la función sistólica de éste, mientras que en ambos DDDR, los diámetros aumentaron significativamente, y lo que aún fue más preocupante, en el grupo de DDDR con AV corto la fracción de acortamiento se redujo de modo notable. Además, la fibrilación auricular fue mucho menos frecuente en el grupo de AAIR (7,4 %) que en el de DDDR con AV corto (23,3 %) y que en el de DDDR con AV largo (17,5 %) (véase la figura 2).

Sorprendentemente, la estimulación considerada fisiológica hasta entonces, AAI y DDD, no se comportaba de manera homogénea y las ventajas respecto a la VVI parecían restringidas o especialmente circunscritas al grupo AAI.

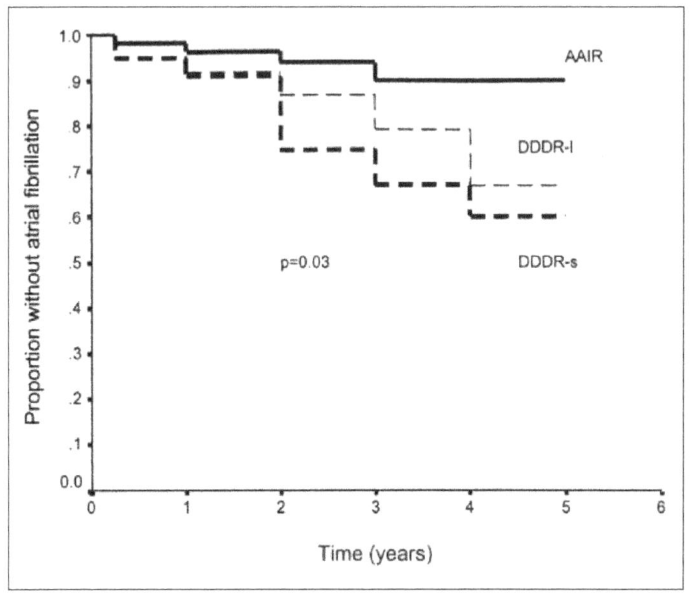

Figura 2. Curva de supervivencia sin fibrilación auricular encontrada en el estudio de Nielsen y cols. para los pacientes programados en AAIR o en DDDR con un intervalo AV corto (DDDR-s) o largo fijo (DDDR-l). Los pacientes aleatorizados a AAIR mostraron una reducción significativa respecto a aquéllos con marcapasos bicamerales. Las diferencias fueron aumentando conforme se prolongó el tiempo de seguimiento (de Nielsen JC et al. J Am Coll Cardiol 2003;42: 614-23).

El profundo análisis que los investigadores del MOST llevaron a cabo para explicar estos hallazgos, que chocaban con lo encontrado por el estudio de Andersen, sacó a la luz algo insospechado hasta entonces: el efecto nocivo sobre la función ventricular izquierda secundaria a la asincronía interventricular impuesta por la estimulación crónica ventricular derecha.[11] Conforme aumentaba el porcentaje acumulado de latidos ventriculares estimulados, aumentaba también el riesgo de hospitalización por insuficiencia cardíaca. Pero, con respecto a la fibrilación auricular, se observó que también existía una relación entre estimulación y riesgo de la arritmia (véase la figura 3). El mejor modelo demostró un incremento lineal del riesgo de fibrilación tanto si el marcapasos era DDD (cuadro de la izquierda) como VVI (derecha) que aumentaba según lo hacía el porcentaje acumulado de latidos ventriculares estimulados hasta que éste llegaba al 80-85 %. La magnitud del incremento del riesgo era aproximadamente de un 1 % por cada 1 % de incremento del porcentaje de estimulación ventricular y era similar entre ambos modos de estimulación.

En la actualidad, están en marcha estudios con algoritmos especialmente diseñados para evitar la estimulación ventricular (*MVP, PreFER MVP* y otros) que buscan demostrar una menor incidencia de fibrilación.

En pacientes sin indicación convencional de marcapasos, la estimulación auricular no ha demostrado efecto y los pocos estudios disponibles provienen de pacientes que han sido tratados con ablación del nodo AV e implante de marcapasos. El estudio *Atrial Pacing Peri-Ablation for Paroxismal Atrial Fibrillation* (PA[3]) evaluó a 97 pacientes aleatorizados en una primera fase a estimulación auricular o no, sin encontrar diferencias ni en el tiempo hasta la primera recurrencia ni en la carga de fibrilación auricular.[12] En una se-

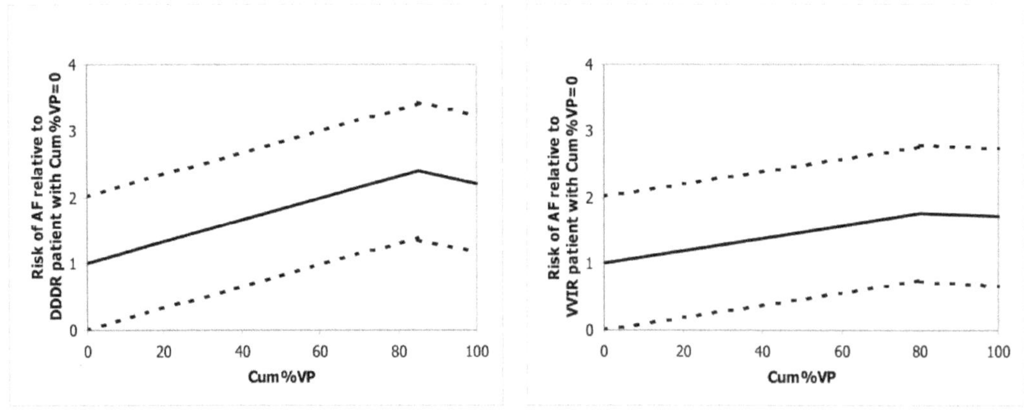

Figura 3. Riesgo de fibrilación auricular en el sub estudio MOST. Se representa el riesgo de fibrilación en los pacientes de acuerdo con el porcentaje acumulado de estimulación ventricular, apreciando una relación entre ambos (tanto en los pacientes con DDD como con VVI) que es lineal hasta que se alcanza un 80-85 % de latidos estimulados (de Sweeney MO et al. Circulation. 2003;107:2932-937).

gunda fase, tras la ablación del nodo AV los brazos fueron VVD y DDDR sin que tampoco se apreciaran diferencias en la aparición de los episodios de fibrilación. No obstante, este estudio presentó varias limitaciones. En la primera fase, el tiempo de seguimiento fue corto, por lo que el efecto de la estimulación auricular pudo no hacerse evidente; es muy importante recordar que en el estudio de Andersen[1] las diferencias en la presencia de arritmia aparecieron sólo a partir de los tres años de seguimiento. Durante la segunda fase, el efecto de la estimulación ventricular constante tras la ablación del nodo pudo favorecer la aparición de la fibrilación hasta un punto que no pudiera ser compensado por la estimulación auricular.

1.2 Algoritmos de prevención

Los algoritmos de prevención surgieron con la intención de mejorar los resultados de la estimulación auricular a frecuencia fija. Básicamente, todos ellos son formas de reaccionar el marcapasos para proveer una estimulación o frecuencia auricular lo más estable posible, evitando la bradicardia o actividad sinusal irregular, los cambios súbitos de frecuencia y los extrasístoles auriculares, que se consideran los principales desencadenantes de la fibrilación.

En la tabla 2 se resumen los distintos tipos de algoritmos desarrollados por los principales fabricantes. Existen tres tipos principales, según el evento que desencadena su puesta en marcha:

- la presencia de latidos auriculares intrínsecos,
- extrasistolia auricular, y
- cambios bruscos de la frecuencia sinusal.

	BIOTRONIC	ELA	MEDTRONIC	ST. JUDE	VITATRON
Sobreestimulación constante	DDD+	Sinus rhythm overdrime™	Atrial pacing preference™	Dynamic atrial overdrive™	Pace conditioning rate soothing™
Prevención de pausas compensatorias		Post extrasistolic pause suppression	Atrial rate stabilization™		Post PAC response™
Supresión de extrasistolia auricular		Acceleration on PAC™			PAC suppression
Recuperación post-ejercicio					Post exercise response™
Prevención de reinicios			Post mode switch overdrive™		Post AF response™

Tabla 2. Algoritmos de Prevención de la FA.

1.2.1 Algoritmos para la estimulación auricular constante

Es el tipo más estudiado de forma aislada, en especial en fibrilación asociada a enfermedad del nodo sinusal. Busca mantener porcentajes de latidos auriculares estimulados lo más altos posible (tendiendo al 100 %) para homogeneizar los ciclos y las propiedades electrofisiológicas auriculares. A diferencia de la programación con altas frecuencias fijas, estos algoritmos aseguran que la frecuencia va a ser apropiada a la actividad del paciente, ni muy elevada durante el reposo ni fija durante el ejercicio.

Existen unos tipos algo más agresivos, como el Dinamic Atrial Overdrive (St. Jude Medical) o el Pace Conditioning (Vitatron), que intentan mantener la frecuencia auricular estimulada aproximadamente 15 latidos por encima de la intrínseca del paciente. Otros algoritmos como el Atrial Pace Preference (Medtronic) o el Rate Soothing (Vitatron) son menos agresivos e intentan elevar sólo tres latidos. En la figura 4 se muestra el esquema de funcionamiento de uno de estos algoritmos.

Con un algoritmo de este tipo, Ricci y cols.[13] estudiaron a 61 pacientes con síndrome bradi-taqui. El porcentaje de estimulación auricular se incrementó del 77 al 96 %. El número de extrasístoles se redujo un 80 %. Sin embargo, la frecuencia de fibrilación no se redujo de manera significativa, aunque sí lo hizo (42 %) en el subgrupo de pacientes que previamente a la puesta en marcha del algoritmo tenían un porcentaje de estimulación auricular inferior al 90 %.

En el ensayo ADOPT-A[14] se incluyeron 288 pacientes con enfermedad del nodo sinusal y fibrilación a quienes se implantó un marcapasos con el algoritmo de sobreestimulación continua Dinamic Atrial Overdrive (St. Jude), siendo aleatorizados a la activación o no del mismo.

Aunque el seguimiento fue sólo de seis meses, se consiguió una reducción del 25 % de los episodios de FA sintomáticos en el grupo de tratamiento. El algoritmo mantuvo un alto porcentaje de latidos estimulados (98 frente a 69 %). La reducción de la carga se alcanzó pese a que no hubo diferencias en el número de episodios de FA, es decir, los episodios del grupo tratado con el algoritmo cesaron antes, lo que apoyaría un efecto de remodelado eléctrico inverso sobre el sustrato que dificultaría el sostenimiento de la fibrilación. El haber evaluado sólo los episodios sintomáticos es una limitación del estudio para demostrar la eficacia total, aunque no reduce su relevancia clínica.

Resultados similares de reducción de los episodios de cambio de modo y de la carga de fibrilación se obtuvieron en el estudio PROVE[15] en 78 pacientes con indicación de marcapasos y antecedentes de FA paroxística.

Finalmente, el algoritmo ha sido evaluado en uno de los brazos del Registro VIP (*Vorhoflimmer atrial fibrillation prevention by Individualized pacemaker Programing*). El objetivo del estudio fue intentar identificar subpoblaciones de pacientes en las que un determinado algoritmo pudiera ofrecer beneficio.[16]

Se estudiaron 126 pacientes con fibrilación e indicación convencional de marcapasos. Una vez implantado éste (Selection 9000 o PreventAF, Vitatron) y tras un período

Sobrestimulación auricular continua

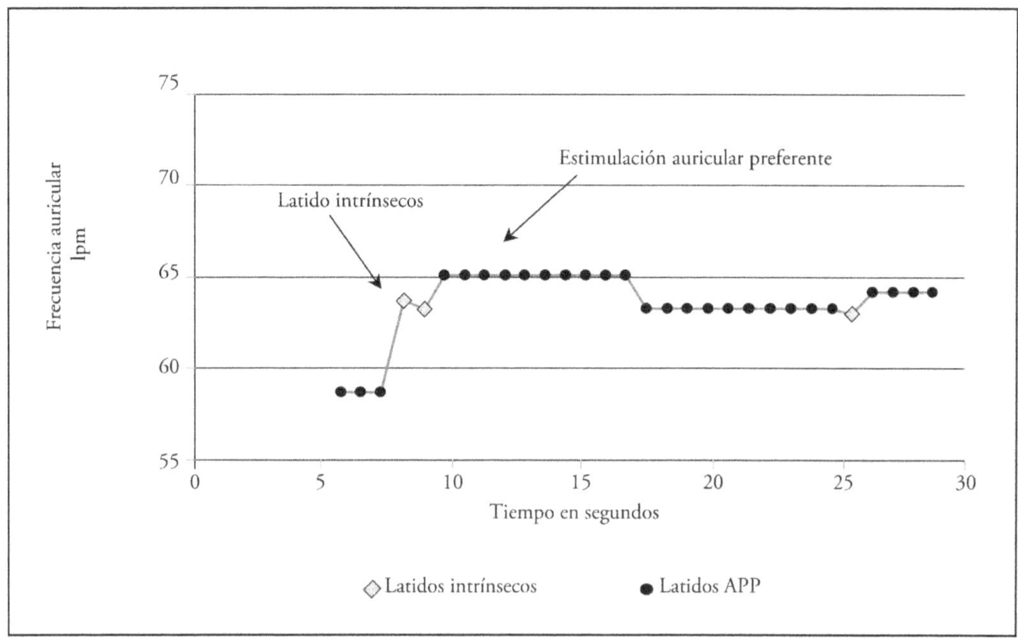

Figura 4. Estimulación auricular continua sobre la frecuencia intrínseca del paciente. Se muestra el esquema de funcionamiento operativo del algoritmo Atrial Preference Pacing de Medtronic. Cuando el dispositivo detecta latidos auriculares fuera del período refractario de detección, automáticamente reduce el intervalo de escape auricular, de forma que la frecuencia auricular se sitúe en 3 latidos/minuto por encima de la frecuencia de los latidos detectados. Tras estimular durante un número consecutivo de latidos, aumenta el intervalo de escape 20 ms para intentar mantenerse a la menor frecuencia estimulada posible. En caso de detección de un nuevo evento auricular intrínseco vuelve a elevar la frecuencia de estimulación a 3 lat./min. El resultado es un porcentaje de latidos auriculares estimulados muy elevado, pero a una frecuencia muy similar a la del paciente y que, por tanto, no es percibida.

de maduración de seis semanas, se monitorizaron los siguientes tres meses y según los episodios registrados se dividió a los pacientes en dos grupos: grupo Sustrato y grupo Trigger. En el grupo Sustrato se incluyeron aquellos pacientes que tenían más del 70 % de episodios de fibrilación precedidos de menos de dos extrasístoles auriculares. En el grupo Trigger se incluyeron aquéllos con menos del 70 % de episodios de FA precedidos de menos de dos extrasístoles auriculares. En el primer grupo se activó el algoritmo de estimulación continua Pace Conditioning y en el grupo Trigger se activaron los algoritmos frente a los extrasístoles (véase más adelante).

Durante un seguimiento de tres meses, el algoritmo de estimulación continua no redujo de forma significativa la carga arrítmica en los pacientes del grupo Sustrato, e incluso se observó una tendencia a incrementar (1,82 h/día en la fase diagnóstica y 2,38 h/día en la de tratamiento). No obstante, los investigadores detectaron que en este grupo más de un tercio de los pacientes sí redujeron la carga de fibrilación más de un 30 % (respondedores) e incluso hubo un 13 % de ellos que la redujeron más de un 70 % (superrespondedores).

1.2.2 Algoritmos frente a extrasistolia auricular

Estos algoritmos están diseñados para intentar suprimir los extrasístoles o evitar las pausas compensatorias que provocan. Para ello, definen una extrasístole auricular por su prematuridad o por su aparición durante el período refractario del latido previo. La respuesta puede ser un único estímulo auricular o varios cuyo intervalo de acoplamiento estará en función de la media de los ciclos precedentes (por ejemplo, si la frecuencia sinusal es 90 latidos por minuto y el extrasístole aparece a 130 lpm, el/los estímulo/s se administrarán a una frecuencia de 110 lpm) o a un intervalo de acoplamiento basado en el intervalo del extrasístole (véase la figura 5).

Para el funcionamiento adecuado de este tipo de algoritmos, es muy importante evitar la detección en aurícula de latidos ventriculares (*far field* de la onda R), ya que su aparición confundiría los diagnosticos del dispositivo y el algoritmo podría aplicar estímulos en un intervalo con potencial proarrítmico.[17]

Diferenciamos dos clases de estos algoritmos, según la respuesta a la detección de la ectopia y el objetivo perseguido:

a) Sobreestimulación durante extrasistolia auricular. Tras la detección de un latido prematuro se aumenta la frecuencia de estimulación auricular durante un determinado período de tiempo para evitar nuevos latidos ectópicos (véase la figura 5).

b) Supresión pausa compensadora. A estas pausas se les ha atribuido un gran potencial para inducir fibrilación, mediante la típica secuencia corto-largo. Ya hemos comentado que en el *AF-Therapy* el porcentaje de formas de inicio relacionadas con estas pausas no fueron muy numerosas, pero en algunos pacientes puede ser el modo fundamental de desencadenamiento. El marcapasos acorta el intervalo de escape para el latido después de la extrasístole (véase la figura 6), siendo recomendable administrar uno o varios estímulos consecutivos antes de volver al intervalo básico programado.

Ambos tipos de algoritmos, como previamente comentamos, han sido evaluados de forma combinada en el Registro VIP[16] en el brazo que se definió como grupo Trigger. Recordemos que eran pacientes que en la fase diagnóstica previa se habían caracterizado por presentar dos o más extrasístoles en el minuto previo a la mayoría (> 70 %) de sus episodios. Los algoritmos contra los latidos prematuros auriculares consiguieron una reducción significativa (28 %) en la carga de fibrilación con respecto al período de control, así como una reducción de la frecuencia de extrasistolia auricular. Al igual que ocurría en el grupo Sustrato, e incluso en mayor proporción, los investigadores detectaron

SOBRESTIMULACIÓN ANTE EXTRASISTOLIA AURICULAR

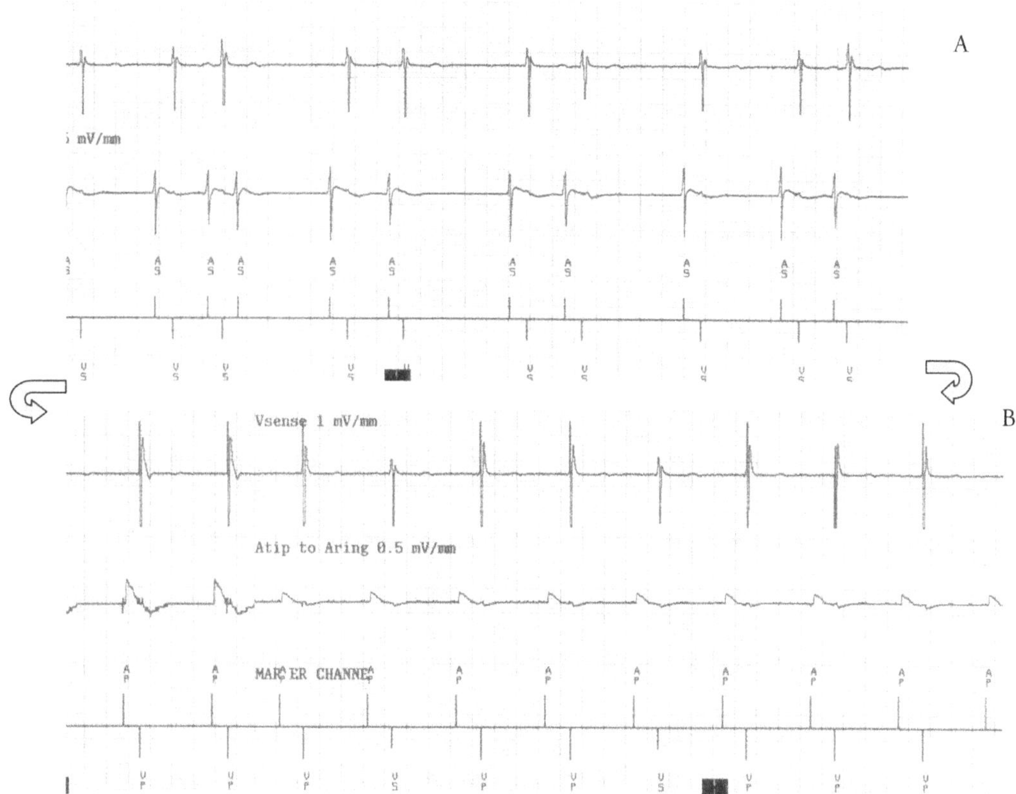

Figura 5. Efecto del incremento de la frecuencia sobre la actividad prematura auricular.
Panel superior (A): se muestran los trazados obtenidos a través del dispositivo. De arriba abajo, se observan los registros del electrodo ventricular, electrodo auricular y el canal de marcas. Se aprecian frecuentes extrasístoles auriculares, con una pareja seguida de bigeminismo. Panel inferior (B): tras incrementar la frecuencia auricular desaparecen los extrasístoles y se obtiene una activación auricular regular. Es importante percatarse de que la estimulación ventricular puede aumentar con esta maniobra y producir un efecto opuesto al deseado al favorecer la aparición de fibrilación auricular. Obsérvese que los latidos ventriculares, como muestra el canal de marcas, son intrínsecos, VS, en el panel superior, mientras que son estimulados en su totalidad, VP, en el panel inferior.

hasta un 41 % de respondedores y, de forma llamativa, más de la cuarta parte (26 %) de los pacientes se comportaron como superrespondedores (reducción de carga arrítmica igual o mayor al 70 %).

1.2.3 *Algoritmos frente a caídas bruscas de frecuencia*

Están diseñados para ofrecer una reducción de frecuencia más suave tras un incremento fisiológico o patológico de la misma. Cuando la frecuencia se reduce, el dispositivo ini-

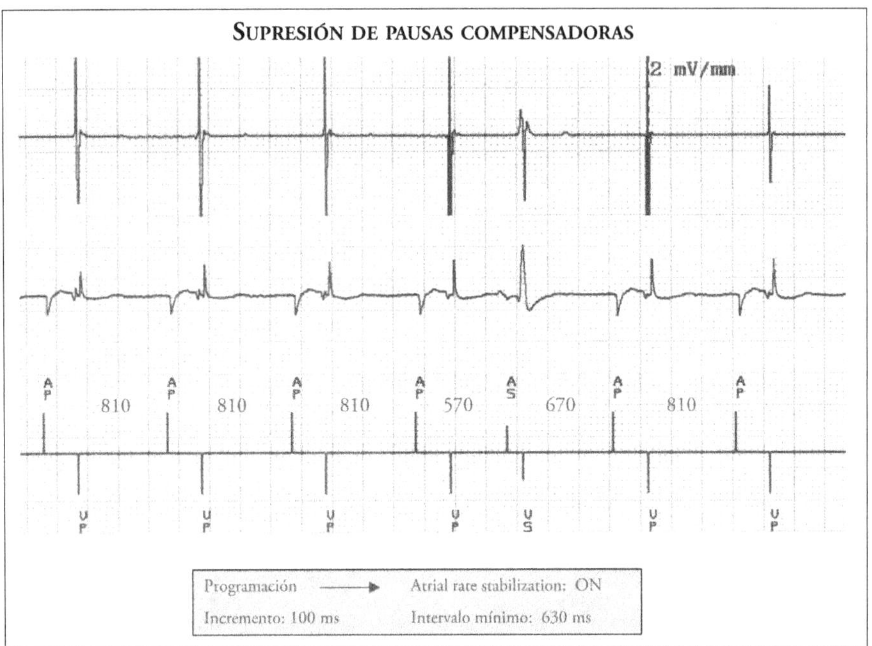

Figura 6. Ejemplo de la puesta en marcha del Atrial Rate Stabilization (Medtronic), uno de los algoritmos disponibles para evitar pausas compensadoras. Se muestran de arriba abajo los registros provenientes del electrodo ventricular, una derivación de superficie y el canal de marcas del dispositivo (el desfibrilador Jewel AF de Medtronic). Sobre un ritmo estimulado en modo DDD (véase canal de marcas, AP y VP) con un intervalo automático de 810 ms, se detecta un latido prematuro (AS) con un intervalo de acoplamiento de 570 ms. En lugar de administrar la siguiente espícula auricular al intervalo automático programado, el dispositvo la emite a 670 ms, correspondientes al intervalo del latido prematuro más un incremento programable (en este caso 100 ms), evitando la aparición de un ciclo corto-largo.

cia una estimulación en modo DDIR a una frecuencia programable. Existen dos clases, dependiendo de si se trata de un aumento de frecuencia fisiológico (por ejercicio) o patológico (taquiarritmia auricular):

a) Reducción progresiva de la frecuencia auricular tras ejercicio: representado por el Post Exercise Response (Vitatron).

b) Reducción progresiva de la frecuencia auricular tras taquiarritmia auricular *(Post AF Response,* ELA; *Post-Mode Switch Overdrive Pacing* –PMOP– *Medtronic).*

Se basan en la hipótesis de que la aparición de las recurrencias precoces tras un episodio rápido puede ser evitada si la frecuencia desciende gradualmente evitando las oscilaciones bruscas de frecuencia (véase la figura 7). Ya sabemos que la recurrencia precoz fue un fenómeno frecuente en el estudio *AF Therapy.* Disponemos de la experiencia con el algoritmo Post-Mode Switch Overdrive Pacing, el cual aumenta la frecuencia de estimulación hasta un nivel programado (por lo general, 90 lpm), 17-27 latidos ventriculares después de la terminación de un episodio de arritmia, manteniéndolo un tiempo programable (por lo común, 10 minutos) para regresar finalmente al límite inferior de frecuencia establecido. El algoritmo redujo el número de recurrencias precoces, aunque no se encontraron diferencias significativas en la carga y el número de episodios.[18]

1.2.4　Resultados del empleo combinado de los algoritmos

Existe un elevado número de estudios en que los algoritmos de prevención se han evaluado de forma conjunta. A favor de esta práctica está la gran variabilidad de inicio inter e intraindividual encontrada en el estudio *AF Therapy*, por lo que, en teoría, los pacientes requerirían alguna combinación de algoritmos. También pendientes de publicar, los

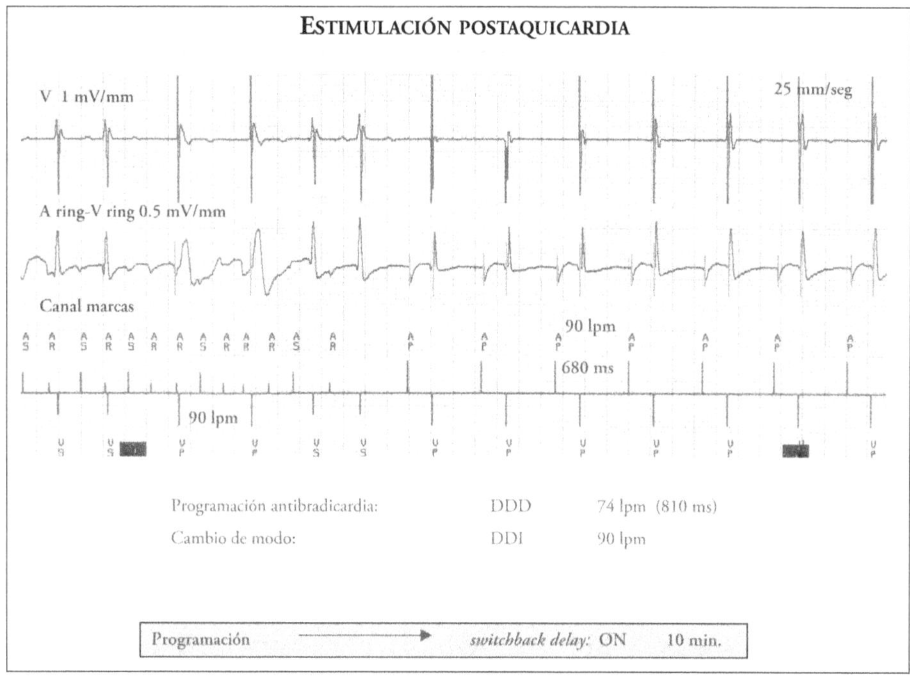

Figura 7.　Funcionamiento del algoritmo de Post-Mode Switching Pacing *(también llamado* switchback delay*). Se trata de un desfibrilador Jewel AF* (Medtronic) *programado según se muestra en modo DDD a 74 lpm (810 ms) y con el cambio de modo activado a 90 lpm. El algoritmo está activado. Se muestran de arriba abajo los registros del electrodo distal de ventrículo derecho, el obtenido entre el electrodo auricular y el ventrículo (remeda la derivación D2) y el canal de marcas. Al principio del trazado el paciente se encuentra en fibrilación (véase canal de marcas auricular) y el ventrículo muestra estimulación continua a 90 lpm por haberse activado el cambio de modo. Cuando la arritmia cesa se observa un ritmo estimulado tanto en aurícula (AP) como en ventrículo (VP), a 90 lpm en DDI por la activación del algoritmo en lugar de los 74 lm a los que está programado. Esta estimulación se mantendrá el tiempo seleccionado de 10 min. para retornar entonces a la frecuencia básica programada.*

datos del estudio SAFARI favorecerían la activación combinada de todos los algoritmos.[19] No obstante, como hemos comentado en el registro VIP, parece más atractivo identificar subgrupos de pacientes que puedan mejorar significativamente con un grupo aislado de algoritmos.

En ese sentido, ha sido pionero un registro español, el *Prevent-atrial fibrillation,*[20] que analizó la utilidad de los cuatro algoritmos de Vitatron, seleccionados de una forma individualizada, según los diagnósticos almacenados por el dispositivo, en 68 pacientes con enfermedad del seno con y sin fibrilación. En este registro, se observó una reducción significativa de la carga arritmica, así como una tendencia a una reducción del número medio de episodios por día, con los algoritmos activados.

En el estudio *AF Therapy* se evaluó el efecto combinado de cuatro algoritmos (estimulación continua, los dos tipos de respuesta a los extrasístoles auriculares y la transición paulatina de la frecuencia post-ejercicio), siendo prácticamente el único con marcapasos que incluyó pacientes en su mayoría con fibrilación auricular refractaria a fármacos y sin bradicardia. La mayoría seguían un tratamiento antiarrítmico. Se ha comunicado que los algoritmos redujeron de modo significativo la carga arrítmica en el brazo tratado (55 pacientes) frente al brazo sin ellos (42 pacientes; DDDR a 70 lpm), y que mejoró el porcentaje de pacientes libres de arritmia y el tiempo en ritmo sinusal entre dos episodios.[21] Aparentemente, los pacientes con más carga previa y sin bradicardia asociada tuvieron el beneficio mayor. Estos resultados sólo han sido comunicados en congresos y a los investigadores que participamos en el estudio, pero aún no han sido publicados.

Nuestro centro participó también en otro estudio, el *AF only,* que investigó el papel del desfibrilador auricular-ventricular (Jewel AF, Medtronic) en el tratamiento de pacientes con fibrilación auricular refractaria a fármacos y sin bradicardia asociada.[22] En un subgrupo de 75 pacientes, además de los choques y la estimulación antitaquicardia auriculares, se investigó la eficacia del empleo combinado de dos algoritmos: el *Atrial Rate Stabilization,* que evita pausas compensadoras, y el *Post-Mode Switch Overdrive,* que impide la caída brusca de frecuencia tras un episodio de taquiarritmia auricular. Para ello, los pacientes fueron asignados de forma aleatoria a la activación o no de los algoritmos y cruzados a los tres meses, sin que se obtuvieran diferencias significativas de un brazo respecto del otro. Aunque no tenemos datos exactos sobre el porcentaje de estimulación ventricular, es de suponer que éste fue elevado, dado que la mayoría de los pacientes estaban programados en DDD, en tratamiento antiarrítmico y aún no se había dado la voz de alarma sobre los riesgos de la estimulación ventricular.

También el estudio PIPAF[23] evaluó la seguridad y la eficacia de la combinación de tres algoritmos (sobreestimulación y los dos tipos de respuesta a los extrasístoles de ELA Medical) en 55 pacientes con una historia de taquiarritmias auriculares paroxísticas, asignándolos al azar bien a DDD convencional o DDD más algoritmos. No se encontró diferencia entre los dos brazos estudiados; sin embargo, en este estudio sí se disponía del porcentaje de estimulación ventricular y se comprobó que cuando éste era bajo, la carga se reducía significativamente.

Para finalizar, aunque también pendiente de publicación, se han comunicado los resultados del ensayo SAFARI *(Study for Atrial Fibrillation Reduction)* en el que se valoraba la reducción de la carga de FA mediante un dispositivo con todos los tipos de algoritmos de prevención (Selection 9000, Vitatron) en pacientes con indicación de marcapasos y FA paroxística sintomática.[19] A los cuatro meses del implante, 240 pacientes fueron asignados aleatoriamente a la activación o no de los algoritmos. Tras un seguimiento de seis meses, no hubo diferencias en ambos grupos en cuanto al desarrollo de FA permanente; sin embargo, la carga de FA se redujo de modo notable en el grupo de algoritmos (reducción media de 0,11 h/d en este grupo frente a un aumento de 0,01 h/d en el grupo OFF) y, aunque no de forma significativa, estos pacientes también experimentaron mayor mejoría en los síntomas relacionados con la FA.

Existen, pues, datos contradictorios sobre la eficacia de los algoritmos, solos o combinados, por lo que su empleo hoy en día no puede recomendarse fuera del ámbito de la investigación. En algunos casos, incluso pueden resultar proarrítmicos. No obstante, hay numerosos datos que sugieren que su eficacia puede optimizarse atendiendo a dos factores:

1. Individualización de la activación de los algoritmos según el modo predominante de inicio de la arritmia en cada paciente.
2. Al igual que con la estimulación auricular, es fundamental evitar la estimulación ventricular, pues puede anular el beneficio de los algoritmos.

En este sentido, se ha comunicado que también el ADOPT-A habría resultado negativo si todos los pacientes hubieran estado expuestos a porcentajes de estimulación de más del 90 %.[24]

1.3 Algoritmos de terminación de taquiarritmias auriculares

En el modelo de FA de múltiples frentes de onda, éstos deben reentrar precozmente una vez recuperada la excitabilidad desde la activación previa. Con esta premisa, no sería posible la existencia de un intervalo, brecha *(gap)*, excitable y la estimulación de la aurícula carecería de interés por inviable. Sin embargo, como hemos comentado anteriormente, uno de los hallazgos más relevantes que nos han ofrecido los dispositivos implantables es la frecuente coexistencia de la fibrilación auricular con otras arritmias más organizadas, *flutter* o taquicardias auriculares, e incluso con fases de fibrilación muy enlentecida.[5,6] Este descubrimiento sustenta el empleo de terapias de estimulación antitaquicardia auricular en estos pacientes para reducir la carga de taquiarritmia auricular de forma directa y evitar la aparición del remodelado auricular, favorecido por la prolongación de los episodios

Las terapias de terminación son secuencias de extraestímulos (denominadas genéricamente como estimulación antitaquicardia, EAT) aplicados durante los ritmos rápidos con el fin de su cese, bien directamente o bien por transformación en otra arritmia más inestable, que termina después de forma espontánea.

En la actualidad, existen tres formas posibles de aplicar estos estímulos:

1. *Ráfagas.* Es la forma más simple y menos agresiva. Se trata de secuencias (trenes) de un número variable de extraestímulos con intervalo de acoplamiento constante entre cada uno de ellos durante todo el tren; se administran en un porcentaje programable (generalmente, entre el 80 y el 90 %) de la longitud de ciclo de la taquicardia (véase la figura 8).
2. *Rampas.* Trenes de impulsos en los que el intervalo de acoplamiento se reduce progresivamente (véanse las figuras 8 y 9A).
3. *Corriente de alta frecuencia (50 Hz).* Se trata de una ráfaga de estímulos con un intervalo de acoplamiento de 20 ms, lo que resulta en una frecuencia de 3.000 lpm (véanse las figuras 8 y 9C).

Los dos primeros son aplicados de forma automática en los marcapasos AT500 y EnRhythm (Medtronic), así como en varios modelos de desfibriladores de Medtronic, Guidant y ELA. La corriente de alta frecuencia puede ser administrada de forma automática en varios desfibriladores de Medtronic y manualmente en los dos modelos de marcapasos mencionados.

1. Longitud de ciclo constante (ráfagas)

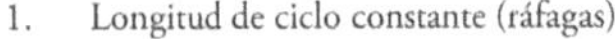

2. Longitud de ciclo decreciente (rampas)

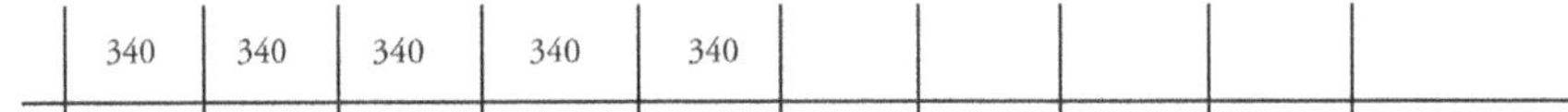

3. LC constante y alta frecuencia (50 Hz)

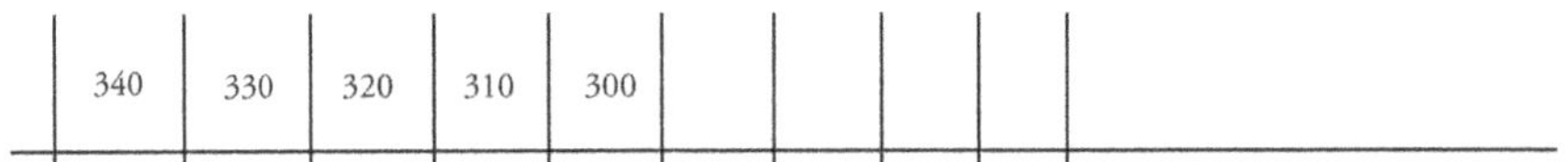

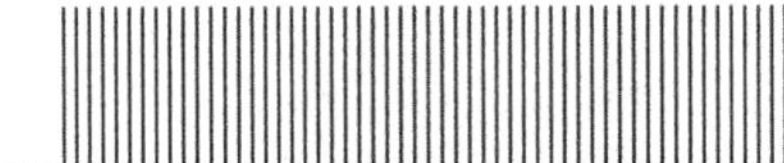

Figura 8. Esquema de los diferentes tipos de sobreestimulación para suprimir taquicardias (véase explicación en el texto).

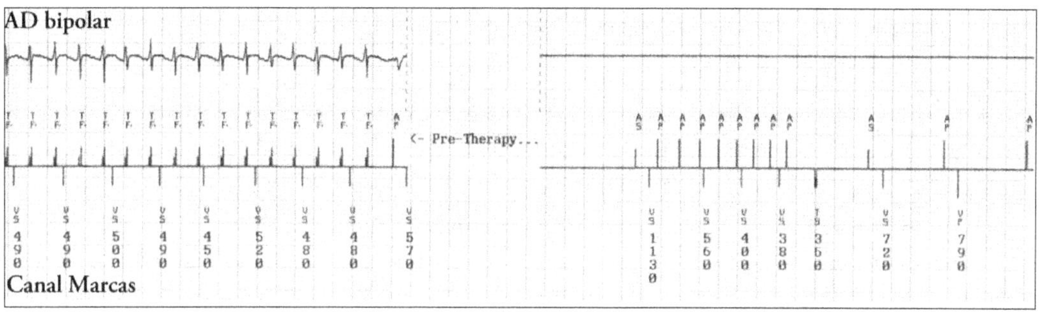

Figura 9 A: ejemplo de tratamiento con éxito de un episodio de flutter *auricular (véase electrograma auricular) mediante rampa.*

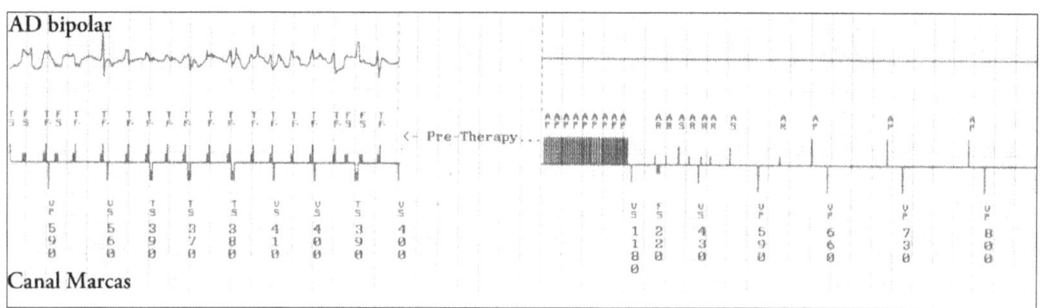

Figura 9 B: ejemplo de tratamiento con éxito de un episodio de fibrilación auricular (véase electrograma auricular) por corriente de 50 Hz

Pueden programarse varias secuencias e ir variando entre cada una el intervalo de acoplamiento, aunque se ha sugerido que si la terapia termina con el episodio, lo hará en la primera secuencia, y si ésta fracasa la adición de más secuencias añade pocas posibilidades más de éxito.[25]

Normalmente, se suelen programar las secuencias de ráfagas antes que las de rampas, aunque en un estudio aleatorizado se ha observado una eficacia mayor de la rampa respecto a la ráfaga, sin acompañarse de proarritmia, por lo que puede ser aconsejable iniciar EAT con rampas.[26]

En un principio, la eficacia de la EAT auricular se evaluó en los pacientes con desfibrilador implantable. En pacientes con arritmias ventriculares, sobre el 50 % de los episodios terminaron con la estimulación.[27] Si la arritmia sobre la que se administraba la terapia era una taquicardia auricular, el porcentaje de éxito era de hasta el 70 % con ráfagas y rampas. La corriente de 50 Hz, administrada si las otras habían fracasado, tuvo un éxito de un 17 %. Si la arritmia era clasificada por el dispositivo como fibrilación auricular directamente se administraba la corriente de 50 Hz, y en este caso, la eficacia fue del 20 % de los episodios. Es importante percatarse de que ésta no es estrictamente la tasa de supresión de los episodios de fibrilación por la corriente de 50 Hz, sino de los episodios clasificados como tal por el dispositivo que incluía un número elevado de otras taquiarritmias, fundamentalmente *flutter*. No obstante, existen trazados, como el recogido en la figura 9B, donde los electrogramas almacenados son altamente concordantes con una fibrilación auténtica, y muestran que, en efecto, algunas fibrilaciones auriculares reales son suprimidas por esta corriente sin requerir choque. La estimulación antitaquicardia consiguió reducir la carga arrítmica auricular desde 58,5 a 7,8 h/mes.[28]

En pacientes con desfibrilador dual implantado sólo por taquiarritmias auriculares refractarias a fármacos, el porcentaje de supresión en los episodios clasificados por el dispositivo como taquicardias auriculares fue del 62,5 % y del 23,6 % para la corriente de 50 Hz aplicada a los que fueron clasificados como fibrilación auricular.[29] Resultados muy similares se encontraron en el estudio *AF only* (48,7 % para taquicardia y 22,7 % para fibrilación). Esto se acompañó de una reducción significativa de la carga arrítmica; no obstante, en el *AF only* hay que tener en cuenta que muchos de los pacientes además de la ATP recibieron choques internos, lo que contribuyó de forma fundamental para reducir dicha carga.[22]

En cuanto a la eficacia en pacientes con marcapasos, el estudio ATTEST *(Atrial Therapy Efficacy and Safety Trial)* en pacientes con indicación de marcapasos y fibrilación auricular asociada no encontró diferencias significativas en la carga arrítmica.[30] Los pacientes recibían el marcapasos y eran aleatorizados a tener activados o no los algoritmos de prevención y de terminación. Aunque las ráfagas y rampas tuvieron un éxito de un 54 %, y la carga arrítmica descendió de 4 a 1 h/día, esta reducción no alcanzó significación estadística durante el seguimiento de seis meses.

Las limitaciones comentadas hacen que los resultados de la estimulación antitaquicardia sean difíciles de evaluar, pues la mayoría de los estudios han sido de pequeña embergadura y han incluido, además de la ATP, combinaciones de estimulación DDD, choques, algoritmos de prevención y puntos/tipos especiales de estimulación (véase más adelante).

No obstante, dos estudios recientes apuntan a que existen pacientes más susceptibles de mejorar con la estimulación antitaquicardia. Gillis y cols.[31] han presentado un análisis de esta eficacia agrupando los pacientes con fibrilación auricular y enfermedad del seno incluidos en cuatro estudios: el *Atrial Septal Pacing Efficacy Clinical Trial* (ASPECT), el *Atrial Tachycardia Therapy, Efficacy and Safety Trial* (ATTEST), el *European AT501 Verification Study*, y el *AT500 Natural History Study*. Observaron que un 30 % de los pacientes presentaban una eficacia de la ATP mayor del 60 % y que en éstos la carga de fibrilación se reducía notablemente (media de 2,46 a 0,68 h/día). Hallazgos similares encontraron los investigadores del Registro Italiano AT500; con un seguimiento medio de 19 meses, en pacientes con síndrome bradicardia-taquicardia la carga arrítmica sólo dismininuyó de forma significativa en los sujetos en que la ATP fue más eficaz, aunque en la población total sí existió una reducción significativa del número de hospitalizaciones por taquiarritmia.[32]

Estos datos indican que podría existir un subgrupo de pacientes en los que la estimulación antitaquicardia comportaría un mejor pronóstico. No obstante, esto debe ser corroborado por nuevos estudios, y mientras éstos llegan debe recordarse que las terapias de terminación sólo han demostrado un mejor pronóstico cuando se asocian a choques internos.

1.4   Puntos y modos de estimulación alternativos

En la interacción entre factores desencadenantes (*triggers*) y el sustrato de la fibrilación, la mayoría de los algoritmos de prevención que hemos repasado buscan fundamentalmente (aunque no de forma exclusiva) actuar sobre los desencadenantes. De las diversas características que pueden condicionar un sustrato propicio para la fibrilación, se le atribuye un papel predominante a la presencia de bloqueos y trastornos de la conducción. Esta idea promovió la busqueda de técnicas de estimulación que permitieran reducir estos retrasos para homogeneizar las propiedades electrofisiológicas auriculares.

Los pacientes con retrasos significativos de la conducción intraauricular constituyen uno de los grupos que parece que más pueden beneficiarse de esta técnica, especialmente los que presentan bloqueo de la conducción interauricular. Las consecuencias de este trastorno, manifestado por ondas P de duración muy prolongada y con morfología bifásica, positiva-negativa, en cara inferior, fueron muy bien sistematizados por Bayés de Luna y cols.[33] y están representadas por una alta propensión a las arritmias auriculares, en especial *flutter* auricular atípico y FA.

La hipótesis fue apoyada por el estudio de Yu y cols.,[34] entre otros, que en 15 pacientes con antecedentes de fibrilacion paroxística, compararon varios lugares de estimulación (orejuela de AD, haz de Bachmann, septo interauricular posterior derecho, seno coronario distal, y combinaciones de estimulación bifocal entre ellas). Se observó que la estimulación en el haz de Bachmann, septo interauricular y seno coronario distal eran similares (incluso más efectivas) que la estimulación bifocal o la estimulación biauricular en la prevención de FA. Además, la estimulación en orejuela derecha se acompañaba del menor período refractario y del mayor retraso en la conducción, lo que implica que el lugar de estimulación auricular más común puede ser el sitio más fácil y estable, pero no el que ofrezca el mejor resultado electrofisiológico.

A continuación, esquematizamos las formas de estimulación actualmente disponibles en tres modos principales:

a) Estimulación biauricular.
b) Estimulación auricular derecha bifocal.
c) Estimulación auricular en puntos alternativos: haz de Bachmann, triángulo de Koch, resto del tabique interauricular o seno coronario distal.

La *estimulación biauricular* (véase la figura 10) está dirigida al acortamiento del tiempo total de activación auricular, sobre todo en pacientes con bloqueo interauricular. Se requiere emplear un electrodo especial preformado (2188-75, Medtronic) que se inserta junto al de la aurícula derecha en el puerto auricular del generador por medio de un conector en Y. Estudios observacionales han mostrado la supresión de taquiarritmias auriculares en un tercio de los pacientes. Sin embargo, un estudio aleatorizado no pudo demostrar este efecto de forma significativa. Un inconveniente de la conexión en Y es que provoca unas resistencias muy bajas, lo que da lugar a un gran drenaje de corriente que reduce la vida de la batería a tres-cuatro años.

La *estimulación auricular bifocal* en la zona alta de la aurícula derecha y en *ostium* de seno coronario mostró una mayor eficacia en la prevención de taquiarritmias que la estimulación unifocal en la experiencia de un único centro, que fue confirmada parcialmente por un ensayo multicéntrico, el DAPPAF,[35] con reducción de la carga y prolongación del intervalo entre episodios. Con posterioridad, también se ha comprobado una preservación de los diámetros y de la función de la aurícula izquierda que empeoraron en los pacientes sometidos sólo a estimulación en la aurícula derecha alta.[36]

De los puntos alternativos únicos propuestos, la *estimulación auricular septal en el triángulo de Koch* posee efecto preventivo, pero se encuentra limitada por la sobredetección de señales ventriculares (*far-field*). Además, en el estudio ASPECT,[37] que comparó los efectos de los algoritmos de prevención y estimulación según el electrodo estuviera o

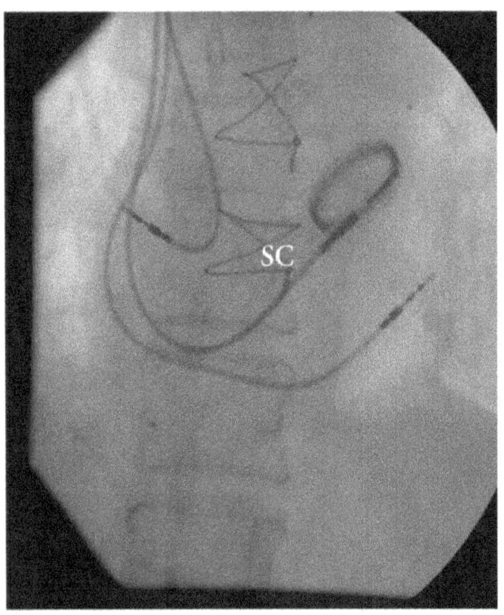

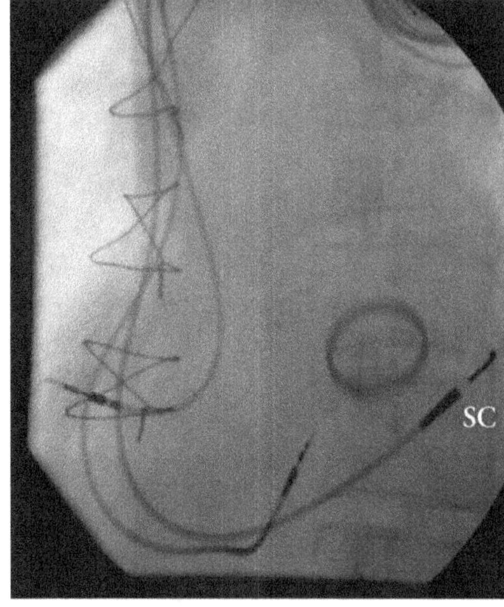

Figura 10. Estimulación biauricular. Se observan en proyección posteroanterior y oblicua anterior izquierda los electrodos de fijación activa ubicados en pared lateral de aurícula derecha y en el tracto de salida de ventrículo derecho en el septum interventricular. El electrodo para la estimulación auricular izquierda, marcado como SC, se encuentra ubicado en el seno coronario distal orientado hacia la aurícula izquierda.

no en el *septum* interauricular, no se encontraron ventajas de la estimulación en uno u otro punto.

Finalmente, la *estimulación cerca del haz de Bachmann* ha sido evaluada por Bailin y cols.[38] en un estudio randomizado que encontró un efecto preventivo significativo comparado con la estimulación en la orejuela de la aurícula derecha (supervivencia libre de FA crónica al año del 75 % frente al 47 %). Este lugar parece particularmente atractivo por su fácil acceso, en especial con los nuevos sistemas de ubicación de los electrodos, sin que existieran diferencias en cuanto al tiempo de colocación del electrodo ni en los umbrales de estimulación entre ambos lugares de estimulación auricular.

CONCLUSIONES

La estimulación auricular en pacientes con bradicardia (especialmente, enfermedad del nodo sinusal) e indicación de marcapasos ha demostrado prevenir la fibrilación auricular. La magnitud de este beneficio ha sido variable en los diversos estudios, pero dadas las fuertes sospechas de que este efecto puede ser contrarrestado por la estimulación ventricular, debe intentarse reducir ésta hasta el mínimo nivel posible (idealmente hasta 0 %).

También se ha comprobado una reducción de la arritmia con diversos algoritmos, aunque con resultados contradictorios. Existe, sin embargo, un subgrupo de pacientes (aquellos que presentan un mayor número de extrasistolia auricular antes de los episodios) en los que la programación de los algoritmos contra la ectopia parece beneficiosa. Con esas premisas, y dado que la tendencia es que estos algoritmos no encarezcan el marcapasos, en los próximos años aumentará su empleo en la enfermedad del seno. De las técnicas alternativas, la estimulación en la zona septal cercana al haz de Bachmann parece prometedora, sobre todo en los pacientes con trastornos de conducción intrauriculares, por los resultados preliminares y por su sencillez, que también será impulsada por los avances en la tecnología de las herramientas para el implante de los electrodos.

No se ha podido demostrar hasta ahora un efecto convincente y consistente en los pacientes con fibrilación auricular refractaria a fármacos, sin bradicardia concomitante, por lo que su empleo sólo puede realizarse como investigación de ninguna modalidad de estimulación.[39] Sin embargo, estos pacientes están dirigiéndose actualmente hacia la ablación de venas pulmonares, pese a que ni es probable que en los próximos años se les pueda ofertar a todos, ni todos seran buenos candidatos para la misma.

La estimulación auricular en la fibrilación auricular ha recorrido un camino de más de 10 años que nos ha aportado, además de algunas decepciones, una cantidad enorme de información sobre la fibrilación y sus arritmias «satélites». El período de reflexión actual debería conducir al diseño de estudios en los pacientes con y sin bradicardia, basados en los principales «respondedores», probablemente con ubicación septal del electrodo y con seguimientos de al menos dos años.

BIBLIOGRAFÍA

1. Andersen HR, Nielsen JC, Thomsen PEB, Thuesen L, Mortensen PT, Vesterlund T, Pedersen AK. Long-term follow up of patients from a randomised trial of atrial versus ventricular pacing for sick-sinus syndrome. Lancet 1997; 350:1210-216.
2. Coumel P, Friocourt P, Mugica J, Attuel P, Leclercq JF. Long-term prevention of vagal atrial arrhythmias by atrial pacing at 90/minute: experience with 6 cases. Pacing Clin Electrophysiol 1983; 6: 552-60.
3. Stabile G, Senatore G, De Simone A, Turco P, Coltorti F, Nocerino P *et al.* Determinants of Efficacy of Atrial Pacing in Preventing Atrial Fibrillation Recurrences. J Cardiovasc Electrophysiol. 1999; 10:2-9.
4. Hoffmann E, Sulke N, Edvardsson N, Ruiter J, Lewalter T, Capucci A, Schuchert A, Janko S, Camm J on behalf of Atrial Fibrillation Therapy Trial Investigators. New insights into the initiation of atrial fibrillation: a detailed intraindividual and interindividual analysis of the spontaneous onset of atrial fibrillation using new diagnostic pacemaker features. Circulation. 2006;113:1933-941.
5. Israel CW, Ehrlich JR, Gronefeld G *et al.* Prevalence, characteristics and clinical implications of regular atrial tachyarrhythmias in patients with atrial fibrillation: Insights from a study using a new implantable device. J Am Coll Cardiol 2001;38:355-63.
6. Gillis AM, Unterberg-Buchwald C, Schmidinger H, Massimo S, Wolfe K, Kavaney DJ, Otterness MF, Hohnloser SH, GEM III AT Worldwide Investigators: Safety and efficacy of advanced atrial pacing therapies for atrial tachyarrhythmias in patients with a newimplantable dual chamber cardioverter-defibrillator. J Am Coll Cardiol 2002;40:1653-659.
7. Wijffels MC, Kirchhof CJ, Dorland R, Allessie MA. Atrial fibrillation begets atrial fibrillation. A study in awake chronically instrumented goats. Circulation 1995;92:1954 –1968
8. Connolly SJ;Kerr CR;Gent M *et al.* Effects of physiologic pacing versus ventricular pacing on the risk of stroke and death due to cardiovascular causes. Canadian Trial of Physiologic Pacing Investigators. N Engl J Med 2000;342:1385-391.
9. Lamas GA, Lee KL, Sweeney MO *et al.* for the Mode Selection Trial in sinus node dysfunction. Ventricular pacing or dual chamber pacing for sinus node dysfunction. N Engl J Med 2002; 346:1854-862.
10. Nielsen JC, Kristensen L, Andersen HR *et al.* A randomized comparison of atrial and dual chamber pacing in 177 consecutive patients with sick sinus syndrome: echocardiographic and clinical outcome. J Am Coll Cardiol 2003;42:614-23.
11. Sweeney MO, Hellkamp AS, Ellenbogen KA *et al.* Adverse effect of ventricular pacing on heart failure and atrial fibrillation among patients with normal baseline QRS duration in a clinical trial of pacemaker therapy for sinus node dysfunction. Circulation. 2003;107:2932-937.
12. Gillis AM, Connolly SJ, Lacombe P *et al.* Randomized crossover comparison of DDDR versus VDD pacing after atrioventricular junction ablation for prevention of atrial fibrillation. The atrial pacing peri-ablation for paroxysmal atrial fibrillation (PA3) study investigators. Circulation. 2000;102:736-41.
13. Ricci R, Santini M, Puglisi A, Azzolini P, Capucci A, Pignalberi C, Boriani G *et al.* Impact of consistent atrial pacing algorithm onpremature atrial complexe number and paroxysmal atrial fibrillation recurrences in brady-tachy syndrome: A randomized prospective cross over study. J Interv Card Electrophysiol 2001; 5:33-44.
14. Carlson MD, Ip J, Messenger J, Beau S, Kalbfleisch S, Gervais P, Cameron DA *et al.* for the Atrial Dynamic Overdrive Pacing Trial (ADOPT) Investigators. A new pacemaker algorithm for the treatmentof atrial fibrillation. Results of the atrial dynamic overdrivepacing trial (ADOPT). J Am Coll Cardiol 2003; 42:627-33.
15. Funck RC, Adamec R, Lurje L, Capucci A, Ritter P, Shekan D, Slegers LC *et al.* Atrial overdriving is beneficial in patients with atrial arrhythmias: First results of the PROVE Study. Pacing Clin Electrophysiol 2000; 23[Pt. II]:1891-893.
16. Lewalter T, Yang A, Pfeiffer D *et al.* Individualized selection of pacing algorithms for the prevention of recurrent atrial fibrillation: Results from the VIP registry. Pacing Clin Electrophysiol. 2006;29:124-34.
17. Israel CW, Barold SS. Pacing algorithms for prevention of atrial tachyarrhythmias. En: Israel CW, Barold SS, eds. Advances in the treatment of atrial tachyarrhythmias: Pacing, cardioversion and defibrillation. Armonk, NY: Futura Publishing Company, 2002: 139-71.
18. Purerfellner H, Ruiter JH, Widdershoven JW, Van Gelder IC, Urban L, Kirchhof *et al.* on behalf of PMOP Investigators. Reduction of atrial tachyarrhythmia episodes during the overdrive pacing period using

the post-mode switch overdrive pacing (PMOP) algorithm. Heart Rhythm. 2006;3:1164-171.

19. Gold M y Hoffmann E. The impact of atrial prevention pacing on AF burden: Primary results of the Study for Atrial Fibrillation Reduction (SAFARI). Cardiostim 2006 Niza. Europace 2006; 8 (Suppl.1): 222/3 (abstract).

20. Lozano IF, Vincent A, Roda J y cols. Paroxysmal atrial fibrillation prevention by pacing in patients with pacemaker indication. Europace. 2003;5: 267-73.

21. Camm J. AFtherapy study: preventive pacing for paroxysmal atrial fibrillation. Abstract (publishing ID:125) presentado en la 23 Scientific Sessions NASPE Mayo 8-11 2002, San Diego. Pacing Clin Electrophysiol 2002; 24: 554 (abstr).

22. Gold M, Sulke N, Schwartzman D y cols. Clinical experience with a dual-chamber implantable cardioverter defibrillator to treat atrial tachyarrhythmias. J Cardiovasc Electrophysiol 2001;12: 1247-253

23. Blanc JJ, De Roy L, Mansourati J y cols, PIPAF Investigators. Atrial pacing for prevention of atrial fibrillation: assessment of simultaneously implemented algorithms. Europace. 2004;6:371-79.

24. Gold M. San Francisco (California, USA) Heart Rhythm 2004. 25th Annual Scientific Sessions.

25. Schuster B, Faerestrand S, Ohm Ole. Device treatment of atrial tachycardia; minor additional effect of repeating pacing sequences. Int J Cardiol 2005; 104:10-14.

26. Gulizia M, Mangiameli S, Orazi S *et al.* for the PITAGORA (Prevention Investigation and Treatment: A Group for Observation and Research on Atrial arrhythmias) Investigators. Randomized comparison between Ramp and Burst+ atrial antitachycardia pacing therapies in patients suffering from sinus node disease and atrial fibrillation and implanted with a DDDRP device. Europace. 2006;8:465-73.

27. Adler SW II, Wolpert C, Warman EN, Musley SK, Koehler JL, Euler DE: Efficacy of pacing therapies for treating atrial tachyarrhythmias in patients with ventricular arrhythmias receiving a dual-chamber implantable cardioverter defibrillator. Circulation 2001;104:887-92 .

28. Friedman PA, Dijkman B, Warman EN *et al.* Atrial therapies reduce atrial arrhythmia burden in defibrillator patients. Circulation 2001; 104: 1023-028.

29. Ricci R, Quesada A, Pignalberi C y cols. Dual defibrillator improves quality of life and decreases hospitalizations in patients with drug refractory atrial fibrillation. J Interv Card Electrophysiol 2004;10:85-92.

30. Lee MA, Weachter R, Pollak S y cols, The AT-TEST Investigators. The effect of atrial pacing therapies on atrial tachyarrhythmia burden and frequency: results of a randomized trial in patients with bradycardia and atrial tachyarrhythmias. J Am Coll Cardiol. 2003;41:1926-932.

31. Gillis A, Koehler J, Morck M y cols. High atrial antitachycardia pacing therapy efficacy is associated with a reduction in atrial tachyarrhythmia burden in a subset of patients with sinus node dysfunction and paroxysmal atrial fibrillation. Heart Rhythm 2005;2:791-96.

32. Padeletti L, Santini M, Boriani G *et al.* On behalf of the Italian AT500 Registry Investigators. Long-term reduction of atrial tachyarrhythmia recurrences in patients paced for bradycardia-tachycardia syndrome. Heart Rhythm 2005;2: 1047-057.

33. Bayes de Luna A, Cladellas M, Oter R, Torner P, Guindo J, Martí V y cols. Intraatrial conduction block and retrograde activation of the left atrium and paroxysmal supra-ventricular tachyarrhythmias. Eur Heart J 1988; 9:1112-118.

34. Yu WC, Tsai CF, Hsieh MH *et al.* Prevention of the initiation of atrial fibrillation: mechanism and efficacy of different atrial pacing modes. Pacing Clin Electrophysiol. 200; 23:373-79.

35. Saksena S, Prakash A, Ziegler P y cols. DAPPAF Investigators. Improved suppression of recurrent atrial fibrillation with dual-site right atrial pacing and antiarrhythmic drug therapy. J Am Coll Cardiol. 2002;40:1140-150.

36. Prakash A, Saksena S, Ziegler P y cols. DAPPAF Investigators. Dual site right atrial pacing can improve the impact of standard dual chamber pacing on atrial and ventricular mechanical function in patients with symptomatic atrial fibrillation: further observations from the dual site atrial pacing for prevention of atrial fibrillation trial. J Interv Card Electrophysiol. 2005;12:177-87.

37. Padeletti L, Purerfellner H, Adler SW y cols. On behalf of Worldwide ASPECT Investigators. Combined efficacy of atrial septal lead placement and atrial pacing algorithms for prevention of atrial tachyarrhythmia. J Cardiovasc Electrophysiol. 2003;14: 1189-195.

38. Bailin SJ, Adler S, Giudici M. Prevention of chronic atrial fibrillation by pacing in the region of Bachmann's bundle: results of a multicenter randomized trial. J Cardiovasc Electrophysiol. 2001;12: 912-17.

39. Knight BP, Gersh BJ, Carlson MD *et al.* American Heart Association Council on Clinical Cardiology (Subcommittee on Electrocardiography and Arrhythmias); Quality of Care and Outcomes Research Interdisciplinary Working Group; Heart Rhythm Society; AHA Writing Group. Role of permanent pacing to prevent atrial fibrillation: science advisory from the American Heart Association Council on Clinical Cardiology (Subcommittee on Electrocardiography and Arrhythmias) and the Quality of Care and Outcomes Research Interdisciplinary Working Group, in collaboration with the Heart Rhythm Society. Circulation. 2005;111:240-43.

Capítulo 11

Ablación con catéter de la fibrilación auricular

A. Berruezo, D. Tamborero, L. Mont

Hospital Clínic. Universitat de Barcelona
Sección de Arritmias
Institut Clínic del Tòrax
Barcelona

Dirección para correspondencia
Hospital Clínic. Universitat de Barcelona
Dr. Antonio Berruezo
aberruezo@clinic.ub.es

El tratamiento de la fibrilación auricular comienza por la prevención de su aparición; por tanto, conviene conocer y tratar los factores asociados. Los dos factores más importantes en la población general son la edad y la hipertensión arterial.[1] En la actualidad, se estima que la FA puede estar presente en un 1 % de la población, lo que significa 4,5 millones de personas en Europa.[2] Su relación directamente proporcional con la edad hace que pueda manifestarse hasta en un 9 % de la población mayor de 80 años.[3] Una vez que la FA aparece, los objetivos del tratamiento son tres:

- el mantenimiento del ritmo sinusal,
- la prevención de los accidentes embólicos, y
- el control de la frecuencia cardíaca durante los episodios.

Hoy en día, no disponemos de un tratamiento farmacológico eficaz a largo plazo para el mantenimiento del ritmo sinusal y, por otro lado, en algunos pacientes con FA permanente tampoco se consigue un buen control de la frecuencia cardíaca. En estos pacientes, la ablación del nodo AV junto con la implantación de un marcapasos consigue mejorar los síntomas.

El mantenimiento del ritmo sinusal es aún más difícil de conseguir. Los fármacos antiarrítmicos han demostrado una muy escasa eficacia. Al igual que en el caso anterior, disponemos de una opción alternativa de tratamiento para estos pacientes: la ablación de la FA mediante catéteres o bien mediante cirugía.

El tratamiento de la FA mediante ablación con catéter ha evolucionado en gran medida desde que se describió por primera vez en 1994.[4,5] En 1998, Haissaguerre *et al.* definieron el papel de las venas pulmonares (VP) en el inicio y mantenimiento de la FA,[6] lo que sentó las bases para que se comenzara a realizar ablación de VP mediante catéteres como tratamiento intervencionista para la FA. Sin embargo, a pesar de los numerosos avances que se han producido en estos años en las técnicas de ablación de FA, actualmente, este tratamiento sigue teniendo una eficacia limitada, especialmente en FA persistente y permanente, en aurículas dilatadas; por ello, todavía hoy se considera una segunda opción de tratamiento, al que se recurre cuando no se consigue un buen control de los síntomas. El riesgo de complicaciones limita también la aplicación de la técnica de forma generalizada.

1   Bases electrofisiológicas

Probablemente, la complejidad de esta arritmia explica la dificultad de su tratamiento. Un tratamiento satisfactorio requiere una comprensión de los mecanismos implicados. En la actualidad, se considera que la presencia de FA supone la existencia en un mismo paciente de disparadores de la arritmia (actividad focal ectópica) y de un sustrato arritmogénico (circuitos de reentrada más o menos estables) responsables de su inicio y perpetuación, respectivamente.

El objetivo de la ablación de la FA puede ser la eliminación de la actividad focal ectópica, la modificación del sustrato o ambas. Hoy en día, la técnica más ampliamente utilizada tiene en cuenta ambos objetivos. Esta técnica incluye la realización de lesiones circunferenciales en la aurícula, realizando un círculo de ablación alrededor de las VP izquierdas y derechas que incluye la zona de la unión VP-aurícula izquierda.[7] De esta forma, no sólo se consigue aislar eléctricamente las VP sino que, además, se modifica el sustrato al eliminar la zona de la unión venoatrial que podría desempeñar un papel importante, tal como sugieren algunos trabajos experimentales que muestran la presencia de rotores (o pequeños circuitos de reentrada) fijados en esta zona. Al mismo tiempo, la ablación produce un remodelado anatómico que disminuye el tamaño auricular y reduce la masa crítica auricular necesaria para que se perpetúe la arritmia. También se ha sugerido que estas lesiones pueden disminuir la inervación vagal, que se considera un desencadenante y modulador de la arritmia.[8,9]

2   Anatomía

La aplicación de las distintas técnicas de ablación de FA de forma segura y eficaz requiere un conocimiento detallado de la anatomía de ambas aurículas y de las venas torácicas.

2.1   *Septo interauricular*

La gran mayoría de procedimientos de ablación de FA requieren el acceso a la aurícula izquierda a través de una o varias punciones transeptales.[10] Por tanto, el conocimiento de la anatomía del septo interauricular y de sus relaciones anatómicas es imprescindible para que el procedimiento se realice de forma segura. Existen diferentes técnicas para realizar la punción transeptal. La más simple consiste en efectuar la punción con ayuda de fluoroscopia y guiada por la identificación anatómica de una o varias estructuras cardíacas como el plano valvular aórtico, el haz de His o el seno coronario, mediante la colocación de catéteres en ellas. Además, la inyección de contraste a través de la aguja de punción o el registro de presiones por medio de la misma ayudan a identificar la cámara en que se encuentra la aguja. Aunque la imagen que nos proporciona la fluoroscopia es suficiente para la mayoría de los casos, la utilización del ecocardiograma transesofágico o el ecocardiograma intracardíaco[11] podrían ser útiles en algunos casos especiales (gran dilatación auricular o de raíz aórtica, deformidades torácicas), si bien, en general, no han demostrado mejorar la eficacia o seguridad de la técnica y encarecen e incluso pueden alargar el procedimiento.

2.2 *Venas pulmonares y unión venoatrial*

La demostración de la implicación de las VP y la unión venoatrial en la génesis y el mantenimiento de la FA, son la causa de que el objetivo de la ablación de la FA haya estado centrado mayoritariamente en esta región anatómica de la aurícula izquierda. La extensión de bandas musculares desde la aurícula hacia el interior de las VP[12,13] y la compleja distribución de la musculatura auricular en la zona de la unión venoatrial o antro,[14] proporcionan el substrato para la arritmogénesis en esta zona.[15]

Inicialmente, se realizaban aplicaciones de radiofrecuencia en el interior de algunas VP,[16] con una elevada incidencia de estenosis de VP.[17] Con posterioridad, la técnica evolucionó hacia la aplicación de radiofrecuencia en segmentos del *ostium* de las VP (unión venoatrial); con ello se conseguía desconectar eléctricamente las bandas de miocardio que se introducían en su interior del resto de musculatura auricular y, a su vez, se reducía la incidencia de estenosis de VP.[18] En la actualidad, con la ayuda de sistemas que permiten una reconstrucción tridimensional de las estructuras cardíacas (CARTO, Biosense Webster o EnSite, St Jude Medical) e incluso la integración con imágenes obtenidas previamente con RMN/TAC, es posible realizar la ablación en zonas más proximales a la aurícula (incluyendo la zona del antro de las VP), con lo que se reduce aún más el riesgo de estenosis de VP[18,19] (véanse las figuras 1 y 2).

En estudios mediante RMN[20] se ha demostrado que existen variaciones en la anatomía de las VP hasta en 1/3 de los pacientes. Debido a la existencia de estas variaciones, es importante evaluar el número de venas y la anatomía de su desembocadura en la aurícula izquierda antes de realizar la ablación de FA. Algunos estudios han probado la imprecisión de la fluoroscopia para identificar de forma precisa el *ostium* y el antro de las VP, en comparación con la ecocardiografía intracardíaca.[21] Las imágenes adquiridas por RMN/TAC no son en tiempo real, sino que se adquieren previamente a la reconstrucción electroanatómica durante el procedimiento. A pesar de que esto es una limitación, se ha demostrado una precisión de 2 mm en modelos caninos[22] y de 3 mm en seres humanos.[23] Por el contrario, la venografía, el ecocardiograma transesofágico y el intracardíaco proporcionan imágenes en tiempo real. La estimación del diámetro de los orificios

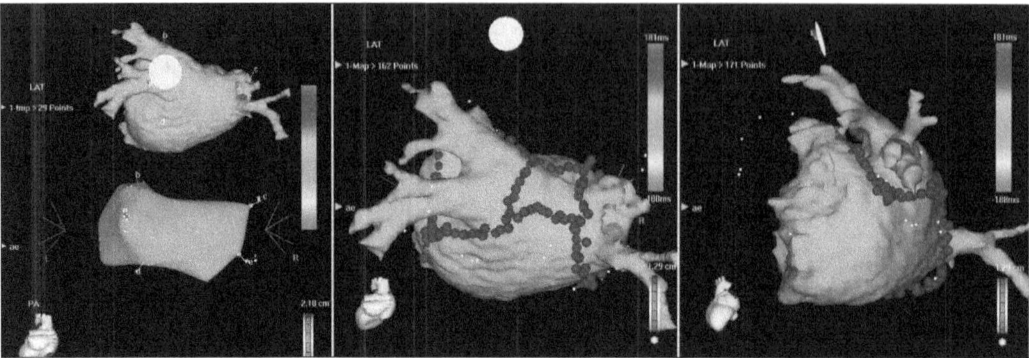

Figura 1. La disponibilidad actual de sistemas que permiten una reconstrucción tridimensional de las estructuras cardíacas (CARTO, Biosense Webster o EnSite, St. Jude Medical) facilita los procedimientos de ablación de FA. Estos sistemas son capaces de integrar los mapas electroanatómicos conseguidos mediante la cartografía con catéteres, con imágenes 3D obtenidas previamente al procedimiento con RMN/TAC (RMN en este ejemplo). Esto permite, entre otras cosas, realizar las aplicaciones de radiofrecuencia en zonas más proximales a la aurícula (incluyendo la zona del antro de las VP), con lo que se reduce el riesgo de estenosis de VP.

de las VP es similar si comparamos el TAC/RMN con el ecocardiograma intracardíaco; sin embargo, se sobreestima con la venografía y se infraestima con el ecocardiograma transtorácico.[24] El inconveniente principal del ecocardiograma intracardíaco es que no se puede utilizar con catéteres con irrigación externa, que son los más usados hoy en día.

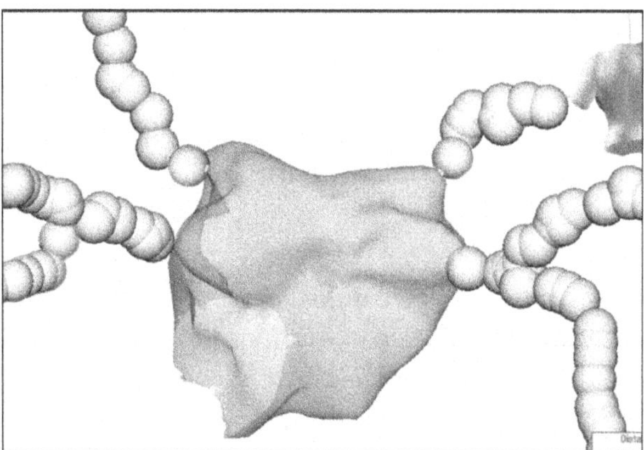

Figura 2. Reconstrucción tridimensional de la aurícula izquierda y VP realizada con sistema NaVx (St. Jude Medical). La imagen corresponde a una visión posterior de la aurícula y se ha seleccionado porque en ella se ve con claridad cómo existe una clara diferenciación entre el contorno suave del cuerpo de la aurícula izquierda y la zona del antro de las VP (unión venoatrial), a modo de embudo. También se observa que las VP inferiores son posteriores y las VP superiores son anteriores. El conocimiento de estos detalles anatómicos es esencial para la manipulación de catéteres en el interior de la aurícula izquierda.

La resonancia magnética en tiempo real y la utilización de sistemas de navegación mediante campo magnético probablemente resuelvan algunas de las deficiencias de los medios de que disponemos en la actualidad.[25]

2.3 Esófago

Es importante conocer la relación existente entre la aurícula izquierda y el esófago, ya que una de las complicaciones más graves de la ablación de FA, aunque muy infrecuente, es la perforación esofágica. Es una complicación relacionada con la lesión térmica, resultado de la aplicación de radiofrecuencia en la pared posterior de la aurícula izquierda. Se ha demostrado que el esófago se encuentra en contacto con la pared posterior de la aurícula izquierda, con una distancia entre el endocardio auricular y el esófago inferior a 5 mm en un 40 % de los casos. La posición del esófago varía dependiendo del paciente, aunque algunos autores han sugerido que este contacto se produce a nivel medio y cerca de las VP izquierdas.[26] Se han utilizado distintas estrategias para intentar evitar el daño esofágico:

- Algunas estrategias están encaminadas a conseguir la visualización de la posición del esófago durante el procedimiento mediante la inserción de un tubo radiopaco nasogástrico, sonda de ecocardiografía transesofágica, la ingestión de contraste y la localización mediante un catéter introducido en el esófago.
- Otras pretenden limitar la aplicación de radiofrecuencia mediante la utilización de sondas esofágicas con control de temperatura o simplemente limitando la potencia o el tiempo de aplicación; sin embargo, es difícil evaluar la utilidad de cada una de ellas debido a la baja frecuencia de esta complicación.

3 Técnicas de ablación

No existe consenso acerca de qué técnica se debe utilizar para conseguir los mejores resultados ni acerca de si hay que emplear la misma técnica para todos o bien ésta debería depender de determinadas características que presenten los pacientes. En la mayoría de los casos, el objetivo de la ablación son las VP y la zona anatómica de la unión venoatrial o antro de las VP. Sin embargo, hasta en un tercio de los pacientes sometidos a ablación de FA, existen focos con actividad ectópica en otras localizaciones capaces de iniciar episodios de FA.[27] Por otro lado, el simple aislamiento de las VP resulta ineficaz en pacientes con FA permanente o en aquellos que tienen aurículas dilatadas, por lo que se tiende a buscar nuevas alternativas, con lesiones más extensas en otras zonas.

3.1 Ablación en el ostium de las VP

Los primeros intentos de realizar ablación de FA se basaban en reproducir las técnicas de ablación lineal quirúrgica mediante lesiones lineales efectuadas con catéteres en aurícula derecha e izquierda;[4,5] sin embargo, los resultados no fueron buenos. Fue durante la realización de las lesiones lineales cuando Haïssaguerre *et al.* descubrieron que algunas FA tenían un origen focal en las VP. Dichos autores empezaron a realizar la ablación directa de aquellos focos de VP que originaban FA.[28] No obstante, esta técnica presentaba importantes limitaciones derivadas del hecho de tener que inducir focos ectópicos durante la ablación de forma reproducible durante el procedimiento. Los mismos autores introdujeron la técnica de la ablación segmentaria del *ostium* de las VP, inicialmente dirigida tan sólo a aquellas VP consideradas implicadas en la FA, y en pacientes con mucha actividad ectópica. Dicha técnica precisa la colocación de un catéter multipolar circular para ayudar a registrar los potenciales de aurícula y VP y realizar aplicaciones de radiofrecuencia en los lugares donde se registra la activación más precoz ya en la entrada de las VP.[29,30] Presentaba la limitación de tener que realizar maniobras de provocación y, además, obtenía unos resultados restringidos, con una curación de la FA no superior al 50-60 % en pacientes escogidos. Por ello, se abandonó la provocación e identificación de focos ectópicos, y así, el objetivo de esta técnica en la actualidad es la desconexión eléctrica de las 4 VP. El problema más importante derivado de esta técnica es la aparición de estenosis de VP como consecuencia de que las aplicaciones de radiofrecuencia se realizan en el *ostium* de las VP.[31] Por este motivo, esta técnica ha evolucionado hacia la realización de lesiones más extraostiales en las 4 VP. Por otro lado, la guía para realizar este procedimiento era fundamentalmente fluoroscópica, lo que implicaba de 60 a 100 minutos de escopia habitualmente. Para limitar el uso de la escopia y disponer de una imagen más detallada, algunos grupos combinan el catéter circular colocado en el *ostium* de la VP con la angiografía de las VP y la realización de un mapa tridimensional obtenido con un navegador.

3.2 Ablación circunferencial de VP

En paralelo con la aproximación descrita por Haissaguerre *et al.*, Pappone *et al.* desarrollaron una técnica basada en la realización de lesiones circulares alrededor de las VP, de dos en dos, utilizando un sistema navegación. El objetivo de dicha ablación es conseguir la desaparición de la actividad eléctrica dentro de la zona aislada (véase la figura 3). Posteriormente, tras comprobar la existencia de taquicardias macrorreentrantes alrededor de la lesión cirunferencial, Pappone *et al.* añadieron líneas de ablación en el techo, la pared posterior y el istmo mitral, que se mostraron eficaces por disminuir la incidencia de *flutter* izquierdo.[7] La ablación circunferencial propuesta por Pappone *et al.* supone la realización de líneas de ablación amplias, cercando las dos VP ipsilaterales. Las

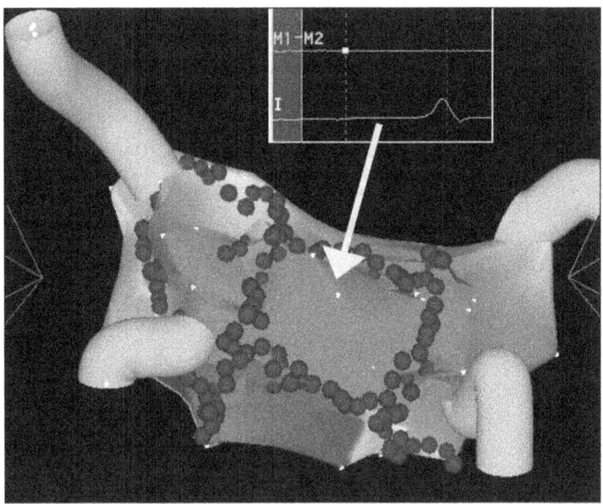

Figura 3. Reconstrucción electroanatómica tridimensional de la aurícula izquierda mediante sistema CARTO (Biosense Webster). El voltaje de la señal registrada con el catéter de ablación al ponerse en contacto con la pared auricular se ha codificado en colores según una escala que va del rojo (ausencia o muy bajo voltaje) al azul-violeta (voltaje elevado). La imagen corresponde a una visión posterior de la aurícula izquierda tras realizar el esquema habitual de ablación circunferencial de VP. En prácticamente toda la pared posterior y zona de unión venoatrial, la codificación en color del voltaje muestra una reducción o ausencia de voltaje en el interior de las zonas ablacionadas. Véase el electrograma registrado en el interior del círculo izquierdo con el bipolo distal del catéter de ablación (M_1-M_2).

lesiones engloban la zona de la unión venoatrial. Por tanto, las aplicaciones de RF se llevan a cabo más proximales que en los casos anteriores, en la unión del vestíbulo de la aurícula izquierda (el área circunferencial que rodea el anillo mitral) y el antro de las VP. La realización de estas líneas de ablación debe ser guiada por la utilización de cartografía tridimensional con un sistema de navegación (con o sin la integración de imágenes obtenidas previamente con RMN/TAC) o ecocardiograma intracardíaco. Aunque al principio el objetivo durante el procedimiento era reducir la amplitud de los electrogramas,[32,33] en la actualidad se acepta que hay que buscar la eliminación de la actividad eléctrica dentro de la zona ablacionada.[34,35]

Inicialmente, se realizaba además una línea posterior; sin embargo, se ha dejado de practicar en algunos centros debido a las dudas acerca de si con ésta se podrían dañar estructuras como el esófago. Resultados preliminares correspondientes a un estudio aleatorizado reciente realizado en nuestro centro, en el que se compara la ablación circunferencial con o sin la línea de la pared posterior, demuestran que no existen diferencias en cuanto a las recurrencias de FA (datos aún no publicados). Por tanto, aunque sigue sin estar claro si añade riesgo o no al procedimiento, parece prudente dejar de realizarla en vista de que no aporta beneficios en cuanto a disminuir recurrencias de *flutter* o FA.

En la actualidad, la técnica de aislamiento de VP descrita por Haïssaguerre y su variante descrita por el grupo de Kuck[10] como técnica del doble Lasso, han evolucionado hacia la realización de lesiones más amplias y proximales, de manera que podemos considerar que el aislamiento circunferencial de la venas pulmonares es una sola técnica, muy parecida a la planteada inicialmente por Pappone *et al.*, y constituye la base de la mayoría de los procedimientos de ablación. Resulta suficiente para curar la FA en un porcentaje de alrededor del 90 % en pacientes con FA paroxística y aurícula pequeña. Sin embargo, existe un cierto consenso en que la ablación cirunferencial de venas pulmonares es insuficiente para conseguir la curación en pacientes con formas de FA persistentes y permanentes, con aurículas dilatadas. Por ello, se siguen investigando a fondo las posibilidades de lesiones de ablación adicionales que obtengan mejores resultados.

3.3 *Ablación de zonas con electrogramas auriculares complejos y fraccionados*

En el año 2004 Nademanee *et al.* describieron una nueva aproximación, totalmente distinta al aislamiento de VP. Se trata de identificar las zonas de la aurícula izquierda que presentan electrogramas complejos fraccionados (EACF) persistentes y estables durante la FA.[36] Nademanee *et al.* consideran que estos electrogramas representarían zonas de fibrosis y conducción lenta que podrían formar un sustrato imprescindible para el sostenimiento de la FA. El objetivo de la ablación es la eliminación completa de estas áreas, tanto en aurícula derecha como en aurícula izquierda, y la conversión de la FA a ritmo sinusal o la no inducibilidad (en el caso de que se trate de una FA paroxística). Existen pocos datos acerca de su eficacia. Además, la identificación de dichos potenciales es poco reproducible, dado que depende de si son estables o no y de la interpretación subjetiva del observador.

3.4 *Otras aproximaciones*

Oral *et al.* abogan por un denominado «procedimiento individualizado» que tendría como objetivo realizar el procedimiento menos agresivo posible (menor ablación necesaria) a cada paciente, en lugar de utilizar un mismo procedimiento para todos de forma estándar. El objetivo en pacientes con FA paroxística es la no inducibilidad tras la ablación.[37] También el grupo de Burdeos ha defendido una aproximación escalonada con el denominado *stepwise*, aunque en este caso, el primer paso siempre es el aislamiento de VP, seguido de la eliminación de EACF y la adición de lesiones lineales en el techo, istmo mitral, seno coronario, etc. Según los autores, se consigue la conversión a ritmo sinusal o taquicardia auricular en más de un 80 % de los casos.[38]

Otra propuesta en estudio es la ablación de los plexos ganglionares autonómicos auriculares, que también podría tener un papel en la aparición de las crisis de FA.[39] La ablación "biatrial" (ablación circunferencial de VP combinada con lesiones lineales en la aurícula derecha) podría ser más efectiva que la ablación realizada en la aurícula izquierda de forma aislada en casos de FA persistente y permanente.[40]

4　Efectos de la ablación

4.1　Tamaño y transporte auricular

Es conocido que la FA tiene como efecto el remodelado eléctrico y anatómico de la aurícula (dilatación). Se ha demostrado que la ablación puede tener un efecto de remodelado anatómico inverso sobre la aurícula izquierda, aunque el mecanismo no se conoce con exactitud.[41,42] Sin embargo, aún no está claro el efecto que produce sobre la fracción de eyección o función de transporte auricular.[43,44] En una serie analizada en nuestro departamento, de 50 pacientes a los que se pudo realizar la RNM en sinusal antes y después de la ablación, hemos observado que se produce una reducción del volumen diastólico de la aurícula izquierda independientemente del éxito del procedimiento. No obstante, en los pacientes con recurrencias, no hay mejoría en el volumen sistólico ni en la fracción de eyección auricular (datos no publicados).

4.2　Tamaño y función ventricular

Los resultados de varios estudios sugieren que la ablación de FA en pacientes con disfunción sistólica del ventrículo izquierdo puede mejorar la fracción de eyección. No está claro en qué grado los beneficios son debidos a una mejoría en el control de la frecuencia cardíaca o a la restauración del ritmo sinusal.[45-47]

5　Resultados clínicos

No es posible proporcionar cifras exactas acerca de la proporción de pacientes libres de recurrencias de FA tras el procedimiento. La razón es que, además del tipo de técnica utilizada, otras muchas variables pueden influir en los resultados. De todas ellas, probablemente las más importantes son el tipo de FA, paroxística *vs* persistente o permanente, el diámetro de la aurícula izquierda, arterial, la presencia de cardiopatía estructural, etc. En un estudio reciente realizado en nuestro servicio, las dos variables con poder predictivo independiente para el resultado de la ablación fueron el diámetro anteroposterior de la aurícula izquierda y la presencia de hipertensión.[33] También hay que tener en cuenta las diferencias en el seguimiento, las definiciones de éxito y el uso de antiarrítmicos.

Aunque en algunos centros se presentan tasas de éxito en FA paroxística superiores al 90 %, con un 20 % de segundos procedimientos, en estudios multicéntricos el porcentaje de éxito es de alrededor del 70 %. En el caso de la FA persistente o permanente es esperable una tasa de éxito alrededor del 50 % tras "n" procedimientos, aunque los resultados finales tienen una gran relación con el tipo de pacientes seleccionados.

Se han comparado los resultados de la ablación de FA con las estrategias alternativas para mantener el ritmo sinusal en estudios aleatorizados. La ablación de FA es más efectiva en el mantenimiento del rimo sinusal que los antiarrítmicos y las cardioversiones, tanto para pacientes con FA paroxística como para pacientes con FA persistente o permanente[48-51] (véase la figura 4). Además, en estos estudios los pacientes obtenían un mayor beneficio en términos de calidad de vida, si bien los estudios tienen limitaciones debido a que no se puede excluir el efecto placebo por no ser «ciegos».[50,51]

Las recurrencias de FA después de la ablación pueden ser sintomáticas o asintomáticas y en ambos casos pueden ser precoces o tardías. La recurrencia precoz tras la ablación de FA es un fenómeno frecuente, independientemente de la técnica de ablación utilizada, y su incidencia es de alrededor de un 40 % en los tres primeros meses. Aunque la recurrencia precoz de FA es un predictor independiente de recurrencia tardía,[52] resulta recomendable no tomar de forma inmediata la decisión de repetir el procedimiento debido a que una elevada proporción de pacientes con recurrencia precoz no vuelven a presentar FA durante el seguimiento. La administración de fármacos antiarrítmicos podría disminuir el porcentaje de pacientes con recurrencia precoz[53] y esto, a su vez, influir de forma positiva en el remodelado anatómico, aunque este extremo no está demostrado.

La aparición de taquicardia auricular tras el procedimiento es más frecuente en los pacientes sometidos a ablación circunferencial (10 %)[54] que en aquellos en quienes se ha realizado un aislamiento segmentario de VP (3 %).[55] Suelen aparecer en los primeros tres meses y un porcentaje importante de ellas ceden de forma espontánea en este período de tiempo. En ambos casos, el origen de las taquicardias se encuentra con más frecuencia en las VP, por recurrencia de la conducción o bien por discontinuidades en las líneas de ablación circunferencial.[56] Con menos frecuencia se han documentado macrorreentradas auriculares izquierdas, que en un segundo procedimiento se consiguen ablacionar de forma efectiva en la mayoría de los casos (90 %).[56] El *flutter* auricular dependiente del istmo tricuspideo es muy poco frecuente en pacientes que no lo habían presentado previamente.[57]

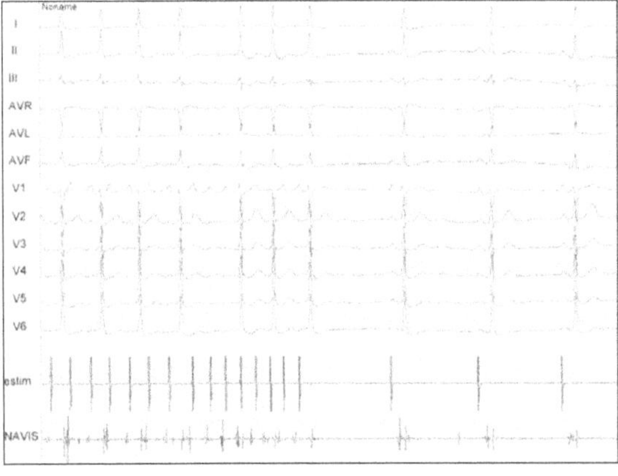

Figura 4. La imagen muestra un registro continuo de las 12 derivaciones de ECG de superficie, catéter de referencia en aurícula derecha (estim) y catéter de ablación (NAVIS) en aurícula izquierda. Corresponde a un procedimiento de ablación de FA en un paciente con AI dilatada (45 mm) con FA persistente, en el que se obtuvo el paso a ritmo sinusal al finalizar el esquema completo de ablación circunferencial de VP. Obsérvese cómo existe una «regularización de la activación» visible tanto en el ECG de superficie como en los registros intracavitarios, previamente al paso a ritmo sinusal.

Es práctica habitual utilizar fármacos antiarrítmicos tras la ablación con el objetivo de reducir la incidencia de arritmias auriculares en los primeros uno a tres meses. Los mecanismos por los cuales aparecen estas arritmias seguramente son distintos en muchos casos a los que presentaban los pacientes antes del procedimiento. No está claro cuál es antiarrítmico de elección en estas circunstancias, aunque la amiodarona es muy efectiva y los efectos secundarios relacionados con su utilización durante este corto período de tiempo son reducidos.

Debido a la aparición de FA o taquicardia auricular de forma precoz y transitoria en algunos pacientes tras la ablación, existe consenso acerca de que un segundo procedimiento se debe diferir hasta al menos tres meses tras la ablación inicial a no ser que el paciente presente síntomas incontrolables por otros medios. El hallazgo más frecuente en los segundos procedimientos ha sido la reconexión de las VP con la aurícula izquierda, y en la mayoría de casos el nuevo aislamiento ha sido suficiente.[58]

Se consideran recurrencias tardías aquellas que ocurren tras un año de seguimiento y se presentan en un 5 a 10 % de los pacientes.[59]

6   Complicaciones

En general, las complicaciones de la ablación de FA son más frecuentes que en la ablación de otros tipos de arritmia, debido a la mayor complejidad del procedimiento. Son más habituales al principio de la curva de aprendizaje y menos en centros de gran número de pacientes. El registro mundial de ablación de FA puso de manifiesto que el porcentaje de pacientes con al menos una complicación mayor fue del 6 % y la mortalidad inferior a 1/2000.[60] A continuación, se comentan las principales complicaciones, aunque se han descrito algunas menos frecuentes como la lesión del aparato valvular mitral, la oclusión de la arteria circunfleja o la lesión vagal periesofágica.

6.1   Taponamiento cardíaco

El taponamiento cardíaco puede ser resultado de la punción o las punciones transeptales requeridas para el procedimiento, la lesión mecánica por la manipulación de catéteres o bien por efecto de la ablación propiamente dicha. Es fácil de detectar por la reducción o ausencia de movimiento de la silueta cardíaca en la fluoroscopia y la caída de presión arterial. La incidencia se sitúa en un 2-3 %.[61] El taponamiento cardíaco, sin embargo, puede presentarse de forma diferida, fundamentalmente como hipotensión. Por tanto, la aparición de hipotensión durante o tras la ablación de FA requiere la realización inmediata de un ecocardiograma. En caso de detectar un taponamiento se debe administrar protamina para neutralizar el efecto de la heparina y proceder a la pericardiocentesis. En algunas ocasiones, debido a la persistencia del sangrado, ha requerido cirugía urgente, incluso con circulación extracorpórea, dada la dificultad de acceder a la cara posterior de la aurícula izquierda. Por este motivo, no debe realizarse ablación de FA en hospitales que no dispongan de un servicio de cirugía cardíaca urgente.

6.2   Accidentes embólicos

La incidencia de accidentes embólicos varía mucho dependiendo de las series, desde un 0 a un 7 %. Suelen ocurrir en las primeras 24 horas tras la ablación. Probablemente, su incidencia está decreciendo porque, en la actualidad, la anticoagulación durante el procedimiento es más agresiva que en un principio. Los accidentes embólicos se hallan relacionados con la manipulación de los catéteres (embolias aéreas a través de la vaina transeptal), por la formación de trombos adheridos a éstos o por embolia de trombos preexistentes. También se producen de forma ocasional embolias de burbujas de aire a través de las vainas de perfusión o del catéter de irrigación; se manifiestan a menudo con dolor anginoso si el paciente está despierto y ascenso del ST en cara inferior, dado que la embolización ocurre más a menudo en la coronaria derecha, por su posición anatómica.

6.3   Estenosis de VP

La estenosis de VP es una complicación cada vez menos frecuente debido a la evolución de la técnica de ablación de FA, que supone la realización de aplicaciones de radiofrecuencia cada vez más proximales a la aurícula. Cuando se utilizaba la técnica de ablación segmentaria, su incidencia podía alcanzar el 20 %.[19] También ha influido de manera especial la posibilidad de guiar las aplicaciones con la ayuda de reconstrucciones electroanatómicas que se pueden integrar, a su vez, con imágenes de RNM/TAC. La incidencia en general en series recientes es inferior al 10 % y un gran porcentaje de ellas son asintomáticas. Se considera que la estenosis es severa cuando se reduce la luz de la vena un 70 % y los síntomas aparecen habitualmente cuando existe más de una vena estenosada. Los síntomas más frecuentes son disnea, hemoptisis, dolor torácico. Los métodos más utilizados para diagnosticarla son la RNM/TAC. El tratamiento de elección, en caso de ser necesario, es la angioplastia y también la colocación de un *stent* si el resultado de la angioplastia es inapropiado. Se han documentado casos de reestenosis, incluso tras cirugía.

6.4   Lesiones esofágicas

El esófago, como se ha comentado previamente, se encuentra en íntima relación con la pared posterior y las VP, principalmente las izquierdas. Por este motivo, se puede producir lesión térmica esofágica durante la aplicación de RF. Esta lesión puede dar lugar a la aparición diferida (dos a cuatro semanas tras el procedimiento) de una perforación del esófago al mediastino o de una fístula atrioesofágica. La incidencia de ésta se estima que es inferior al 0,25 %. Se debe sospechar ante la presencia de disfagia, fiebre y embolias. Los síntomas sugieren endocarditis y se deben tener en cuenta síntomas que sugieran trastorno motor esofágico para monitorizar de cerca al paciente. Las técnicas de imagen no invasivas como RMN/TAC son las recomendadas para el diagnóstico. Está contraindicada la realización de fibrogastroscopia, dado que la insuflación de aire y la manipulación del fibrogastroscopio pueden desencadenar una embolia fatal. La mortalidad es muy elevada, pues muy a menudo no se sospecha, por ser síntomas inespecíficos, que no se relacionan con el procedimiento. Hay que evitar la tardanza en el diagnóstico, requiriendo que el paciente reporte inmediatamente los síntomas que padezca tras el procedimiento, aunque no le parezcan relacionados con el mismo. Por otro lado, la cirugía de la reparación esofágica es compleja y requiere el concurso de un cirujano con experiencia en cirugía del esófago.

6.5 Lesión del nervio frénico

Es una complicación muy infrecuente. Se puede lesionar el nervio frénico derecho cuando se realizan aplicaciones de RF en la vena cava superior y en el *ostium* de la VP superior derecha. Su incidencia aumenta cuando se utilizan técnicas de ablación con balón insertado en la pulmonar derecha, ya sea por ultrasonidos, láser o crioablación.

6.6 Arritmias auriculares

Las taquicardias auriculares izquierdas de nueva aparición tras la ablación de FA se consideran una complicación del procedimiento; sin embargo, en pacientes con FA persistente o permanente representan un primer paso hacia la curación. Pueden presentarse entre un 5 y un 20 % de casos según las series y, en general, se deben a microrreentradas alrededor en zonas de conducción lenta creadas con las líneas de ablación. Se recomienda esperar unos tres meses si es posible antes de realizar un nuevo procedimiento, dado que en algunos casos la arritmia desaparece de forma espontánea y en otros, se controla con un tratamiento antiarrítmico. En un nuevo procedimiento se consigue una ablación efectiva en la gran mayoría de casos.[56]

6.7 Complicaciones vasculares

La incidencia de complicaciones vasculares (hematomas femorales o retroperitoneales, pseudoaneurismas, fístulas artriovenosas) varía desde 0 hasta más del 10 %. Entre las múltiples razones que explican esta elevada incidencia se incluyen el diámetro y número de catéteres utilizados, la anticoagulación y la utilización de líneas arteriales femorales. Actualmente, en nuestro departamento no realizamos punción de arteria femoral, y monitorizamos la presión con una línea radial, lo que evita tales complicaciones.

7   Selección de pacientes

La ablación con catéter mediante radiofrecuencia de la FA se considera una alternativa razonable al tratamiento farmacológico; previene las recurrencias de FA en pacientes sintomáticos con aurícula izquierda pequeña o no dilatada (recomendación de clase IIa, nivel de evidencia C).[62]

Todavía no se considera que la ablación de FA sea, en general, un tratamiento de primera línea, aunque se sabe que el tratamiento antiarrítmico a largo plazo no consigue el objetivo de mantener el ritmo sinusal y, además, se asocia a un considerable número de efectos secundarios. Un subanálisis del estudio AFFIRM muestra cómo el mantenimiento del ritmo sinusal se asocia a una reducción de la mortalidad del 47 % y la utilización de antiarrítmicos se asocia de forma significativa con un aumento de la mortalidad del 49 %.[63] Por otra parte, algunos estudios publicados sugieren que los resultados que se obtienen con la ablación de FA son superiores al tratamiento antiarrítmico como primera línea de tratamiento.[6,63,49] Pensamos, por tanto (opinión de los autores), que en determinados casos, tras informar adecuadamente a los pacientes del riesgo/beneficio del procedimiento y de la alternativa (tratamiento antiarrítmico), se puede optar por realizar ablación de FA como tratamiento de elección en pacientes con síntomas y aurícula no dilatada.

Ya que no todos los pacientes son candidatos adecuados para la ablación de FA, sería deseable disponer de criterios clínicos como la presencia de síntomas, la edad, la duración de la FA y de variables que nos ayudaran a seleccionar a aquellos pacientes en quienes el procedimiento tiene mayores probabilidades de éxito. Existe consenso acerca de que el tamaño de la aurícula izquierda es predictor de éxito, aunque hasta fecha muy reciente no ha sido demostrado en ningún estudio. La razón es probablemente la falta de tamaño de muestra en unos casos, el hecho de que no se han realizado análisis estadísticos encaminados a identificar predictores o bien el hecho de que la muestra haya sido muy seleccionada y resulte demasiado homogénea. Recientemente, se han comunicado los resultados de un estudio en el que se identifican dos predictores independientes de recurrencia de FA tras ablación circunferencial de VP. Éstos son el diámetro anteroposterior de la aurícula izquierda y el diagnóstico de hipertensión arterial previa al procedimiento.[33] Con estas dos variables se pueden identificar cuatro grupos de pacientes con FA con distintas probabilidades de éxito del procedimiento.

En conclusión, se puede considerar la ablación con catéter un tratamiento altamente eficaz en el tratamiento de la FA paroxística. Su eficacia es menor en la fibrilación auricular persistente y permanente, aunque ofrece buenos resultados cuando las aurículas no están excesivamente dilatadas. Los pacientes que se consideren malos candidatos a ablación con catéter o en quienes no se ha conseguido un buen resultado, pueden ser sometidos a ablación por procedimientos quirúrgicos.

Bibliografía

1. Psaty BM, Manolio TA, Kuller LH, Kronmal RA, Cushman M, Fried LP, White R, Furberg CD, Rautaharju PM. Incidence of and risk factors for atrial fibrillation in older adults. Circulation 1997;96: 2455-461.
2. Singer DE. A 60-year-old woman with atrial fibrillation. JAMA. 2003;290:2182-189.
3. Go AS, Hylek EM, Philips KA *et al.* Prevalence of diagnosed atrial fibrillation in adults. National implications for rhythm management and stroke prevention: the AnTicoagulation and Risk Factors in Atrial Fibrillation (ATRIA) study. JAMA. 2001;285: 2370-375.
4. Swartz JF, Perrersels G, Silvers J, Patten L, Cervantez D: A catheter based curative approach to atrial fibrillation in humans. Circulation 1994; 90(Suppl 1):I-335.
5. Haissaguerre M, Gencel L, Fischer B, Le Metayer P, Poquet F, Marcus FI, Clementy J. Successful catheter ablation of atrial fibrillation. J Cardiovasc Electrophysiol 1994;5:1045-052.
6. Haissaguerre M, Jais P, Shah DC, Takahashi A, Hocini M, Quiniou G, Garrigue S, Le Mouroux A, Le Matayer P, Clementy J: Spontaneous initiation of atrial fibrillation by ectopic beats originating in the pulmonary veins. N Engl J Med 1998;339:659-66.
7. Pappone C, Rosanio S, Augello G, Gallus G, Vicedomini C, Mazzone P, Guletta S, Gugliotta F, Pappone A, Santinelli V *et al.* Mortality, morbidity and quality of life after circumferential pulmonary vein ablation for atrial fibrillation: outcomes from a controlled nonrandomized long-term study. J Am Coll Cardiol 2003;42:185-97.
8. Pappone C, Santinelli V, Manguso F, Vicedomini G, Gugliotta F, Augello G, Mazzone P, Tortoriello V, Landoni G, Zangrillo A *et al.* Pulmonary vein denervation enances long-term benefit after circumferential ablation for paroxysmal atrial fibrillation. Circulation 2004;109:327-34.
9. Scherlag BJ, Nakagawa H, Jackmen WM, Yamanashi WS, Paterson E, Po S, Lazarra R. Electrical stimulation to identify neural elements on

the heart: their role in atrial fibrillation. J Interv Card Electrophysiol 2005;13 Suppl 1:37-42.
10. Ouyang F, Bansch D, Ernst S, Schaumann A, Hachiya H, Chen M, Chung J, Falk P, Khanedani A, Antz M, Kuck KH: Complete isolation of left atrium surrounding the pulmonary veins: New insights from the double-Lasso technique in paroxysmal atrial fibrillation. Circulation 2004;110:2090-096.
11. Daoud E, Kalbfleisch S, Hummel J: Intracardiac echocardiography to guide transeptal left heart catheterization for radiofrequency catheter ablation. J Cardiovasc Electrophysiol 1999;10:358-63.
12. Ho SY, Cabrera JA, Tran VH, Farre J, Anderson RH, Sanchez-Quintana D: Architecture of the pulmonary veins: Relevance of radiofrequency ablation. Heart 2001;86:265-70.
13. Ho SY, Sanchez-Quintana D, Cabrera JA, Anderson RH: Anatomy of the left atrium: Implications for radiofrequency ablation of atrial fibrillation. J Cardiovasc Electrophysiol 1999;10: 1525-533.
14. Nathan H, Eliakim M: The junction between the left atrium and the pulmonary veins. An anatomic study of humans hearts. Circulation 1966;34: 412-22.
15. Fynn SP, Kalman JM: Pulmonary veins: Anatomy, electrophysiology, tachycardia and fibrillation. Pacing Clin Electrophysiol 2004;27:1547-559.
16. Hais P, Haissaguerre M, Shah DC, Chouairi S, Gencel L, Hocini M, Clementy J: A focal source of atrial fibrillation treated by discrete radiofrequency ablation. Circulation 1997;95:572-76.
17. Robbins IM, Colvin EV, Doyle TP, Kemp WE, Loyd JE, McMahon WS, Kay GN: Pulmonary vein stenosis after catheter ablation of focal atrial fibrillation. Circulation 1998;98:1769-775.
18. Chen MS, Marrouche NF, Khaykin Y, Gillinov AM, Wazni O, Martin DO, Rossillo A, Verma A, Cummings J, Erciyes D, Saad E, Bhargava M, Bash D, Schweikert R, Burkhardt D, Williams-Andrews M, Pérez-Lugones A, Abdul-Karim A, Saliba W, Natale A. Pulmonary vein isolation for the treatment

of atrial fibrillation in patients with impaired systolic function. J Am Coll Cardiol 2004;43:1004-009.

19. Tamborero D, Mont L, Nava S, de Caralt TM, Molina I, Scalise A, Perea RJ, Bartholomay E, Berruezo A, Matiello M, Brugada J. Incidence of pulmonary vein stenosis in patients submitted to atrial fibrillation ablation: a comparison of the Selective Segmental Ostial Ablation vs the Circumferential Pulmonary Veins Ablation. J Interv Card Electrophysiol 2005;14:21-5.

20. Kato R, Likfett L, Meininger GR, Dickfeld T, Wu R, Juang G, Angkeow P, LaCorte J, Bluemke D, Berger R, Halperin HR, Calkins H: Pulmonary vein anatomy in patients undergoing catheter ablation of atrial fibrillation. Circulation 2003;107:2004-010.

21. Mangrum JM, Mounsey JP, Kok LC, DiMarco JP, Haines DE:Intracardiac echocardiography-guided, anatomically based radiofrequency ablation of focal atrial fibrillation originating from pulmonary veins. J Am Coll Cardiol 2002;39: 1964-972.

22. Dong J, Calkins H, Solomon SB, Lai S, Dalal D, Lardo A, Brem E, Preiss A, Berger RD, Halperin H, Dickfeld T: Integrated electroanatomic mapping with three-dimensional computed tomographic imeges for real time guided ablations. Circulation 2006;113: 186-94.

23. Dong J, Dickfeld TM, Dalal D, Cheema A, Vasamreddy CR, Henrikson CA, Marine JE, Halperin HR, Berger RD, Lima J, Bluemke DA, Calkins H: Initial experiences in the use of integrated electroanatomic mapping with three dimensional MR/CT images to guide catheter ablation of atrial fibrillation. J Cardiovasc Electrophysiol (in press).

24. Wood MA, Wittkampf FH, Henry D, Martin R, Nixon JV, Shepard RK, Ellenbogen KA: A comparison of pulmonary vein ostial anatomy by computerized tomography, echocardiography and venography in patients with atrial fibrillation having radiofrequency catheter ablation. Am J Cardiol 2004;93:49-53.

25. Dickfeld TM, Calkins H, Zviman M, Kato R, Meininger G, Lickfett L, Berger R, Halperin H, Solomon SB: Anatonic stereotactic catheter ablation on three-dimensional magnetic resonance images in real time. Circulation 2003;108:2407-413.

26. Sanchez-Quintana D, Cabrera JA, Climent V, Farre J, de Medonca MC, Ho SY: Anatomic relations between the esophagus and left atrium and relevance for ablation of atrial fibrillation. Circulation 2005;112:1400-405.

27. Chen SA, Tai CT. Catheter ablation of atrial fibrillation originating from the non-pulmonary vein foci. J Cardiovasc Electrophysiol 2005;16:229-32.

28. Haissaguerre M, Jais P, Shah DC, Garrigue S, Takahashi A, Lavergne T, Hocini M, Peng JT, Roudaut R, Clementy J. Electrophysiological end point for catheter ablation of atrial fibrillation initiated from multiple pulmonary venous foci. Circulation 2000;101:1409-17.

29. Haissaguerre M, Shah DC, Jais P, Hocini M, Yamane T, Deisenhofer I, Chauvin M, Garrigue S, Clementy J. Electrophysiological breakthroughs from the left atrium to the pulmonary veins. Circulation 2000;102:2463-5.

30. Silva RM, Mont L, Berruezo A, Fosch X, Wayar L, Alvarenga N, Chueca E, Brugada J. Radiofrequency ablation in the treatment of focal atrial fibrillation using circumferential mapping and segmentary disconnection of pulmonary veins. Rev Esp Cardiol 2003;56:361-67.

31. Robbins IM, Colvin EV, Doyle TP, Kemp WE, Loyd JE, McMahon WS Kay GN. Pulmonary vein stenosis after catheter ablation of atrial fibrillation. Circulation 1998;98: 1769-775.

32. Pappone C, Rosanio S, Oreto G, Tocchi M, Gugliotta F, Vicedomini G, Salvati A, Dicandia C, Mazzone P, Santinelli V, Gulletta S, Chierchia S. Circumferential radiofrequency ablation of pulmonary vein ostia: A new anatomic approach for curing atrial fibrillation. Circulation. 2000;21:2619-628.

33. Berruezo A, Tamborero D, Mont L, Benito B, Tolosana JM, Sitjes M, Vidal B, Arriagada G, Méndez F, Matiello M, Molina I, Brugada J. Pre-procedural predictors of atrial fibrillation recurrence alter circunferential pulmonary vein ablation. Eur Heart Journal. In press.

34. Oral H, Scharf C, Chugh A, Hall B, Cheung P, Good E, Veerareddy S, Pelosi F, Morady F. Catheter ablation for paroxysmal atrial fibrillation versus left atrial ablation. Circulation 2003;108:2355-360.

35. Yamada T, Murakami Y, Okada T, Okamoto M, Shimizu T, Toyama J, Yoshida Y, Tsuboi N, Ito T, Muto M et al. Electrophysiological pulmonary vein antrum isolation with a multielectrode basket catheter is feasible and effective for curing paroxysmal atrial fibrillation: efficacy of minimally extensive pulmonary vein isolation. Heart Rhythm 2006;3;377-84.

36. Nademanee K, McKenzie J, Kosar E, Schwab M, Sunsaneewitayakul B, Vasavakul T, Khunnawat C, Ngarmukos T. A new appropach for catheter ablation of atrial fibrillation: mapping of the electrophysiologic substrate. J Am Coll Cardiol 2004;43:2044-053.

37. Oral H, Chugh A, Good E, Sankaran S, Reich SS, Igic P, Elmouchi D, Tschopp D, Crawford T, Dey S et al. A tailored approach to catheter ablation of pa-

roxysmal atrial fibrillation. Circulation 2006;113: 1824-831.

38. Haissaguerre M, Sanders P, Hocini M, Takahashi Y, Rotter M, Sacher F, Rostock T, Hsu LF, Bordachar P, Reuter S *et al.* Catheter ablation of long-lasting atrial persistent fibrillation: critical structures for termination. J Cardiovasc Electrophysiol 2005;16: 1125-137.

39. Scherlag BJ, Nakagawa H, Jackman WM, Yamanashi WS, Patterson E, Po S, Lazarra R. Electrical stimulation to identify neural elements on the heart: their role in atrial fibrillation. J Interv Card Electrophysiol 2005;13 Suppl 1:37-42.

40. Calò L, Lamberti F, Loricchio ML, De Ruvo E, Colivicchi F, Bianconi L, Pandozi C, Santini M. Left atrial ablation versus biatrial ablation for persistent and permanent atrial fibrillation. A prospective and randomized study. J Am Coll Cardiol 2006;47:2505-512.

41. Jayam VK, Dong J, Vasamreddy CR, Lickfett L, Kato R, Dickfeld T, Eldadah Z, Dalal D, Blumke DA, Berger R *et al.* Atrial volume reduction following catheter ablation of atrial fibrillation and relation to reduction in pulmonary vein size: an evaluation using magnetic resonance angiography. J Interv Card Electrophysiol 2005;13:107-14.

42. Scharf C, Sneider M, Case I, Chugh A, Lai SW, Pelosi F, Knight BP, Kazerooni E, Morady F, Oral H. Anatomy of the pulmonary veins in patients with atrial fibrillation and effects of segmental ostial ablation analyzed by computed tomography. J Cardiovasc Electrophysiol 2003;14:150-55.

43. Tsao HM, Wu MH, Huang BH, Lee SH, Lee KT, Tai CT, Lin YK, Hsieh MH, Kuo JY, Lei MH *et al.* Morphologic remodeling of pulmonary veins and left atrium after catheter ablation of atrial fibrillation: insight from long-term follow-up of three-dimensional magnetic resonance imaging. J Cardiovasc Electrophysiol 2005;16:7-12.

44. Lemola K, Desjardins B, Sneider M, Case I, Chugh A, Good E, Han J, Tamirisa K, Tsemo A, Reich S *et al.* Extensive ablation during pulmonary vein antrum isolation has no adverse impact on left atrial function: an echocardiography and cine computed tomography analysis. J Cardiovasc Electrophysiol 2006;17:741-46.

45. Chen MS, Marrouche NF, Khaikin Y, Gillinov AM, Wazni O, Martin DO, Rossillo A, Verma A, Cummings J, Erciyes D *et al.* Pulmonary vein isolation for the treatment of atrial fibrillation in patients with impaired systolic function. J Am Coll Cardiol 2004;43:1004-9.

46. Hsu LF, Jais P, Sanders P, Garrigue S, Hocini M, Sacher F, Takahashi Y, Rotter M, Pasquie JL, Scavee

C *et al.* Catheter ablation for atrial fibrillation in congestive heart failure. N Engl J Med 2004;351:2373-383.

47. Tondo C, Mantica M, Russo G, Avella A, De LL, Pappalardo A, Fagundes RL, Picchio E, Laurenzi F, Piazza V *et al.* Pulmonary Vein vestibule ablation for the control of atrial fibrillation in patients with impaired left ventricular function. Pacing Clin Electrophysiol 2006;29:962-70.

48. Wazni OM, Marrouche NF, Martin DO, Verma A, Bhargava M, Saliba W, Bash D, Schweikert R, Brachmann J, Gunther J *et al.* Radiofrequency ablation vs antiarrhythmic drugs as first-line treatment of symptomatic atrial fibrillation: a randomized trial. JAMA 2005;293:2634-640.

49. Pappone C, Augello G, Sala S, Gugliotta F, Vicedomini G, Gulletta S, Paglino G, Mazzone P, Sora N, Greiss I, Santagostino A, LiVolsi L, Pappone N, Radinovic A, Manguso F, Santinelli V. A randomized trial of circumferential pulmonary vein ablation versus antiarrhythmic drug therapy in paroxysmal atrial fibrillation: the APAF Study. J Am Coll Cardiol 2006;48:2340-347.

50. Stabile G, Bertaglia E, Senatore G, De Simone A, Zoppo F, Donnici G, Turco P, Pascotto P, Fazzari M, Vitale DF. Catheter ablation treatment in patients with drug-refractory atrial fibrillation: a prospective, multi-centre, randomized, controlled study (Catheter Ablation For The Cure Of Atrial Fibrillation Study). Eur Heart J 2006;27:216-21.

51. Oral H, Pappone C, Chugh A, Good E, Bogun F, Pelosi F, Bates ER, Lehmann MH, Vicedomini G, Augello G *et al.* Circumferential pulmonary-vein ablation for chronic atrial fibrillation. N Engl J Med 2006;354:934-41.

52. Lee SH, Tai CT, Hsieh MH, Tsai CF, Lin YK, Tsao HM, Yu WC, Huang JL, Ueng KC, Cheng JJ *et al.* Predictors of early and late recurrence of atrial fibrillation after catheter ablation of paroxysmal atrial fibrillation. J Interv Card Electrophysiol 2004;10:221-26.

53. Oral H, Knight BP, Ozaydin M, Tada H, Chugh A, Hassan S, Scharf C, Lai SW, Greenstein R, Pelosi F *et al.* Clinical significance of early recurrences of atrial fibrillation after pulmonary vein isolation. J Am Coll Cardiol 2002;40;100-04.

54. Chugh A, Oral H, Lemola K, Hall B, Cheung P, Good E, Tamirisa K, Han J, Bogun F, Pelosi F *et al.* Prevalence, mechanisms, and clinical significance of macroreentrant atrial tachycardia during and following left atrial ablation for atrial fibrillation. Heart Rhythm 2005;2:464-71.

55. Gerstenfeld EP, Callans DJ, Dixit S, Russo AM, Nayak H, Lin D, Pulliam W, Siddique S, Marchlinski FE. Mechanisms of arganizated left atrial tachycardias occurring after pulmonary vein isolation. Circulation 2004;110:1351-357.

56. Ouyang F, Antz M, Ernst S, Hachiya H, Mavrakis H, Deger FT, Schaumann A, Chun J, Falk P, Henning D *et al.* Recovered pulmonary vein conduction as a dominant factor for recurrent atrial tachyarrhythmias after complete circular isolation of the pulmonary veins: lessons from double Lasso technique. Circulation 2005;111:127-35.

57. Wazni O, Marrouche NF, Martin DO, Gillinov AM, Saliba WW, Saad E, Klein A, Bhargava M, Bash D, Schweikert R *et al.* Randomized study comparing combined pulmonary vein-left atrial junction disconectio and cavotricuspid isthmus ablation versus pulmonary vein-left atrial junction disconnection alone in patients presenting with typical atrial flutter and atrial fibrillation. Circulation 2003;108: 2479-483.

58. Callans DJ, Gerstenfeld EP, Dixit F, Zado E, Vanderhoff M, Ren JF, Marchlinski FE. Efficacy of repeat pulmonary vein isolation procedures in patients with recurrent atrial fibrillation. J Cardiovasc Electrophysiol 2004;15:1050-5.

59. Mainigi SK, Sauer WH, Cooper JM, Dixit S, Gerstenfeld EP, Callans DJ, Russo AM, Verdino RJ, Lin D, Zado ES *et al.* Incidence and predictors of very late recurrence of atrial fibrillation after ablation. J Cardiovasc Electrophysiol 2006 Nov 1.

60. Cappato R, Calkins H, Chen SA, Davies W, Lesaka Y, Kalman J, Kim YH, Klein G, Packer D, Skanes A. Worldwide survey on the methods, efficacy, and safety of catheter ablation for human atrial fibrillation. Circulation 2005;111:1100-105.

61. Bunch TJ, Asirvatam SJ, Friedman PA, Monahan KH, Munger TM, Rea RF, Sinak LJ, Packer DL. Outcomes after cardiac perforation during radiofrequency ablation of the atrium. J Cardiovasc Electrophysiol 2005;16:1172-179.

62. Fuster V, Ryden LE, Cannom DS, Crijns HJ, Curtis AB, Ellenbogen KA, Halperin JL, Le Heuzey JY, Kay GN, Lowe JE *et al.* ACC/AHA/ESC 2006 guidelines for the management of patients with atrial fibrillation –a report of the American College of Cardiology/American Heart Association Task Force on Practice Guidelines and the European Society of Cardiology Committee for Practice Guidelines (Writing Committee to Revise the 2001 Guidelines for the Management of Patients With Atrial Fibrillation). J Am Coll Cardiol 2006;48:e149-246.

63. Corley SD, Epstein AE, DiMarco JP, Domanski MJ, Geller N, Greene HL, Josephson RA, Kellen JC, Klein RC, Krahn AD *et al.* Relationships between sinus rhythm, treatment and survival in the Atrial Fibrillation Follow-Up Investigation of Rhythm Management (AF-FIRM) Study. Circulation 2004; 109:1509-513.

Capítulo 12

Ablación con catéter de flutter izquierdo y taquicardias macrorreentrantes auriculares

J. L. Salinas Arce, N. Pérez-Castellano, J. Moreno, J. Pérez-Villacastín

Hospital Clínico San Carlos
Unidad de Arritmias
Madrid

Dirección para correspondencia
Hospital Clínico San Carlos
Dr. Julián Pérez-Villacastín
jvillacastin@secardiologia.es

Ha pasado más de un siglo desde que McWilliam y Sir Thomas Lewis[1] describieran y registraran por primera vez, respectivamente, un caso de *flutter* auricular típico. En la actualidad, los estudios que se están realizando en este campo y el importante desarrollo tecnológico que se ha experimentado en los últimos años han permitido que el número de pacientes con *flutter* típico[2] tratados con éxito haya aumentado exponencialmente, siendo la ablación con catéter la técnica más utilizada. A fecha de hoy, sin embargo, la arritmología continúa teniendo ante sí dos grandes retos: la taquicardia auricular macrorreentrante (TAMR) y el *flutter* atípico. Inicialmente, estas arritmias afectaban sobre todo a pacientes sometidos a cirugía cardíaca; ahora, paradójicamente, aparecen también como efecto secundario tras hacer una ablación con radiofrecuencia de la fibrilación auricular.

El término *taquicardia auricular macrorreentrante* agrupa una serie de taquicardias auriculares que tienen en común un mecanismo de reentrada alrededor de un obstáculo fijo o funcional. Se caracterizan porque durante su evaluación electrofisiológica es posible encontrar ciclos de retorno buenos, por lo menos en dos sitios que distan entre sí a más de 2 cm. El *flutter* auricular típico (circuito localizado alrededor del anillo tricúspide horario y antihorario) es, con diferencia, su forma más habitual. Según la clasificación de la ESC y NASPE del 2001 (véase la tabla 1) la distinción entre *flutter* atípico y el resto de TAMR es académica y se basa en las características del electrocardiograma (ECG); sin embargo, todas las taquicardias tienen un mismo mecanismo y abordaje terapéutico.

1   Electrocardiograma de superficie

La correlación del patrón de activación auricular y el ECG en el *flutter* típico es bastante buena; en cambio, el registro electrocardiográfico del *flutter* atípico no constituye un rasgo diferencial. En ausencia de antecedentes de cirugía cardíaca o ablación, la presencia en V1 de ondas completamente negativas (en especial si se observan en todas las derivaciones precordiales anteriores) puede indicar un posible circuito localizado en la pared libre de la aurícula derecha (AD). Bochoeyer y cols.[3] realizaron una descripción detalla-

Aurícula derecha
TAMR istmo dependiente
• *Flutter* auricular típico (horario y antihorario)
• Reentrada de asa inferior («*lower loop*»)
TAMR no istmo dependiente
• Reentrada de asa superior («*upper loop*»)
• TAMR incisional *
• TAMR no incisional
Aurícula derecha
• TAMR incisional *
• TAMR post ablación   *Flutter* izquierdo
• TAMR no incisional
• *Flutter* tipo II ? #

TAMR: taquicardia auricular macrorreentrante.
* Incluye cirugía cardíaca, parches, escaras, etc.
# Definido por una frecuencia > 350 lpm y con imposibilidad de encarrilamiento.

Tabla 1. Clasificación de las taquicardias auriculares macrorreentrantes.

da del patrón electrocardiográfico de pacientes con *flutter* atípico. En el ECG de los pacientes con *flutter* de asa inferior (circuito localizado alrededor del orificio de entrada de la vena cava inferior -VCI-) se identificó que disminuía la amplitud de la onda positiva tardía en las derivaciones inferiores (II, III y aVF). Se comprobó que el ECG de los pacientes con *flutter* auricular típico horario y el ECG de aquéllos con *flutter* de asa superior (circuito localizado alrededor de la vena cava superior -VCS-) eran muy similares y que la presencia de ondas negativas o planas en DI tenía una especificidad alta para el *flutter* relacionado con la VCS[4]. En los casos de *flutter* izquierdo (septal y alrededor del anillo mitral -AM-) se encontró con mayor frecuencia la existencia de ondas F aumentadas en amplitud en V1 y ondas F casi planas en el resto de las derivaciones, en especial en las de la cara inferior, con una sensibilidad del 100 %; la mayor variabilidad en el patrón electrocardiográfico se observó en los pacientes con *flutter* izquierdo con circuitos en la pared posterior de la aurícula izquierda (AI), aunque en ellos la constante fue una disminución de voltaje en las derivaciones inferiores con ondas auriculares positivas en DI (véase la figura 1).

2   Estudio electrofisiológico

El objetivo principal del estudio electrofisiológico (EF) de las TAMR consiste en identificar la localización del circuito y precisar las zonas más adecuadas para su interrupción.

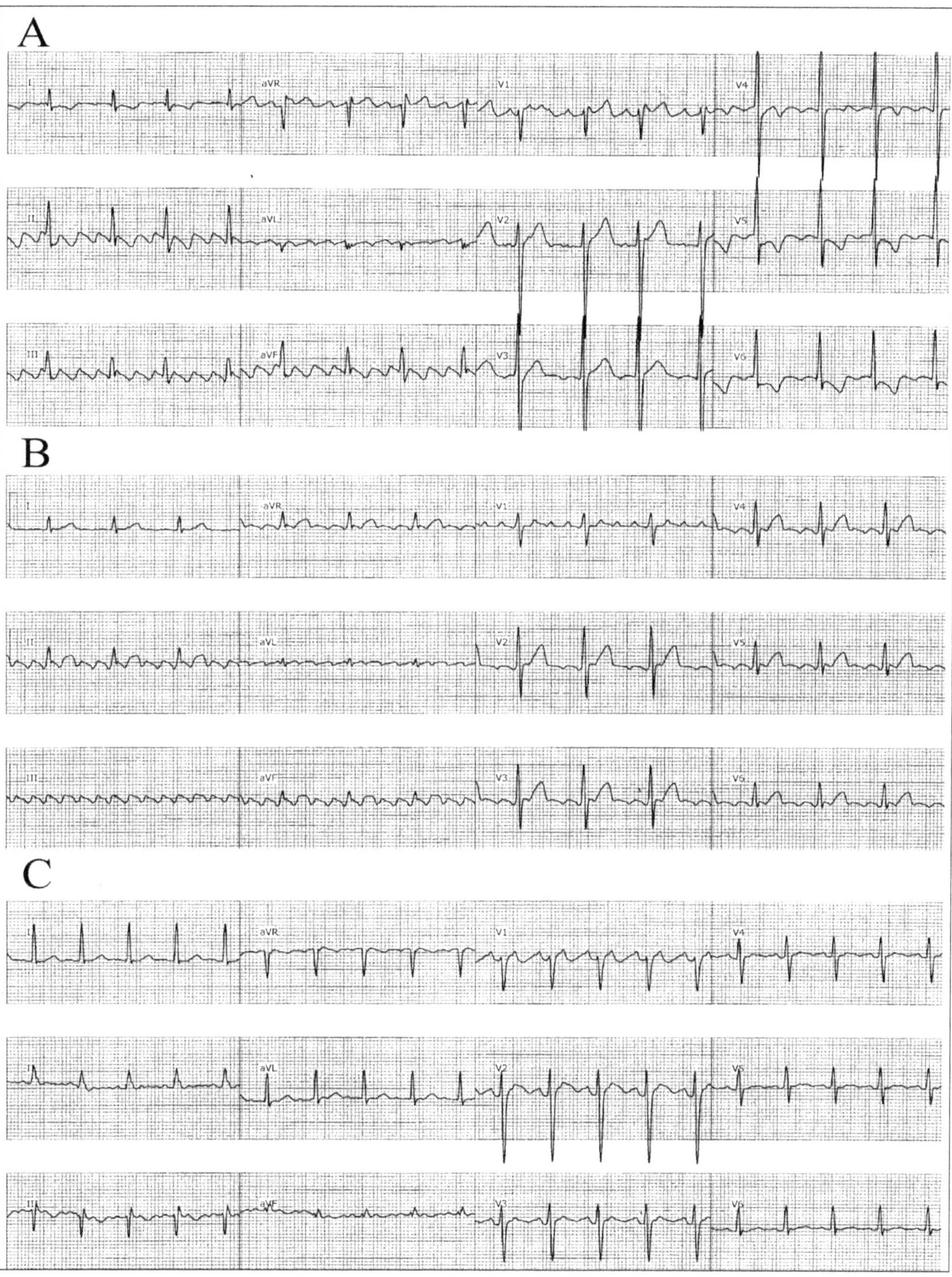

Figura 1. Registros electrocardiográficos de taquicardias macrorreentrantes.
A. Flutter *auricular típico antihorario con presencia de ondas F negativas en derivaciones inferiores*
(imagen en diente de sierra) y ondas F positivas en V1 B. Flutter *auricular de asa inferior o* lower loop
con trazado ECG muy similar a flutter *típico C.* Flutter *auricular atípico con ondas F de voltaje*
disminuido en derivaciones inferiores y ondas positivas prominentes en V1.

El uso de herramientas disponibles en la electrofisiología moderna, tales como la fluoroscopia, los catéteres multielectrodo y los navegadores 3D, facilitan esta labor (véase la figura 2).

Desde un punto de vista práctico, cuando se realiza el EF se recomienda hacer uso de catéteres que permitan registrar la actividad eléctrica en ambas aurículas de forma simultánea. La presencia de una activación en el seno coronario de distal a proximal, por ejemplo, señala un circuito en la AI. Se han descrito incluso catéteres que, ubicados en la ar-

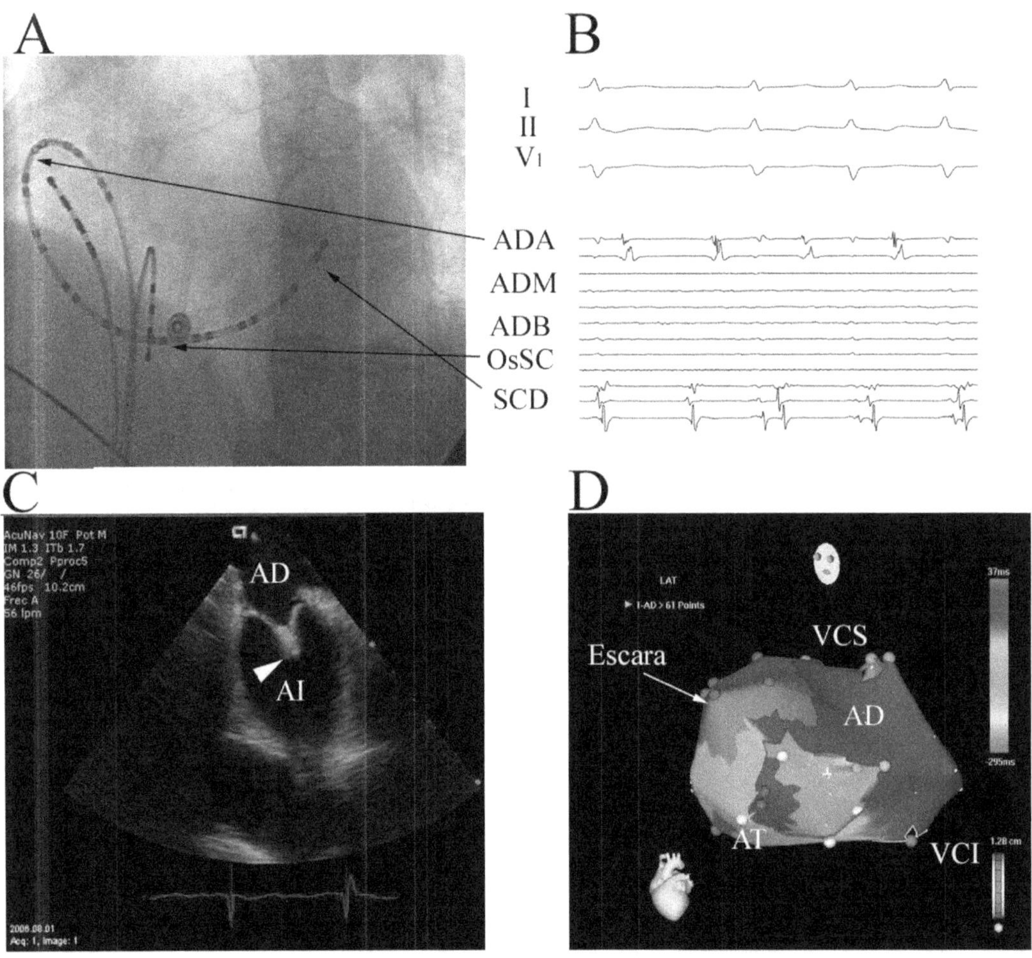

Figura 2. Estudio diagnóstico de la TAMR.
A. Imagen radiológica de catéter multipolar localizado en AD y seno coronario (proyección oblicua anterior izquierda 30º) B. Registro de electrogramas de AD y AI con catéter multipolar con ausencia de actividad eléctrica en gran parte de la AD; C. Ecocardiografía intracardíaca que muestra imagen en tienda del septo interauricular (flecha blanca) como resultado de punción transeptal. D. Mapa electroanatómico de AD con presencia de múltiples escaras. ADA: aurícula derecha alta; ADM: aurícula derecha media; ADB: aurícula derecha baja; OsSC: ostium del seno coronario; VCS: vena cava superior; VCI: vena cava inferior; AT: anillo tricuspídeo.

teria pulmonar derecha,[5] pueden informar sobre la localización del circuito sin necesidad de practicar una punción transeptal. La existencia de bloqueo de la activación de forma funcional (cosa que sucede a menudo en la cresta terminal) o fija (cicatriz postquirúrgica) es sugerida por el registro de dobles potenciales los cuales expresan la activación en ambos lados de la línea de bloqueo. Las áreas eléctricamente silentes o escaras son definidas por una actividad eléctrica con amplitudes inferiores a 0,1 mV o la ausencia de ésta, así como por la imposibilidad de capturar la aurícula con estimulación a 20 mA. El circuito de la taquicardia se puede detectar realizando encarrilamiento a una frecuencia lo más cercana a la frecuencia de la taquicardia (10 ms menos que la TAMR) con el objetivo de no modificarla, ya que se puede inducir un retraso local de la conducción dependiente de frecuencia o interrumpirla. Las zonas con ciclos de retorno menor o igual a 20 ms indican casi siempre que se está dentro del circuito (véase la figura 3). La presencia de ciclos de retorno largos desde el seno coronario no excluye circuitos en la AI localizados en la pared posterior o alrededor de las venas pulmonares (VP). Este método de mapeo es muy bueno pero su puesta en práctica origina algunos problemas: a veces, por ejemplo, no es posible capturar o hay que utilizar energías muy altas en zonas con potenciales pequeños; en numerosas ocasiones, además, existe el riesgo de convertir la taquicardia clínica en otro tipo de arritmias incluyendo FA.

Recientemente, el estudio y tratamiento de estas arritmias ha mejorado mucho gracias a la utilización de navegadores no fluoroscópicos 3D. Estas herramientas permiten integrar imágenes anatómicas y visualizar uno o varios circuitos de la taquicardia, así como zonas con potenciales fragmentados, dobles potenciales o áreas eléctricas silentes. Con este tipo de navegadores ha sido posible reducir el tiempo de las investigaciones y, en contrapartida, se han visto incrementadas las tasas de éxito[6] (véase la figura 2 D).

3   Clases de TAMR

Como se ha señalado anteriormente, el *flutter* auricular típico (horario y antihorario) es el mejor exponente de TAMR. Esta arritmia se describe con mayor detalle en un capítulo posterior. Las siguientes páginas están destinadas a analizar el resto de *flutters* istmo dependientes.

3.1   *TAMR istmo dependiente*

El *flutter* de asa inferior o *lower loop* fue analizado por primera vez por Cheng y cols.[7] Presenta un circuito que rota alrededor de la VCI y compromete la porción inferior de la AD. En algunos casos el anillo tricúspideo forma parte del circuito (*flutter* en imagen de ocho). El tratamiento de esta arritmia tiene por objetivo crear una línea de ablación en el istmo cavotricuspídeo (ICT).

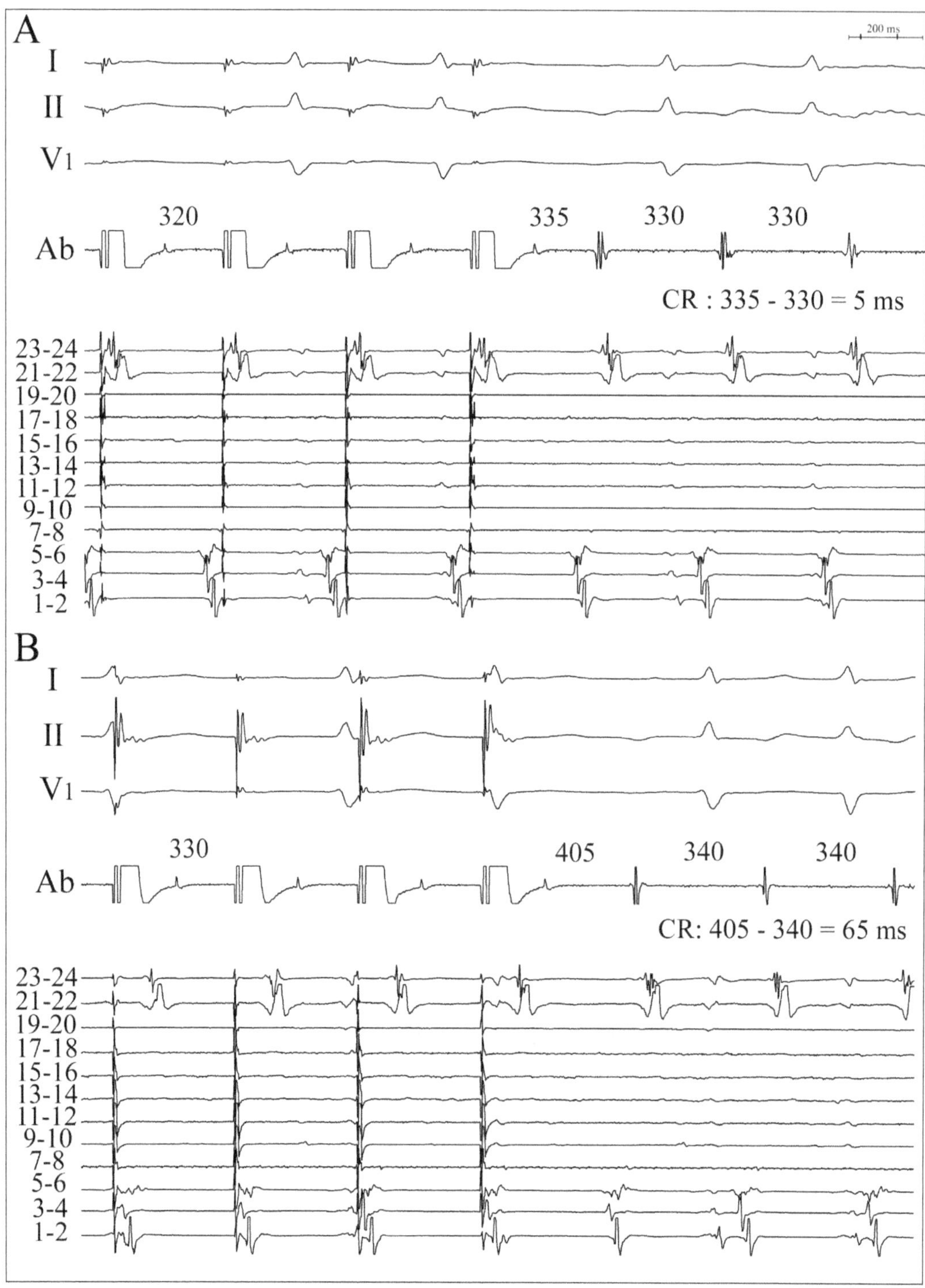

Figura 3. Identificación del circuito de la taquicardia por encarrilamiento auricular.
A. Encarrilamiento con catéter de ablación (Ab) localizado en la pared lateral de AD con ciclo de
retorno de 5 ms B. Encarrilamiento con Ab localizado en el septo derecho con ciclo de retorno de 65 ms.

El *flutter* de doble asa o *double-wave reentry* ha sido valorado como un hallazgo en el laboratorio de electrofisiología y parece tener capacidad para desencadenar FA.[8]

3.2 *TAMR no istmo dependiente y TAMR incisional*

Se ha demostrado que las cicatrices postcirugía cardíaca, en especial por reparación de defectos congénitos (cirugía de Mustard, Senning, Fontan o la reparación de defectos septales auriculares), constituyen obstáculos anatómicos alrededor de los cuales se desarrollan circuitos de reentrada, apareciendo en su mayoría en la región posterolateral e inferolateral de la AD. Cuando se producen las arritmias, se caracterizan clínicamente por una respuesta pobre a los fármacos antiarrítmicos. Estas taquicardias constituyen una importante causa de morbilidad y mortalidad; su presencia se ha estimado alrededor del 50 % de los pacientes con cirugía de Fontan,[9] y son más frecuentes cuando se practica una incisión vertical que no llega a la VCI en la pared anterior de la aurícula. Los procedimientos de ablación con radiofrecuencia tienen una efectividad cercana al 90 %; sin embargo, las tasas de recurrencia a largo plazo alcanzan el 40 % debido a la complejidad de los circuitos reentrantes y la alteración de la anatomía auricular. Frente a estas limitaciones y para incrementar el éxito a largo plazo, se han diseñado diferentes estrategias, tales como el uso de registros intracavitarios de alta densidad, catéteres con punta irrigada o el uso de sistemas de navegación no fluoroscópicos 3D (véase la figura 4).

Lukac y cols[10] describieron una serie de 83 pacientes con cirugía reparadora de cardiopatía congénita, en la que el *flutter* auricular istmo dependiente fue la arritmia más frecuente, a excepción de aquellos pacientes en los que se había realizado cirugía de Fontan.[10] De igual forma, los pacientes con cirugía de la válvula mitral tienen una mayor incidencia de *flutter* istmo dependiente.

Ebels[11] realiza un excelente análisis de las principales recomendaciones para disminuir la incidencia de la TAMR incisional: intentar conservar la integridad de la cresta terminal, practicar el menor número de incisiones y procurar la canulación directa de la vena cava. Además, es muy importante que exista una estrecha comunicación entre los equipos de cirugía cardiovascular y electrofisiología, con el objetivo de planificar los procedimientos quirúrgicos no sólo desde un punto de vista anatómico, sino también eléctrico y funcional.

3.3 Flutter *sin antecedente quirúrgico o de ablación*

El *flutter* de asa superior o *upper loop reentry* desarrolla un circuito en la porción superior de la aurícula utilizando un obstáculo funcional como la cresta terminal de la AD. Tai y cols.[12] demostraron con un sistema de navegación 3D que la cresta terminal constituía la zona de conducción lenta del circuito y a la vez podía ser el objetivo en el tratamiento con radiofrecuencia.

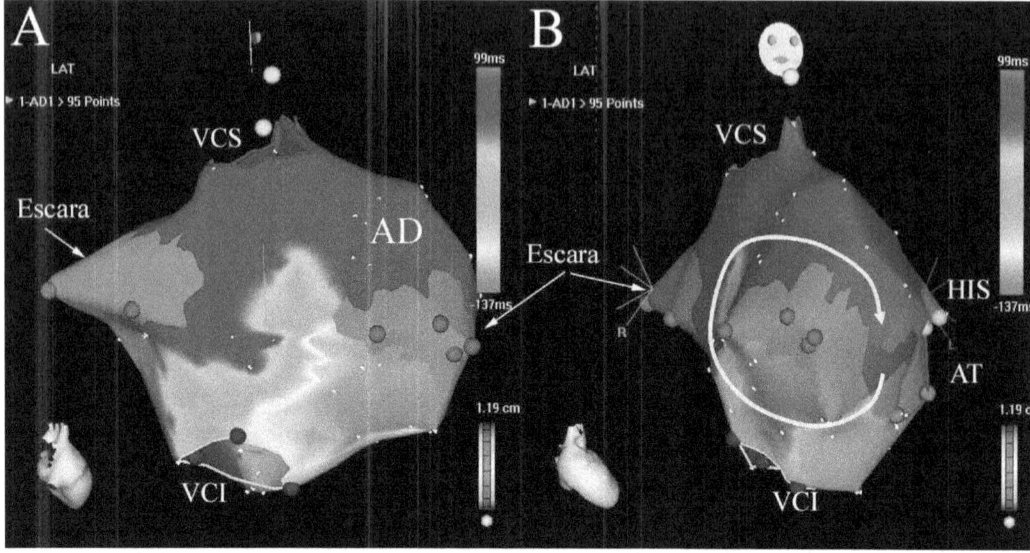

Figura 4. Mapa electroanatómico con sistema Carto® de TAMR incisional.
A. TAMR en AD que muestra dos áreas de escara localizadas en pared anterolateral y posterolateral
(proyección lateral derecha) B. Circuito de la taquicardia con giro horario entre las áreas
de escara (proyección oblicua anterior derecha). VCS: vena cava superior; VCI: vena cava inferior;
AT: anillo tricuspídeo.

Aunque la TAMR es más frecuente en la AD, esta arritmia se puede localizar en la AI de pacientes sin antecedentes de cirugía cardíaca o ablación, especialmente en aquéllos con cardiopatía estructural de tipo valvular mitral o isquémica. Los circuitos pueden ser complejos y estar localizados en el anillo mitral (rotación horaria) o girar alrededor de una o varias zona eléctricas silentes[6] (véase la figura 5). Se han descrito también circuitos en «ocho» o de doble asa, que giran alrededor del anillo mitral (AM), una zona de escara y las VP; circuitos que comprometen el seno coronario, la pared lateral de la AI y el septo interauricular;[13] y circuitos limitados alrededor del *septum primum.*[14]

3.4 Flutter *postablación de fibrilación auricular*

La aparición de *flutter* izquierdo se ha descrito tanto tras la ablación quirúrgica[15] como tras la ablación percutánea con radiofrecuencia de la FA.[16] Desde los primeros estudios hasta la actualidad, numerosos artículos han demostrado una incidencia muy variable de esta arritmia: entre un 4,7 y un 30 %.[16-19] Esta oscilación se debe probablemente a la técnica empleada durante la ablación y al tipo de pacientes tratados. Todos los datos sugieren que la aparición de *flutter* izquierdo es más frecuente tras la denominada *ablación circunferencial* (véase la tabla 2) porque tras este tipo de ablación se presentan zonas eléctricas silentes cercanas a obstáculos anatómicos, *gaps* en las líneas de ablación o zonas de conducción muy lenta, y estas condiciones son suficientes para que se establezca un circui-

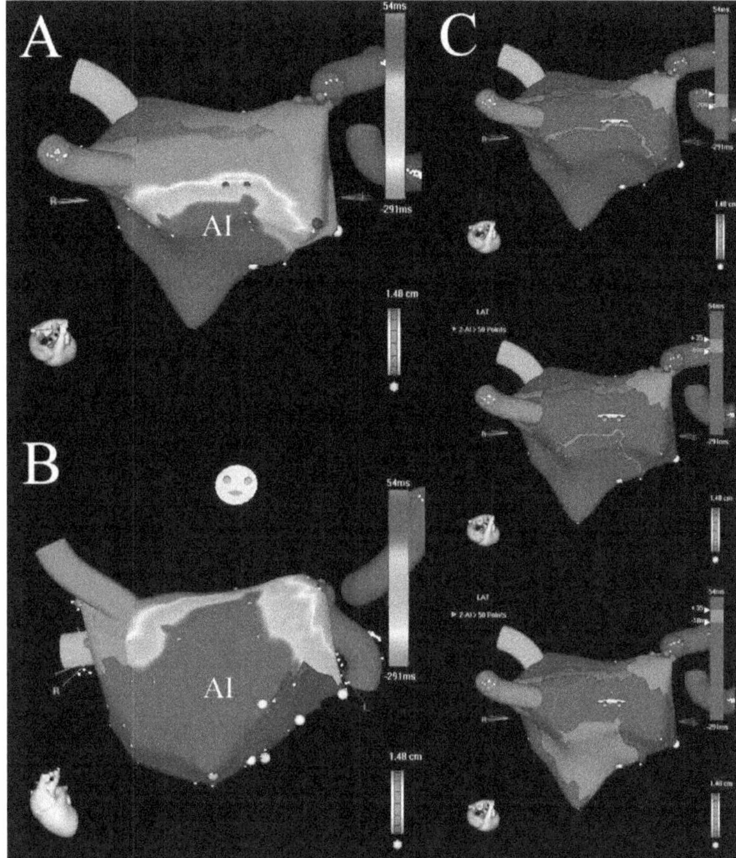

Figura 5. TAMR en AI y mapa de propagación. Mapa electroanatómico con sistema Carto® de AI que muestra TAMR y zona de escara próxima a ostium de venas pulmonares. A) Proyección superior, B) proyección antero superior y C) mapa de propagación de la taquicardia.

Autor	Pacientes Nº	Técnica de ablación	Seguimiento (meses)	*Flutter* atípico (%)	Libre FA %
Villacastín y cols. 2003[16]	30	Ab Ostial + Des E	2	6,6	*
Oral y cols. 2004[18]	70	Ab Circ + IstM + PP	6	40,2	85
	30	Ab Circ + IstM + PP + LA	6	26,6	67-86
Chugh y cols. 2005[20]	349	Ab Circ + IstM + PP	13 ± 4,8	24	82
Karch y cols. 2005[17]	50	Ab Circ + IstM	6	18	42
	50	Ab Ostial + Des E	6	2	66
Daoud y cols. 2006[23]	112	Ab Circ + IstM + PP	14 ± 4	25	*
Deinsehofer y cols. 2006[19]	67	Ab Circ + IstM	3,2 ± 3,1	31	*
HCSC[22]	77	Ab Ostial + Des E	6	4	75

* No se dispone de datos.
Ab Circ: ablación circunferencial de las VPs, IstM: línea en istmo mitral, PP: línea en pared posterior de AI, LA: líneas adicionales en AI guiadas por potenciales fragmentados; Des E: desconexión eléctrica de las VPs.

Tabla 2. Incidencia de flutter *atípico tras la ablación por fibrilación auricular.*

to de reentrada.[20] Se ha observado que los *gaps* residuales favorecen la reentrada y que existe una estrecha relación entre la presencia de *flutter* atípico y la recurrencia de la conducción entre la aurícula y la vena pulmonar. Posteriormente, Mesas y cols.[21] han documentado que en la mayoría de los casos de *flutter* izquierdo postablación de FA existen *gaps* localizados en la porción septal de las venas pulmonares derechas y en el segmento superolateral de la AI (unión entre la vena pulmonar superior izquierda y la orejuela). No obstante, algunos autores proponen la inclusión de una línea de ablación en la pared posterior de la AI con lo que refieren que pueden disminuir la incidencia de *flutter* atípico hasta un 4 %.

Recientemente, se ha analizado la técnica de ablación ostial con desconexión de las cuatro VP sin realizar líneas adicionales (véase la figura 6). En estas investigaciones se han obtenido unas cifras de éxito similares a las referidas en el resto de los grupos y la incidencia de TAMR se ha situado en el 3,89 %, un valor muy por debajo de los descritos en la técnica de ablación circunferencial.[22] Cabe tener en cuenta, sin embargo, que el tratamiento de pacientes con aurículas dilatadas y FA permanente aumenta probablemente también las posibilidades de arritmias postablación.

El principal problema del *flutter* izquierdo postablación es, por una parte, que puede confundirse erróneamente con una recurrencia de FA, y por otra, que puede significar un relativo fracaso de la técnica. Recientemente, Chugh y cols. han descrito una prevalencia de TAMR inducible después de la ablación circunferencial de las VP hasta de un 20 %. Sin embargo, cuando se analiza la capacidad de estas arritmias, tanto clínicas como inducidas, para predecir otras futuras, los resultados no son concluyentes. Aunque algunos autores afirman que la probabilidad de presentar taquicardia cuando se ha inducido en el procedimiento aumenta hasta diez veces,[20] otros, no obstante, no han encontrado una relación directa entre el *flutter* inducido durante la ablación y la presencia de *flutter* izquierdo postablación de FA.[23] En todo caso, la inducción de un *flutter* auricular típico es predictivo de recurrencias de *flutter* típico, lo que aconsejaría realizar ablación del istmo cavotricuspídeo.[24] Sin embargo, no parece justificado realizar un tratamiento para los casos de *flutter* auricular atípico inducido durante la ablación de FA. Asimismo, es recomendable ser muy cautos antes de hacer una segunda ablación para el tratamiento de *flutter* izquierdo, ya que más de la mitad de éstos se controlaran espontáneamente. Es decir, la presencia de una TAMR en el seguimiento no asegura la recurrencia de la FA.[20]

4 Tratamientos para las TAMR

4.1 Ablación con radiofrecuencia

La ablación de las TAMR no istmo dependientes puede ser más difícil que la ablación en aquellos circuitos que comprometen el istmo cavotricuspídeo. Frente al antecedente

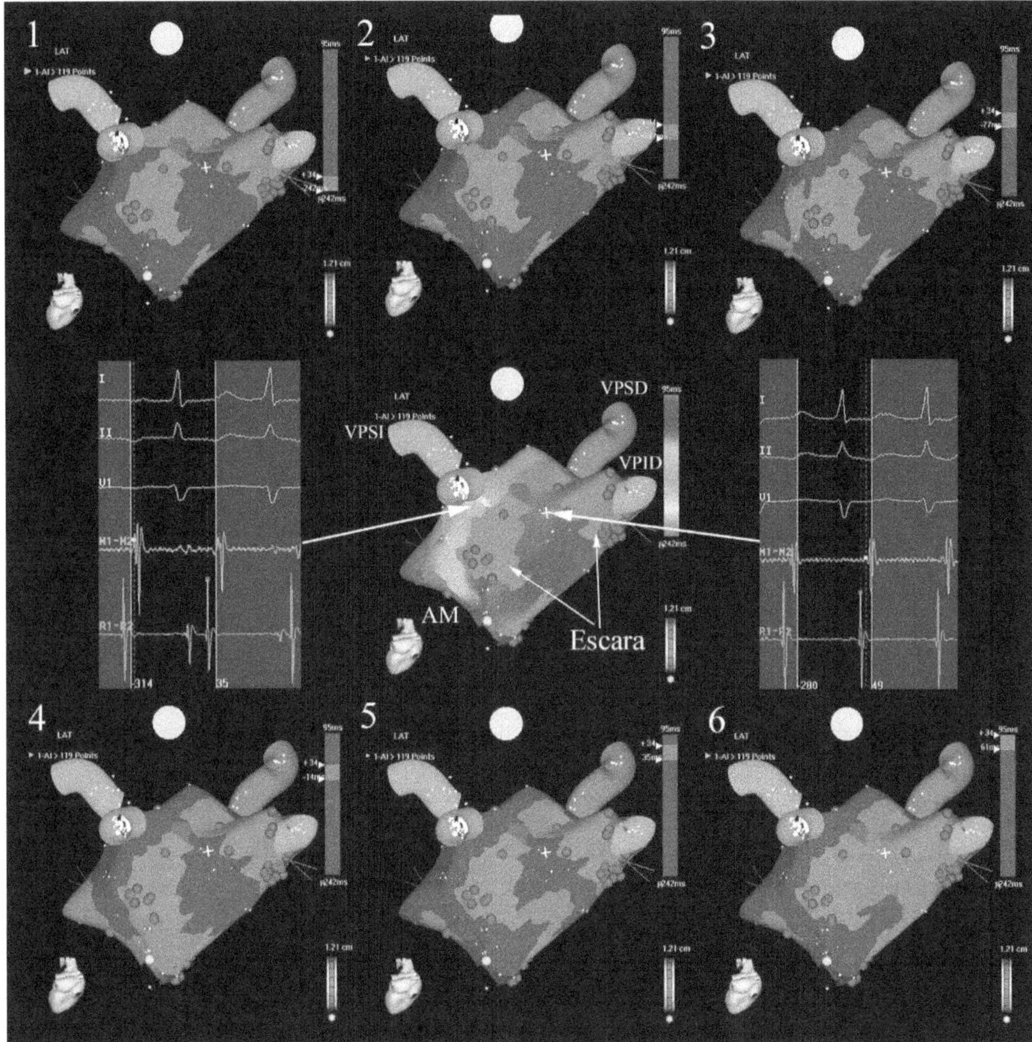

Figura 6. Flutter *izquierdo postdesconexión de VP con radiofrecuencia por fibrilación auricular. Mapa electroanatómico con sistema Carto® de AI (panel central) y mapas de propagación de* flutter *izquierdo en pared posterior de AI y escaras postablación de VP (secuencia del 1 al 6). VPSI: vena pulmonar superior izquierda; VPSD: vena pulmonar superior derecha; VPID: vena pulmonar inferior derecha; AM: anillo mitral.*

de procedimientos quirúrgicos o ablación y la presencia de taquicardia se recomienda derivar al paciente a un centro con experiencia en el tratamiento de estas arritmias.

La ablación con radiofrecuencia está indicada en aquellos pacientes sintomáticos que han recibido por lo menos un fármaco antiarrítmico. Como pauta general, en los centros hospitalarios se hace una ecocardiografía transesofágica previa a la intervención, incluso si el paciente se encuentra anticoagulado, para descartar trombos en la orejuela izquierda. El objetivo de la ablación es identificar el mecanismo de la taquicardia, reconocer el circuito y localizar un paso obligatorio que sea abordable para realizar una línea de bloqueo. En la actualidad, la utilización de navegadores no fluoroscópicos permiten la integración de la actividad eléctrica con referencias anatómicas, facilitando en gran medida la identificación de un istmo en el circuito de la taquicardia, en el cual la aplicación de radiofrecuencia interrumpiría la TAMR. A menudo, sin embargo, los circuitos de la taquicardia son difíciles de definir porque existen zonas muy delimitadas a veces incluidas dentro de las escaras, con canales en los que la velocidad de conducción es muy lenta; de ahí que no puedan ser detectados por los navegadores. Es por ello que la combinación de técnicas de electrofisiología pura como los ciclos de retorno se hace imprescindible para delimitar los circuitos.

La mayoría de TMR en la AD están relacionadas con cicatrices postoperatorias localizadas en su pared libre; por ello, la estrategia que hay que seguir consiste en buscar una zona de conducción lenta o prolongar la zona de cicatriz (dobles potenciales o escara) hasta la VCI, evitando lesionar el nervio frénico derecho. Esto se puede conseguir localizando su ubicación exacta con navegadores 3D,[25] o mediante topoestimulación. La extensión de la cicatriz hacia la VCI también es posible teniendo cuidado de no lesionar el nodo sinusal.

En la TMR de la AI el objetivo sigue siendo el mismo: interrumpir la taquicardia. Para ello, puede unirse el AM con la vena pulmonar inferior izquierda o utilizarse otras técnicas como la creación de una línea entre la porción anterior del AM y el ostium de una de las venas pulmonares derechas o un área de escara en la pared anterior de la aurícula. En el *flutter* postablación de FA el objetivo es interrumpir el probable istmo o *gap* entre las VP en la pared posterior de la AI. La creación de una línea en el techo de la AI que una las dos venas pulmonares superiores es la estrategia que se ha recomendado para además disminuir los potenciales riesgos de dañar el esófago.

Los resultados a largo plazo de la ablación del *flutter* izquierdo en la serie de Jaïs y cols.[26] (seguimiento de tres años) y la serie de Ouyang y cols.[27] (seguimiento de catorce meses) coinciden en una tasa de éxito del 72 %, con una incidencia de FA postablación del 9 %.

No obstante, hay que reconocer que aún no se disponen de series amplias que justifiquen la necesidad de practicar una ablación con radiofrecuencia en todos estos pacientes; antes de recurrir a esta técnica, por tanto, es preciso considerar los riesgos y beneficios, la calidad de vida y la tolerancia de los fármacos. Como alternativa final y segura, se puede considerar también la ablación del nodo AV seguida por el implante de un marcapasos.

4.2   Complicaciones

Las complicaciones descritas en procedimientos de ablación de TAMR abundan más en los casos con abordaje izquierdo. Se han descrito ejemplos de perforación cardíaca especialmente durante la punción transeptal, aunque esto raras veces ocurre incluso durante la curva de aprendizaje si se utilizan técnicas de ayuda como la ecocardiografía intracardíaca.[28] De Ponti y cols. recogen una frecuencia de problemas menor al 1 % en más de 5.000 punciones transeptales en procedimientos de electrofisiología.[29] Los riesgos de tipo tromboembólico dependen del nivel de anticoagulación, de la manipulación de vainas y catéteres en el interior de la AI y de la duración del procedimiento. En el procedimiento, inicialmente se administran dosis de heparina en torno a 140 U/kg de peso para mantener ACT cercanas a 250 s y, posteriormente, se utilizan dosis de mantenimiento variables. Debe procurarse además extraer las vainas a la aurícula derecha y no lavarlas de forma continua mientras se procede a la inserción de catéteres, evitando así el avance de posibles trombos o burbujas. La perforación por exceso de potencia constituye otra complicación. En estos casos, se recomienda utilizar catéteres de punta irrigada con límites de potencia de 35-40 W alrededor de las venas pulmonares y de 30-35 W en la pared posterior de la AI con temperaturas límite de 45°. La lesión del nervio frénico, tanto derecho como izquierdo, también se ha descrito. Como se ha comentado anteriormente, es fundamental reconocer su trayecto mediante topoestimulación con el fin de prevenir la aplicación de RF en zonas de riesgo.

BIBLIOGRAFÍA

1. Scheinman M, Yang Y. Atrial flutter: historical notes-part I. Pacing Clin Electrophysiol. 2004; 27:379-81.
2. Da Costa A, Thévenin J, Roche F, Romeyer-Bouchard C, Abdellaoui L, Messier M *et al.* Results from the Loire-Ardèche-Drôme-Isère-Puy-de-Dôme (LADIP) trial on atrial flutter, a multicentric prospective randomized study comparing amiodarone and radiofrequency ablation after the first episode of symptomatic atrial flutter. Circulation. 2006;114: 1676-681.
3. Bochoeyer A, Yang Y, Cheng J, Lee R, Keung E, Marrouche N *et al.* Surface electrocardiographic characteristics of right and left atrial flutter. Circulation. 2003;108:60-66.
4. Yuniadi Y, Tai Ch, Lee KT, Huang BH, Lin YJ, Higa S. A new electrocardiographic algorithm to differentiate upper loop re-entry from reverse typical atrial loop. J Am Coll Cardiol. 2005;46:524-28.
5. Cantale C, García-Cosío F, Montero M, Pastor A, Nuñez A, Gociolea A. Caracterización electrofisiológica y clínica de la taquicardia macrorreentrante auricular izquierda. Rev Esp Cardiol. 2002; 55(1):45-54.
6. Jaïs P, Shah D, Haïsasaguerre M, Hocini M, Peng JT, Takahashi A. Mapping and ablation of left atrial flutters. Circulation. 2000;101: 2928-934.
7. Cheng J, Cabeen W, Scheinman M. Right atrial flutter due to lower loop reentry: mechanism and anatomic substrates. Circulation. 1999; 99:1700-705.
8. Yang Y, Mangat I, Glatter K, Cheng J, Scheinman M. Mechanism of conversion of atypical right atrial flutter to atrial fibrillation. Am J Cardiol. 2003; 91:46-52.
9. Sauel JP, Triedman J. Radiofrecuency ablation of intraatrial reentrant tachycardia after surgery for congenital heart disease. PACE. 1997;20:2112- 117.
10. Lukac P, Pedersen A, Mortensen P, Jensen H, Hjortdal V, Hansen P. Ablation of atrial tachycardia after surgery for congenital and acquired heart disease using an electroanatomic mapping system: Which circuits to expect in which substrate? Heart Rhythm. 2005;2:64-72.
11. Ebels T. Can intraatrial reentry be prevented by changes in surgical technique? PACE. 1997;20: 2118-120.
12. Tai CT, Huang JL, Lin YK *et al.* Non-contact three dimensional mapping and ablation of upper loop reentry originating in the right atrium. J Am Coll Cardiol. 2002;40: 746-53.
13. Lee K, Yang Y, Scheinman M. Atrial flutter: a review of its history, mechanisms, clinical features and

current therapy. Curr Probl Cardiol. 2005;30: 121-68.

14. Marrouche NF; Natale A, Wazni OM *et al.* Left septal atrial flutter: electrophisyology, anatomy and results of ablation. Circulation. 2004;109:2440-447.

15. Thomas SP, Nunn GR, Nicholson IA, Rees A, Daly MP, Chard RB *et al.* Mechanism, localization and cure of atrial arrhythmias ocurring after a new intraoperative endocardial radiofrecuency ablation procedure for atrial fibrillation. J Am Coll Cardiol. 2000;35:442-50.

16. Pérez-Villacastín J, Pérez-Castellano N, Moreno J, González R. Left atrial flutter after radiofrequency catheter ablation of focal atrial fibrillation. J Cardiovasc Electrophysiol. 2003;14(4):417-21.

17. Karch M, Zrenner B, Deisenhofer I, Schreieck J, Ndrepepa G, Dong J *et al.* From atrial tachyarrhythmias after catheter ablation of atrial fibrillation: a randomized comparison between 2 current ablation strategies. Circulation. 2005;111:2875-880.

18. Oral H, Chugh A, Lemola K *et al.* Noninducibility of atrial fibrillation as an end point of left atrial circumferential ablation for paroxysmal atrial fibrillation. A randomized study. Circulation. 2004;110:2797-801.

19. Deisenhofer I, Estner H, Zrenner B, Schreieck J, Weyerbrock S, Hessling G *et al.* Left atrial tachycardia after circumferential pulmonary vein ablation for atrial fibrillation: incidence, electrophysiological characteristics and results of radiofrecuency ablation. Europace. 2006;8:573-82.

20. Chugh A, Oral H, Lemola K, Hall B, Cheung P, Good E *et al.* Prevalence, mechanisms, and clinical significance of macroreentrant atrial tachycardia during and following letf atrial ablation for atrial fibrillation. Heart Rhythm. 2005;2:464-471.

21. Mesas C, Pappone C, Lang CH, Gugliotta F, Tomita T, Vicedomini G. Left atrial tachycardia after circumferential pulmonary vein ablation for atrial fibrillation: electroanatomic characterization and treatment. J Am Coll Cardiol. 2004;44:1071-079.

22. García MJ, Pérez-Villacastín J, Pérez-Castellano N, Conde A, Salinas JL, Moreno J *et al.* Incidencia de *flutter* atípico tras aislamiento eléctrico de las cuatro venas pulmonares para el tratamiento de fibrilación auricular. Rev Esp Cardiol. 2006; 59(Supl 1):53.

23. Daoud E, Weiss R, Augostini R, Hummel J, Kalbfleish S, Van Deren J *et al.* Proarrhythmia of circumferential left atrial lesions for management of atrial fibrillation. J Cardiovasc Electrophysiol. 2006; 17:157-65.

24. Scharf C, Veerareddy S, Ozaydin M, Chugh A, Hall B, Cheung P, Good E *et al.* Clinical significance of inducible atrial flutter during pulmonary vein isolation in patients with atrial fibrillation. J Am Coll Cardiol. 2004;43:2057-062.

25. Pérez-Castellano N, Ruiz E, Pérez-Villacastín J, Salinas JL, Doblado M, Macaya C. Anatomical relationship between the right phrenic nerve and the right atrium. Heart Rhythm. 2006; 3(Supplement 1):S123-24.

26. Jaïs P, Hocini M, Sanders P, Hsu L, Rotter M, Sacher F *et al.* An approach to noncavotricuspid isthmus dependent flutter. J Cardiovasc Electrophysiol. 2005; 16:666-73.

27. Ouyang F, Ernst S, Vogtmann T, Goya M, Volkmer M, Schaumann A *et al.* Characterization of reentrant circuits in left atrial macroreentrant tachycardia: critical isthmus block can prevent atrial tachycardia recurrence. Circulation. 2002;105:1934-942.

28. Pérez-Villacastín J, P. Castellano N, Moreno J, Álvarez L, Morales R, Rodríguez A. Resultados de la curva de aprendizaje de la punción transeptal mediante ecografía intracardíaca. Rev Esp Cardiol. 2004;57(4):359-62.

29. De Ponti R, Cappato R, Curnio A, Della Bella P, Padeletti L, Raviele A *et al.* Trans-septal catheterization in the electrophysiology laboratory: data from a multicenter survey spanning 12 years. J Am Coll Cardiol. 2006;47(5):1037-042.

Capítulo 13

Fisiopatología y manejo del flutter común

Á. Arenal Maíz

Hospital General Universitario Gregorio Marañón
Departamento de Cardiología
Laboratorio de Electrofisiología
Madrid

Dirección para correspondencia
Hospital General Universitario Gregorio Marañón
Dr. Ángel Arenal Maíz
arenal@secardiologia.es

1 Fisiopatología del *flutter* común

El *flutter* auricular común o típico es una macrorreentrada localizada en la aurícula derecha que gira alrededor de la válvula tricúspide. La definición de este mecanismo y esta localización se ha basado en estudios realizados en animales y humanos.

1.1 Estudios realizados en animales

Aunque estudios experimentales realizados en animales hace más de cinco décadas habían sugerido el mecanismo del *flutter*,[1-4] su confirmación se ha obtenido en los últimos años en estudios realizados en humanos. Los primeros datos acerca del mecanismo y de la localización del *flutter* se obtuvieron en perros que, de forma espontánea, presentaban episodios de una arritmia auricular muy similar electrocardiográficamente al *flutter* común. La secuencia de activación auricular sugería la existencia de una reentrada localizada alrededor de las cavas y de una zona inexcitable extendida entre ambas venas, y cuyos tiempos de activación en torno a estos obstáculos anatómicos coincidían con la duración del ciclo de la taquicardia. Posteriormente, estudios experimentales en los que se crearon lesiones entre ambas cavas permitieron inducir taquicardias con la misma morfología electrocardiográfica. La demostración de que la taquicardia obedecía a un mecanismo de reentrada alrededor de los obstáculos mencionados se consiguió con un sutil experimento: partiendo de la lesión que unía ambas cavas se creó otra lesión adicional que se iba extendiendo progresivamente por la cara lateral de la aurícula hacia la válvula tricúspide; el *flutter* aumentaba su ciclo a medida que la lesión se alargaba, pero desaparecía cuando la lesión alcanzaba la válvula tricúspide (véase la figura 1).

El hecho de que el incremento en el ciclo del *flutter* se limitara cuando la lesión en la cara lateral de la aurícula derecha se prolongaba hacia el anillo tricuspídeo se producía porque en un momento determinado –cuando el tiempo de giro alrededor de las venas cavas superaba al tiempo de giro alrededor de la válvula tricúspide– el circuito se desplazaba desde las lesiones posteriores hasta la válvula tricúspide. En ese momento, aunque se incrementase la longitud del obstáculo de la zona posterior, no aumentaba el ciclo del

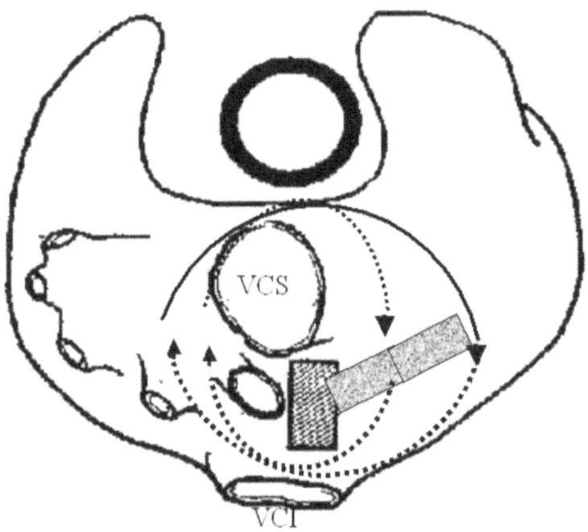

Figura 1. La demostración del mecanismo de la taquicardia se basó en la creación de una lesión en la cara lateral que incrementaba el ciclo del flutter.

flutter. De esta forma, se demostró que la base anatómica que sustentaba el *flutter* podía ser tanto la válvula tricúspide como la unión de ambas cavas.[5]

1.2   Estudios realizados en humanos

La localización y definición del mecanismo del *flutter* auricular común (FlAC) en humanos se ha basado en el estudio de la secuencia de activación auricular y en el análisis de las técnicas de estimulación durante el *flutter*. El conocimiento de la anatomía de la aurícula derecha es esencial para entender e integrar los datos obtenidos tanto en el estudio de la activación auricular como en la estimulación desde diferentes puntos durante el FlAC.

1.2.1   Anatomía de la aurícula derecha

La figura 2 muestra una visión de la aurícula derecha desde la válvula tricúspide. La *crista terminalis* (CT) se extiende verticalmente entre ambas cavas y separa la aurícula derecha lisa de la aurícula derecha rugosa. En esa zona se crea durante el *flutter* una línea de bloqueo en sentido transversal, esencial para la aparición del FlAC; asimismo constituye una vía de conducción rápida preferencial en sentido craneo-caudal o caudo-craneal. La cresta de Eustaquio, que se extiende desde la vena cava inferior hasta el *ostium* del seno coronario, puede dar lugar a otra línea de bloqueo en ese lugar que, junto con el *ostium* del seno coronario, define el istmo septal del FlAC.

1.2.2   Cartografía endocárdica. Secuencias de activación auricular

El registro secuencial de electrogramas en la aurícula derecha durante el FlAC ha mostrado:

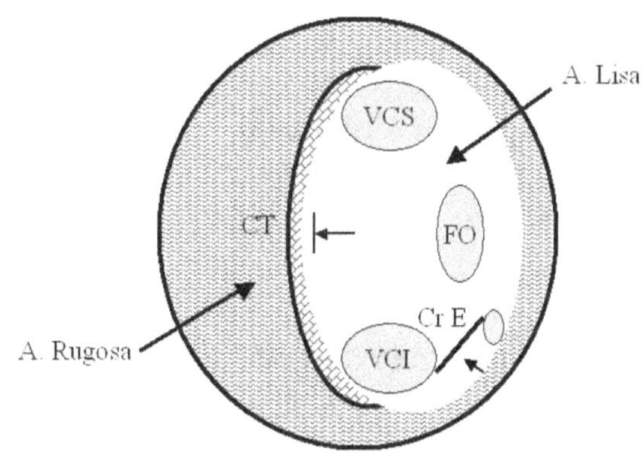

Figura 2. Anatomía funcional de la aurícula derecha: visión de la aurícula derecha desde la válvula tricúspide. La Crista Terminalis, que separa la aurícula derecha lisa de la aurícula derecha rugosa, puede crear una línea de bloqueo que junto con las venas cavas dan lugar a un obstáculo anatómico esencial para la aparición del flutter *auricular. La cresta de Eustaquio, que se extiende desde la vena cava inferior hasta el seno coronario, crea otra línea de bloqueo a ese nivel durante* flutter. *C T.: Crista Terminalis; Cr. E.: Cresta de Eustaquio; FO: Foramen Oval; VCS: Vena Cava Superior; VCI: Vena Cava Inferior.*

1. Presencia de dobles electrogramas en la unión entre la cara posterior y la cara lateral: en otras palabras, en la zona donde la CT separa la aurícula lisa –con poco contenido de fibras musculares– y la aurícula rugosa –con muchas más fibras musculares–. El análisis de los dobles electrogramas durante la estimulación sugiere que se relacionan con áreas de conducción muy lenta o con líneas de bloqueo.[6,7]
2. Activación descendente en la cara lateral y ascendente en la cara septal. Además, la secuencia de electrogramas registrados en la aurícula derecha ocupaba la casi totalidad del ciclo del *flutter* (véase la figura 3).
3. Presencia de electrogramas de amplitud relativamente baja y larga duración en el istmo cavo-tricuspídeo (ICT). Estos electrogramas, que en la secuencia de activación auricular seguían a los electrogramas de la cara lateral y precedían a los de la

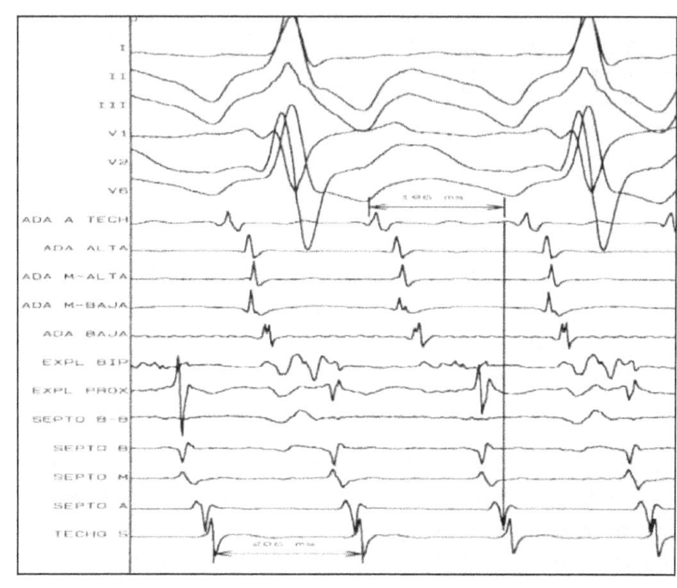

Figura 3. Esta figura muestra la secuencia de activación auricular durante un flutter *común. Obsérvese la activación ascendente del* septo interauricular *y descendente de la cara lateral, el intervalo en el que se registran electrogramas ocupa la casi totalidad del ciclo del* flutter. *El electrodo explorador situado en el ICT registra electrogramas de baja amplitud y larga duración.*

cara septal, están relacionados con la zona de conducción lenta del circuito del FlAC[7,8] (véase la figura 3).

La integración de los datos mostrados sugiere que en el FlAC se produce una activación circular alrededor de la válvula tricúspide con una línea de bloqueo posterior que impide el cortocircuito entre las caras posterior y lateral.

1.2.3   *Estimulación durante el FlAC*

La estimulación con ciclos constantes y más cortos durante el FlAC puso de manifiesto una serie de fenómenos de capital importancia para definir su mecanismo: 1) a pesar de que se estimulaba con frecuencias más altas, el *flutter* no se interrumpía y mantenía inalterado su ciclo; 2) aunque se estimulaba desde la aurícula derecha alta, la morfología de las ondas F se mantenía negativa en las derivaciones inferiores del ECG; 3) la morfología de las ondas F cambiaba cuando se estimulaba con ciclos más cortos, pero se mantenía idéntica durante toda la estimulación. Estos fenómenos sólo se explicaban con un mecanismo macrorreentrante en el que el frente estimulado penetrara y acelerara el *flutter* hasta el ciclo de estimulación y que una vez cesada la estimulación el *flutter* volviera a sus características basales. Mediante estas observaciones se había demostrado y definido la presencia del encarrilamiento en el FlAC.[10,11]

La demostración del encarrilamiento es de gran importancia, ya que permite el análisis de los intervalos postestimulación (PIPE) teniendo la certeza de que el circuito está siendo penetrado por los estímulos. Es fácil de deducir que el primer intervalo postestimulación en el punto en que estimulamos dependerá principalmente de la distancia al circuito.[12] Si comparamos los ciclos postestimulación durante el encarrilamiento desde diferentes puntos pero con el mismo ciclo, las diferencias en los ciclos postestimulación dependerán totalmente de la diferente proximidad al circuito.

El análisis de los ciclos postestimulación permitió definir la localización del FlAC al mostrar que durante el encarrilamiento desde la aurícula derecha el PIPE era idéntico al ciclo del *flutter*, mientras que durante la estimulación desde el seno coronario era significativamente más largo.[13]

Los PIPE producidos cerca de la válvula tricúspide, tanto en el septo como en la cara lateral, eran idénticos al ciclo del *flutter*. En la cara lateral, el PIPE localizado cerca de la CT era también idéntico al ciclo del *flutter*. En cambio, en la cara septal sólo los puntos localizados cerca del anillo tricuspídeo mostraban este comportamiento.[14-16]

Todos estos datos derivados del análisis del encarrilamiento demuestran, junto con la cartografía endocárdica, que el FlAC es una macrorreentrada localizada en la aurícula derecha en la que las venas cavas conectadas por la CT constituyen un obstáculo inexcitable alrededor del cual gira un frente de activación en sentido generalmente antihorario (véase la figura 4).

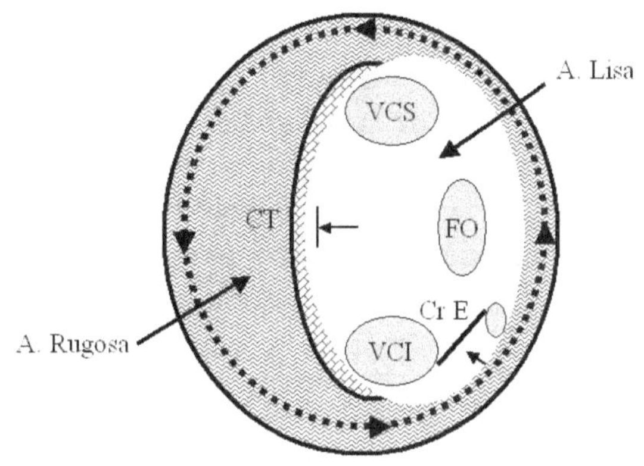

Figura 4. Mecanismo del flutter *auricular típico. El* flutter *auricular típico es una macrorreentrada alrededor de la válvula tricúspide. La Crista Terminalis y la Cresta de Eustaquio funcionan como líneas de bloqueo que impiden la aparición de cortocircuitos en la cara posterior.*

1.2.4   *Función de la CT en el* flutter *auricular común*

Las propiedades electrofisiológicas y la localización de la CT determinan características tan significativas como la longitud del ciclo y el sentido del giro del FlAC. Para que se induzca un *flutter*, la CT tiene que dar lugar a una línea de bloqueo que, unida a las venas cavas, cree un circuito lo suficientemente grande como para que se adapte a la longitud de onda del frente de activación; si no, se produciría un cortocircuito por la cara posterior que haría que el frente de activación encontrase alguna zona del circuito en período refractario. Estudios en humanos han demostrado que el bloqueo de la CT es, en la mayoría de los casos, funcional,[17,18] apareciendo sólo durante la estimulación a frecuencias altas, lo que explicaría que el *flutter* tenga ciclos muy cortos con intervalos estrechos (véase la figura 5). Curiosamente, la aparición del bloqueo se consigue con frecuencias meno-

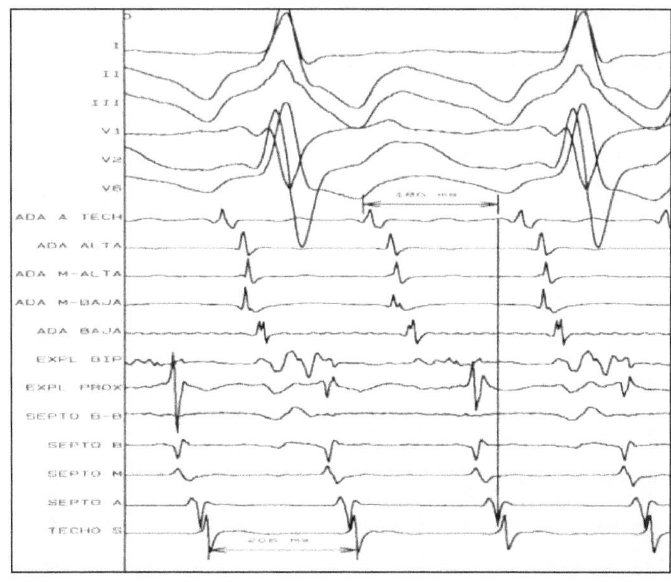

Figura 5. Bloqueo funcional de la Crista Terminalis.

res desde la cara posterior que desde la lateral, probablemente porque la cara posterior genera menor intensidad de corriente que la lateral.[17] Esta particularidad y el hecho de que la mayoría de las arritmias que desencadenan el *flutter* procedan de la aurícula izquierda explicarían la mayor incidencia de sentido de giro antihorario. Dado que el ICT es la zona en la que aparece el bloqueo unidireccional que precede a la inducción del *flutter*,[19] el sentido de giro viene determinado por la facilidad de provocar un bloqueo en la CT. Las taquicardias que se originan a la derecha de la CT –que serían las que indujeran sentidos de giro horario– son las que con menor probabilidad provocarían la aparición de bloqueo en la CT.

2   Tratamiento del FlAC

Las estrategias terapéuticas utilizadas en el FlAC se describen a continuación.

2.1   *Control de la frecuencia ventricular*

Salvo en casos muy concretos, el control de la frecuencia ventricular no es el tratamiento adecuado, pues dicho control es difícil de lograr durante el ejercicio. Mientras que en reposo se puede conseguir una frecuencia adecuada, durante el ejercicio es usual que los pacientes presenten un patrón de conducción A-V 2/1. El grado de control de la frecuencia es inferior al logrado en la fibrilación auricular, debido a que en ésta es mas común la penetración oculta nodal por frentes de activación que no conducen a los ventrículos y que impiden la conducción de impulsos posteriores.

2.2   *Terminación del FlAC mediante fármacos antiarrítmicos (FFAA)*

Los FFAA también se han empleado para la cardioversión del FlAC a ritmo sinusal: las características electrofisiológicas del mecanismo del *flutter* determinan el grado de eficacia de las diferentes clases de fármacos. Mientras que los fármacos antiarrítmicos de la clase I sólo terminan un 20 % de los episodios, los de la clase III terminan entre un 60 y un 80 %. Como hemos comentado, el FlAC es una macrorreentrada con un *gap* excitable completo, es decir, que entre la cabeza de activación y la cola de refractariedad hay células totalmente repolarizadas y, por tanto, plenamente excitables y con capacidad de generar corrientes despolarizantes normales. Los fármacos de la clase I bloquean la corriente despolarizante del sodio y, en consecuencia, disminuyen la capacidad de despolarizar a las células vecinas. En el caso del FlAC, su efecto es menor, ya que las células tienen toda la capacidad de generar corrientes despolarizantes. Sin embargo, los fármacos de la clase III –cuyo efecto es prolongar la duración del potencial de acción– son mas eficaces, ya que al prolongar el potencial de acción sin retrasar la conducción aumentan la longitud de onda haciendo que ésta sea mayor que la longitud del circuito y, por lo tanto, que se termine la reentrada.

2.3 Terminación del FlAC mediante ablación

El procedimiento de ablación del *flutter* común está totalmente establecido, habiéndose convertido en un abordaje puramente anatómico en el que se persigue el bloqueo bidireccional del ICT.[20-22] Aunque por el mecanismo del FlAC se podrían utilizar como diana diferentes istmos de la aurícula derecha, como los delimitados por la válvula tricuspídea y la *crista terminalis* en la cara lateral o la válvula tricuspídea y el *ostium* del seno coronario en el septo,[23] el ICT es el más aceptado (véase la figura 6).

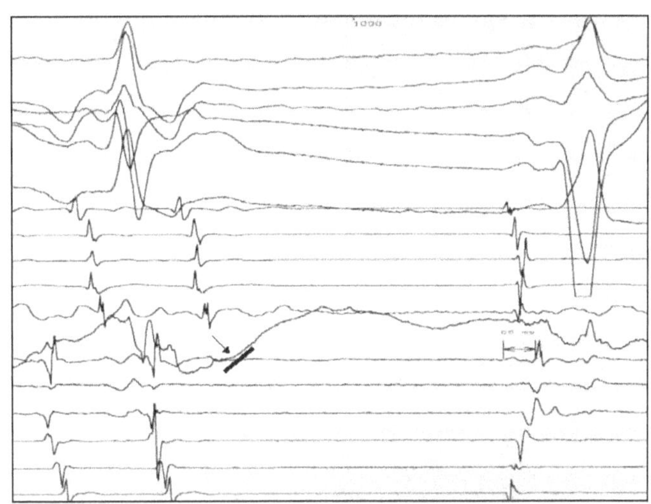

Figura 6. Bloqueo de la conducción entre la cara lateral y el septo durante la aplicación de RDF en el ICT.

Esto es debido a que sus dimensiones son inferiores respecto al primero y a que es más seguro respecto al segundo, ya que durante la ablación del istmo septal puede producirse bloqueo AV por lesión del nodo AV. Respecto a la técnica de ablación, hay amplio consenso en que los catéteres de punta irrigada de 8 mm son superiores a los de punta convencional de 4 mm.

2.4 Valoración de la aparición del bloqueo del ICT

El bloqueo bidireccional del ICT es el objetivo final de la ablación del FlAC. Se han descrito varios métodos para valorar la presencia de dicho bloqueo.[24-27] A continuación, se describen tales métodos (véanse las figuras 7 y 8).

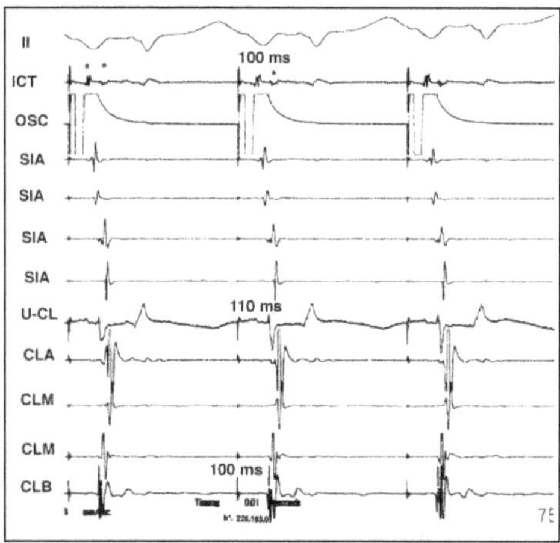

Figura 7. Ejemplo de ICT permeable. Durante estimulación en el seno coronario el frente de activación cruza el ICT, al mismo tiempo activa el septo caudo-cranealmente y después desciende por la cara lateral hasta colisionar con el frente que ha cruzado el ICT. La cara lateral presenta dos frentes de activación que dan lugar al registro de electrogramas mostrado en la figura.
Los electrogramas unipolares (U-CL) registrados cerca de donde está la línea de ablación tienen una morfología rS y, por último, los dobles electrogramas del ICT están poco separados y son mas precoces que los electrogramas de CLM y CLA. SIA: septo interauricular; CLA: cara lateral alta; CLM: cara lateral media; CLB: cara lateral baja; OSC: ostium del seno coronario.

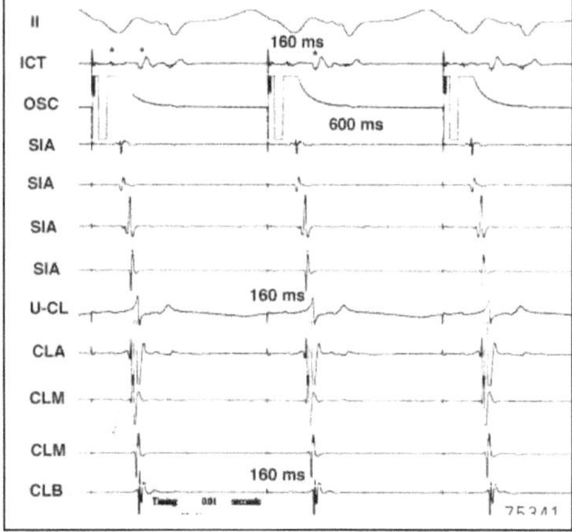

Figura 8. Después del bloqueo del ICT, durante estimulación en el seno coronario el frente de activación no puede cruzar el ICT, activa el septo caudo-cranealmente y después desciende por la cara lateral hasta la línea de bloqueo. La cara lateral presenta un solo frente de activación descendente. Los electrogramas unipolares registrados cerca de donde está la línea de ablación tienen una morfología R y se registraran dobles electrograma en el ICT más separados y con un segundo componente más tardío que los electrogramas de la cara lateral.

2.4.1 Secuencia de activación de la aurícula derecha

La estimulación durante el ritmo sinusal desde ambos lados de la línea de ablación permite determinar la presencia o ausencia de bloqueo en el ICT. En presencia de un ICT permeable, la secuencia de activación en la parte inferior de la cara opuesta al punto de estimulación sigue un sentido ascendente, mientras que, si el bloqueo es completo, la secuencia de activación debe ser totalmente descendente, ya que la activación proviene de la parte superior de la aurícula.

2.4.2 Aparición de dobles electrogramas en la línea de ablación durante la estimulación

Las líneas de bloqueo dan lugar a la aparición de dobles electrogramas separados por una línea isoeléctrica cuando se interponen a frentes de activación perpendiculares a dicha línea. El primer electrograma depende de la zona proximal a la línea de bloqueo, mientras que el segundo depende de la zona distal. En el caso de la ablación del ICT, los dobles electrogramas tienen que aparecer a lo largo de toda la línea de ablación durante la estimulación, tanto si ésta se realiza en el seno coronario como en la cara lateral. La presencia de puntos de conducción permeable se verifica por la obtención de electrogramas con varios componentes sin línea isoeléctrica.

2.4.3 *Morfología de electrogramas unipolares en puntos cercanos a la línea de ablación*

La morfología de los electrogramas unipolares depende de la localización del punto de registro respecto del frente de activación, de tal forma que todo frente que se acerca a un punto de registro se traduce en una deflexión positiva, mientras que al alejarse da lugar a una deflexión negativa; de esta forma, es fácilmente deducible que si se estimula, por ejemplo, el seno coronario y se registra en la cara lateral al otro lado de la línea de ablación –siendo el bloqueo completo– toda la activación se dirigirá hacia el punto de registro y, por lo tanto, generará una deflexión predominantemente positiva. Si no existiese bloqueo completo, el frente de activación primero se acercaría por el ICT y luego se alejaría por la cara lateral, dando origen a un electrograma inicialmente positivo y después negativo.

2.4.4 *Estimulación diferencial en septo y cara lateral*

La activación descendente de la cara contralateral al punto de estimulación se observa no sólo cuando se ha producido bloqueo en el ICT, sino también cuando el tiempo de conducción a través del ICT es superior al tiempo de conducción en el otro sentido a través de la aurícula derecha alta. El método para diferenciar las dos posibilidades es la estimulación diferencial desde un punto cercano a la línea de ablación y desde un punto más separado. En el caso de conducción lenta por el ICT, el tiempo de conducción al otro lado de la línea de ablación aumentará al estimular desde el punto más separado, mientras que si el ICT está bloqueado este tiempo disminuirá.

3 Prevención de recurrencias. Cardioversión y fármacos antiarrítmicos frente a ablación mediante radiofrecuencia

La tasa de recurrencia del FlAC después de una cardioversión alcanza el 30-50 % anual, si se trata de un primer episodio sin tratamiento antiarrítmico, y el 90 %, si se trata de un segundo episodio seguido de tratamiento antiarrítmico. Por lo tanto, el tratamiento farmacológico enfocado al mantenimiento del ritmo sinusal está lejos de ser una opción adecuada. Por fortuna, la ablación con radiofrecuencia del ICT tiene unas tasas de eficacia muy superiores a las del tratamiento farmacológico. Recientemente se ha publicado un estudio aleatorizado y controlado en el que se comparó la eficacia de la ablación con radiofrecuencia del ICT y la de la amiodarona después de un primer episodio de FlAC.[28] En un seguimiento medio de 13 ± 6 meses la recurrencia en el grupo sometido a ablación fue del 3,8 %, mientras que en el del grupo sometido a tratamiento antiarrítmico fue del 29,5 %; asimismo, se observó que la recurrencia de fibrilación auricular era similar en ambos grupos. Por lo tanto, teniendo en cuenta la alta tasa de recurrencias después de una cardioversión, la eficacia del procedimiento de ablación y el bajo índice de complicaciones, probablemente el tratamiento de primera elección sea la ablación mediante radiofrecuencia.

BIBLIOGRAFÍA

1. Lewis T, Feil HS, Stroud WD. Observations upon flutter and fibrillation, II: the nature of auricular flutter. Heart. 1920;7:191-46.
2. Rosenblueth A, García-Ramos J. Studies on flutter and fibrillation, II: the influence of artificial obstacles on experimental auricular flutter. Am Heart J. 1947;33:677-84.
3. Kimura E, Kato S, Murao S, Ajisaka H, Koyama S, Omiya Z. Experimental studies on the mechanism of the auricular flutter. Tohoku J Exp Med. 1954;60:197-07.
4. Hayden WG, Hurley EJ, Rytand DAS. The mechanism of canine atrial flutter. Circ Res. 1967;20:496-05.
5. Frame LH, Page RL, Boyden PA, Fenoglio JJ, Hoffman BJ. Circus movement in the canine atrium around the tricuspid ring during experimental atrial flutter and during reentry in vitro. Circulation 1987;76:1155-175.
6. Cosio FG, Arribas F, Barbero JM. Validation of double spike electrograms as markers of conduction delay or block in atrial flutter. Am J Cardiol. 1988;61:775-80.
7. Olshansky B, Okumura K, Henthorn RW, Waldo AL. Characterization of double potential in human atrial flutter: studies during transient entrainment. J Am Coll Cardiol. 1990;15:833-41.
8. Cosio FG, Arribas F, Palacios J, Tascón J, López-Gil M. Fragmented electrograms and continuous electrical activity in atrial flutter. Am J Cardiol. 1986;57:1309-314.
9. Olshanky B, Okumura K, Hess PG, Waldo AL. Demonstration of an area of slow conduction in human atrial flutter. J Am Coll Cardiol. 1990;16:1639-648.
10. Waldo AL, MacLean WA, Karp RB, Kouchoukos NT, James TN. Entrainment and interruption of atrial flutter with atrial pacing: studies in man following open heart surgery. Circulation. 1977;56:737-45.
11. Inoue H, Matsuo H, Takayanagi K, Murao S. Clinical and experimental studies of the effects of atrial extrastimulation and rapid pacing on atrial flutter cycle: evidence of macro-reentry with an excitable gap. Am J Cardiol. 1981;48:623-31.
12. Arenal A, Almendral J, San Román D, Delcan JL, Josephson ME. Frequency and implications of resetting and entrainment with right atrial stimulation in atrial flutter. Am J Cardiol. 1992;70:1292-298.
13. Almendral JM, Arenal A. Electrophysiology of human atrial flutter. En: Josephson ME, Wellens HJJ, eds. Tachycardias: Mechanism and Management. Mount Kisco, NY: Futura Publishing; 1993;107-19.
14. Kalman JM, Olgin JE, Saxon LA, Fisher WG, Lee RJ, Lesh MD. Activation and entrainment mapping defines the tricuspid annulus as the anterior barrier in typical atrial flutter. Circulation. 1996;94:398-06.
15. Olgin JE, Kalman JM, Fitzpatrick AP, Lesh MD. Role of right atrial endocardial structures as barriers to conduction during human type I atrial flutter: activation and entrainment mapping guided by intracardiac echocardiography. Circulation. 1995;92:1839-848.
16. Arenal A, Almendral J, Muñoz R, Villacastín J, Merino JL, Palomo J, García-Robles JA, Peinado R,

Delcán JL. Mechanism and location of atrial flutter in transplanted hearts: observations during transient entrainment from distant sites. J Am Coll Cardiol. 1997;30:539-46.

17. Arenal A, Almendral J, Alday JM *et al.* Rate-dependent conduction block of the crista terminalis in patients with typical atrial flutter. Circulation. 1999;99:2771-778.

18. Shumacher B, Jung W, Schmidt H, Transverse conduction capabilities of the crista terminalis in patients with atrial flutter and atrial fibrillation. J Am Coll Cardiol. 1999;34:363-73.

19. Olgin JE, Kalman JM, Saxon LA, Lee RJ, Lesh MD. Mechanism of initiation of atrial flutter in humans: site of unidirectional block and direction of rotation. J Am Coll Cardiol. 1997;29:376-84.

20. Cosío FG, López-Gil M, Giocolea A, Arribas F, Barroso JL. Radiofrequency ablation of the inferior vena cava-tricuspid valve isthmus in common atrial flutter. Am J Cardiol. 1993;71:705-09.

21. Poty H, Saoudi N, Aziz AA, Nari M, Letac B. Radiofrequency catheter ablation of type I atrial flutter: prediction of late success by electrophysiological criteria. Circulation. 1995;92:1389-392.

22. Cauchemez B, Haïssaguerre M, Fischer B, Thomas O, Clémenty J, Coumel P. Electrophysiological effects of catheter ablation of inferior vena cava-tricuspid annulus isthmus in common atrial flutter. Circulation. 1996;93:284-94.

23. Nakagawa H, Lazzara R, Khastgir T, Beckman KJ, McClelland JH, Imai S *et al.* Role of the tricuspid annulus and the eustachian valve/ridge on atrial flutter: relevance to catheter ablation of the septal isthmus and a new technique for rapid identification of ablation success. Circulation. 1996;94:407-24.

24. Poty H, Saoudi N, Nair M, Anselme F, Letac B. Radiofrequency catheter ablation of atrial flutter. Further insights into the various types of isthmus block: application to ablation during sinus rhythm. Circulation. 1996;94: 3204-213.

25. Chen J, De Chillou C, Basiouny T, Sadoul N, Da Silva Filho J, Magnin-Poull I *et al.* Cavotricuspid isthmus mapping to assess bi-directional block during common atrial flutter radiofrequency ablation. Circulation. 1999;100:2507-513.

26. Anselme F, Savouré A, Cribier A, Saoudi N. Catheter ablation of typical atrial flutter: a randomized comparison of 2 methods for determining complete bi-directional isthmus block. Circulation. 2001;103:1434-439.

27. Shah DC, Takahashi A, Jaïs P, Hocini M, Clémenty J, Haïssaguere M. Local electrogram-based criteria of cavo-tricuspid isthmus block. J Cardiovasc Electrophysiol. 1999; 10:662-69.

28. Da Costa A, Thévenin J, Roche F, Romeyer-Bouchard C, Abdellaoui L, Messier M *et al.* Results from the Loire-Ardèche-Drôme-Isère-Puy-de-Dôme (LADIP) trial on atrial flutter, a multicentric prospective randomized trial comparing amiodarone and radiofrequency ablation after the first episode of symptomatic atrial flutter. Circulation. 2006;114: 1676-681.

Capítulo 14

Ablación quirúrgica de la fibrilación auricular

M. Castellá

Hospital Clínic. Universitat de Barcelona
Servicio de Cirugía Cardiovascular
Institut Clínic del Tòrax
Barcelona

Dirección para correspondencia
Hospital Clínic. Universitat de Barcelona
Dr. Manuel Castellá
mcaste@clinic.ub.es

INTRODUCCIÓN

El tratamiento quirúrgico de la fibrilación auricular (FA) es una alternativa terapéutica muy eficaz para este tipo de arritmia. La primera técnica quirúrgica específica para la FA fue introducida por el Dr. James L. Cox en 1987, con el nombre de cirugía de Maze o de laberinto.[1,2] Dicho procedimiento consiste en realizar varias incisiones estratégicas en ambas aurículas que, con su posterior sutura y cicatrización, aíslan el impulso eléctrico y lo reconducen hacia unas vías sin salida, como si éste se hallara en un laberinto. Pese a ser en su tiempo un procedimiento empírico sin las nociones fisiopatológicas que ahora se conocen, la efectividad de esta técnica curativa es muy alta: su porcentaje de éxito supera el 90 % y con ella se obtienen excelentes resultados a corto, medio y largo plazo. Hoy en día, sin embargo, la técnica de Maze se aplica en pocos pacientes, puesto que se trata de una opción muy agresiva: precisa circulación extracorpórea (CEC), paro cardíaco y muchas líneas de sutura.

En los últimos años, el interés por el tratamiento quirúrgico de la FA ha ido en aumento. A ello han contribuido varios factores. Entre ellos, la aparición de nuevas posibilidades terapéuticas que utilizan nuevas fuentes de energía (ablación por radiofrecuencia unipolar o bipolar o mediante el uso de microondas, criotermia, ultrasonidos o láser). También han contribuida a este interés las recientes informaciones aportadas por la fisiopatología, según las cuales las VP y la AI actúan como origen de este tipo de arritmia en la mayoría de pacientes.[3,4] La combinación de dichos factores ha permitido que los cirujanos hayan creado y estén desarrollando nuevos procedimientoss de ablación, orientados a aislar las VP y a evitar el *flutter* auricular izquierdo mediante conexiones con la válvula mitral. En consecuencia, la técnica originaria del Dr. Cox de corte y sutura se ha ido sustituyendo de manera rápida y segura por otras que se consideran mínimamente invasivas. Algunos grupos quirúrgicos, por ejemplo, ya están aplicando estas técnicas entre pacientes predominantemente valvulares. Según se desprende de sus investigaciones, el tiempo de intervención aumenta entre 30 y 40 minutos y el índice de curaciones se eleva aproximadamente al 80 % de los casos. Experiencias quirúrgicas semejantes se están llevando a cabo en pacientes con FA aislada, donde la ablación de las VP se efectúa por videotoracoscopia.

En este capítulo revisaremos la técnica y los resultados de los procedimientos de laberinto en pacientes sometidos a CEC para cirugía cardíaca concomitante, describiremos las nuevas técnicas de ablación mínimamente invasiva para pacientes con FA aislada, y resumiremos las estrategias actuales de actuación para ambos grupos de pacientes.

1   Técnica de Maze (o de laberinto)

El procedimiento de Maze de corte y sutura es actualmente la terapia curativa que se ha mostrado más efectiva para la FA, y sus líneas de incisión son tomadas en cuenta en el desarrollo de las nuevas pautas de ablación. Fue diseñada y progresivamente mejorada a partir de la evidencia fisiopatológica experimental y clínica del momento, hasta dar origen a una modificación que se conoce como *técnica Cox-Maze III*. En este procedimiento se realizan lesiones en ambas aurículas que interrumpen los múltiples circuitos de reentrada de la FA y redirigen el estímulo eléctrico sinusal hacia el nodo atrioventricular por una ruta específica (véase la figura 1). El impulso se redirige por múltiples vías sin salida como si se encontrara en un laberinto, cosa que permite una activación eléctrica coordinada. Para obtener un buen resultado en esta técnica, además, resultan imprescindibles el aislamiento de las VP y la exclusión o escisión de la orejuela izquierda.

Aunque la técnica de Cox-Maze III requiere CEC, paro cardíaco y múltiples incisiones y suturas en ambas aurículas, puede realizarse entre 45 y 60 min de CEC en centros que tengan experiencia en su práctica. Usualmente, se lleva a cabo concomitante a otro tipo de cirugía cardíaca, mayormente valvular. En la serie de Cox y cols., la más importante con 346 pacientes, el índice de mortalidad fue del 2 %, la fibrilación se erradicó en el 99 % y sólo el 2 % de los pacientes requirió tratamiento antiarrítmico a largo plazo.[5] El éxito de la ablación no dependió de la presencia de patología valvular ni tampoco de otras variables como el tamaño de la AI o el tipo de fibrilación (paroxística, persistente o permanente). Durante el postoperatorio se presentaron episodios temporales de fibrilación en el 38 % de los pacientes, que no afectaron el resultado a largo plazo.[6] A consecuencia de la gran cantidad de incisiones realizadas en ambas aurículas, el 15 % de los pacientes precisó la implementación de un marcapasos después de la cirugía. Pese a ello, la capacidad

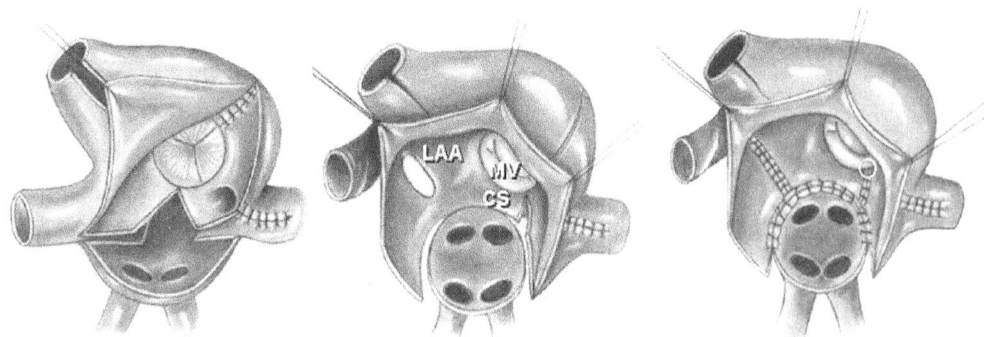

Figura 1. Patrón de incisiones en la técnica de Cox-Maze III.

de transporte de ambas aurículas quedó demostrada: un 98 % de los pacientes recuperó la de la AD y un 93 %, la de la AI.[5] Lo más importante de esta investigación fue, tal vez, que además de restablecer el ritmo sinusal, con la técnica de Maze se redujo significativamente el riesgo de accidente vascular cerebral o embolia sistémica.[7] Tras esa experiencia, otros centros se han interesado por la cirugía de Maze y han obtenido también unos resultados excelentes: restauración del ritmo sinusal (entre el 75 y el 95 % de los casos), bajo índice de morbi-mortalidad y bajo riesgo de embolia cerebral tardía.[8,9]

A pesar de las ventajas que ofrece la técnica de Maze III para el tratamiento de la FA, hay pocos grupos en el mundo que la utilicen. La aparición de técnicas no quirúrgicas, menos eficaces pero mínimamente invasivas, ha provocado que en la actualidad el uso de dicha terapia haya quedado severamente restringida en pacientes con FA aislada. Incluso cuando el paciente requiere cirugía cardíaca, se prefieren estrategias que no requieran realizar tantas incisiones ni suturas auriculares.

2   Nuevas estrategias quirúrgicas en la fibrilación auricular

Dos son los factores que han renovado el interés por la cirugía de esta arritmia. Por un lado, el reconocimiento de la AI como desencadenante y responsable más importante de la FA, sobre todo alrededor de la desembocadura de las venas pulmonares. Por otro, la posibilidad de aplicar de manera fácil y reproducible fuentes de energía alternativas capaces de crear, de manera segura, líneas de ablación con visión directa.

A pesar del éxito de la técnica de Maze, ésta se desarrolló de un modo empírico para interrumpir los circuitos de macro reentrada. Las nuevas estrategias de ablación se han focalizado en los conocimientos fisiopatológicos actuales, más anatómicamente orientados. Haissaguerre demostró en 1998 que focos de ectopía originados en la unión venoatrial de las VP podían actuar como disparadores de la FA paroxística.[3] En este punto dos tipos de tejido con propiedades eléctricas diferentes se yuxtaponen, y eso puede potenciar la aparición de FA. La ablación alrededor de las VP ha demostrado reducir significativamente la reaparición de esta arritmia cuando es de carácter paroxístico.[3,10,11]

Aunque los buenos resultados corroboran la importancia del aislamiento de las VP en pacientes con FA paroxística, la efectividad de este procedimiento en la FA persistente o permanente no está tan claro, dado que en estos pacientes, el tamaño auricular es mayor y la aurícula está más desestructurada. La ablación circunferencial alrededor de las VP es capaz de erradicar la fibrilación hasta en el 88 % de los pacientes con arritmia persistente y en algunas series, hasta en el 80 % de los pacientes con arritmia permanente.[12] Como ha demostrado un meta análisis recientemente, que incluye 69 estudios y 5.885 pacientes quirúrgicos, el ritmo sinusal se restablece con mayores posibilidades realizando líneas de ablación en ambas aurículas que lesionando sólo la AI. Según aportan las cifras, el rango de éxito se sitúa, respectivamente, en torno al 87-92 % *vs* 73-86 %.[13] Estos datos muestran, una vez más, que los conocimientos fisiopatológicos que influyen en la aparición y cronificación de la FA, pese a los avances de los últimos años, todavía están por esclarecer.

La introducción de nuevas fuentes de energía para la ablación ha revolucionado la cirugía de la FA. De hecho, el uso de nuevos instrumentos de ablación está siendo cada vez más habitual entre los cirujanos, ya que estos equipos quirúrgicos permiten alcanzar los mismos patrones de ablación descritos por el Dr. Cox, pero con un índice de agresividad inferior. Ya existen evidencias de que, cuando se realiza el mismo patrón de lesiones, la ablación con nuevas fuentes de energía presenta resultados comparables a los que se obtienen con la cirugía de Maze III.[14,15] La técnica de Cox-Maze III con leves modificaciones usando energías alternativas se ha denominado *Cox-Maze IV* (véase la figura 2).

Las nuevas técnicas de ablación que se utilizan actualmente consisten en provocar lesiones de ablación por calor o frío. Estudios experimentales han llegado a la conclusión de que para crear una lesión que impida el paso del impulso eléctrico se necesita calentar el tejido por encima de 60 °C sin llegar a la carbonización. Este calor se suele administrar por microondas, radiofrecuencia unipolar o bipolar, láser o ultrasonidos. También se consiguen cicatrices eléctricas por congelación hasta − 65 °C, usualmente aplicado mediante una sonda metálica acoplada a una fuente de nitrógeno líquido. La mayoría de instrumentos que se utilizan para estas prácticas están diseñados para obtener líneas perfectamente continuas; eso evita que la ablación tenga que hacerse mediante una sucesión de puntos entre los cuales puedan quedar espacios. Además, casi todos estos equipos aseguran la transmuralidad de las lesiones. Estos dos factores, unidos a la facilidad de la realización de la ablación por visión directa, son posiblemente las causas por las que se consiguen unos excelentes resultados, incluso mejores a los publicados en un registro multicéntrico de ablación percutánea,[16,17] aunque no existen estudios comparativos que permitan confirmar dichas observaciones.

La estrategia actual más aceptada en pacientes sometidos a ablación por esternotomía consiste en realizar lesiones en ambas aurículas (véase la figura 2). En la AD se combinan las lesiones de corte y sutura con las de ablación térmica para llegar a todas las es-

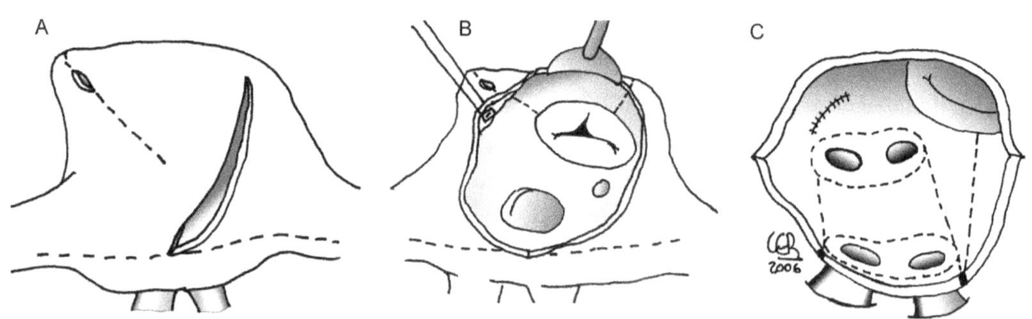

Figura 2. Patrón de incisiones en la técnica de Maze IV, con líneas de ablación en AD (A y B).

tructuras circulares. Éstas son la entrada de las venas cavas a la aurícula y el anillo tricuspídeo. Se practica también una línea de ablación térmica a través de la orejuela derecha hasta la tricúspide. Esta misma línea se continúa en la cara anterior auricular hasta aproximadamente 2 cm de la línea entre cavas (véanse las figuras 2A y 2B). Independientemente de la fuente térmica utilizada, sea ésta unipolar o bipolar, en este patrón de ablación se precisa un aplicador de energía unipolar endocárdico para unir eficazmente la línea de ablación a la válvula tricúspide. Esto es así porque el anillo valvular está unido a la pared ventricular y, en consecuencia, no se pueden utilizar pinzas bipolares.

En la AI, el objetivo principal es aislar el tejido auricular próximo a las VP. Para evitar el *flutter* auricular izquierdo resultan también importantes las líneas de conexión entre las VP contralaterales y éstas con la válvula mitral; esta última ablación requiere que se aplique una fuente de energía unipolar de manera endoluminal (véase la figura 2C). Finalmente, la mayoría de grupos quirúrgicos excluyen la orejuela izquierda para evitar el principal foco de trombos intraauriculares. A diferencia de la técnica de Maze III, no se resecan las orejuelas cardíacas para evitar un posible déficit de secreción del péptido natriurético.

La técnica de Maze IV o ablación izquierda y derecha por lesión térmica ha demostrado ser una terapia curativa de fácil realización, reproducible y en la que ni los tiempos de paro cardíaco ni los de CEC se prolongan excesivamente. Además, con esta técnica el nivel de complicaciones se reduce respecto al nivel de complicaciones asociadas a la técnica de corte-sutura (hemorragia postoperatoria, retención hídrica por reducción en la secreción del péptido natriurético o la necesidad de marcapasos). Se comprende por lo dicho que la técnica de Maze IV sea una alternativa cada vez más extendida en la comunidad quirúrgica.

3   Técnicas de ablación mínimamente invasivas

En los últimos años, los instrumentos quirúrgicos de ablación térmica y de aplicación toracoscópica han dado origen a una serie de técnicas mínimamente invasivas que permiten tratar la FA en pacientes no afectados con otra patología cardíaca. La estrategia en estos casos consiste en aislar las VP, sin necesidad de CEC ni paro cardíaco. Por ahora son pocas las experiencias que se han llevado a cabo en este campo, pero los resultados obtenidos permiten concluir que se trata de un grupo de técnicas muy adecuadas para pacientes con FA paroxística. En pacientes con FA persistente o permanente la efectividad del método está todavía por demostrar.

En 2005 el doctor Wolf publicó una pequeña serie de 27 pacientes, 18 de los cuales estaban afectados con FA paroxística, cuatro con FA persistente y cinco con FA permanente. Como procedimiento se efectuó una ablación de las VP mediante radiofrecuencia bipolar asistida por videotoracoscopia. En el 91 % de los pacientes se erradicó la FA, sin mortalidad, prácticamente sin morbilidad y con una estancia postoperatoria media de tres días.[17] La técnica que utilizó el doctor Wolf se denomina *cirugía de Mini-Maze* y su fundamento es el siguiente: realizar una minitoracotomía derecha de 5 cm asistida por videotoracoscopia, disecar y aislar las VP con visión directa, sin necesidad de CEC ni isquemia miocárdica (véase la figura 3). Tras el cierre de las heridas quirúrgicas se procede de la misma manera en el lado izquierdo. En último lugar, se reseca la orejuela izquierda mediante sutura mecánica.

Esta técnica se ha iniciado ya en otros centros y se espera que estos grupos publiquen el resultado de sus investigaciones en un futuro próximo. Uno de estos centros es el Hospital Clínic Universitari de Barcelona, donde la experiencia es todavía escasa. Por ahora se ha intervenido a 10 pacientes, con respuestas múltiples. Según indica la tendencia, el ritmo sinusal se restablece en los pacientes con FA paroxística (siete casos), no así entre los pacientes con FA persistente (dos casos) o con FA permanente (un caso), en los que la arritmia permanece. Los resultados de estas investigaciones parecen corroborarse con los que han obtenido otros grupos, entre los cuales la tasa de éxito se ha cifrado en el 89 % en pacientes con FA paroxística y en el 43-60 % en pacientes con FA persistente o permanente.[18]

Cabe destacar también que en el último año, además de estas técnicas, se han descrito otras que aplican un procedimiento parecido. Sobresale, por ejemplo, la ablación de las VP con microondas mediante toracoscopia derecha, a través de tres puertos de acceso, sin CEC ni paro cardíaco (véase la figura 4). Utilizando esta terapia curativa es posible excluir las VP y la cara posterior de la AI mediante un procedimiento totalmente toracoscópico. Como demuestran las primeras pruebas que se han llevado a cabo, esta estrategia está muy indicada para pacientes afectados con FA paroxística. En más del 90 % de los casos se ha conseguido restablecer el ritmo sinusal. Los pacientes afectados con FA persistente o con FA permanente, sin embargo, parece ser más difícil tratarlos con esta cirugía.

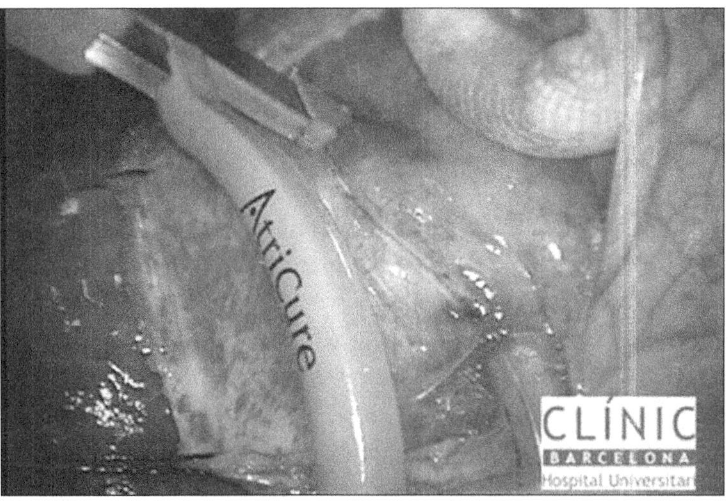

Figura 3. Ablación de la AI en su unión con las VP derechas, realizada por radiofrecuencia bipolar y asistida por videotoracoscopia.

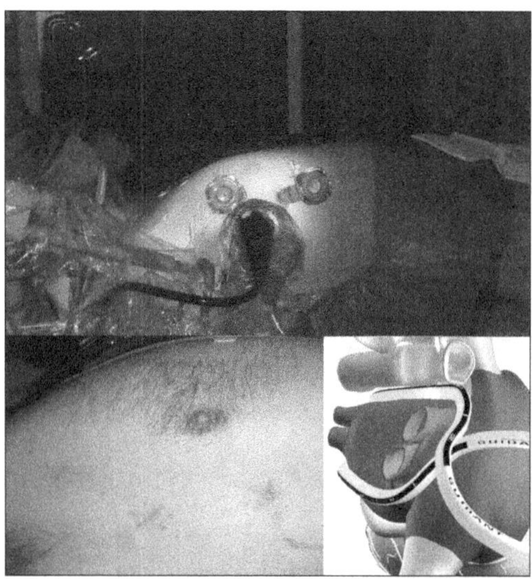

Figura 4. Preparación para la ablación de VP derechas e izquierdas mediante microondas por técnica toracoscópica derecha. Cicatrices al mes del procedimiento. En el recuadro se representa la sonda de microondas alrededor de la AI. Fotos cedidas por el doctor Mark La Meir, UCL Mont-Godinne, Bélgica. Figura cedida por Guidant Corp.

4   Estrategias quirúrgicas para la fibrilación auricular

Actualmente, la mayoría de pacientes con FA que requieren cirugía cardíaca deberían beneficiarse de la ablación biauricular tipo Maze III o Maze IV. En contra de lo que opinan algunos grupos, se desaconseja efectuar esta práctica entre pacientes cuyas aurículas superen los 75 mm de diámetro anteroposterior. Los resultados en este subgrupo son muy limitados; incluso cuando se erradica la FA, no hay muestras evidentes de que aumente el transporte auricular efectivo, por lo que se mantiene el riesgo de crear trombos intrauriculares. Además, a veces, sólo se consigue el silencio auricular, hecho que explica que éste sea un subgrupo de pacientes en el que la combinación de anticoagulación y marcapasos postoperatorio se convierta en algo habitual.

La cirugía mínimamente invasiva de la FA por toracoscopia se encuentra en estos momentos en un estadio demasiado inicial para sentar unos protocolos sólidos de actuación terapéutica. Aun así, hoy por hoy, los resultados que con ella se obtienen son muy prometedores, de modo que en un período relativamente corto de tiempo podría constituirse en una de las terapias preferidas para curar la FA paroxística aislada. Ciertamente, la ablación por toracoscopia exige un largo proceso de aprendizaje por parte de los cirujanos, pero se perfila como una técnica sencilla, segura y con una importante tasa de erradicación de la FA paroxística. El reto, por ahora, está en beneficiarse de estos avances en el ámbito de las arritmias persistentes y permanentes. En dichos casos, la ablación percutánea continúa siendo la más indicada, salvo que el paciente muestre resistencia a la terapia médica. Entonces puede ser recomendable efectuar una ablación por toracoscopia, menos agresiva y con un índice de efectividad menor, o aplicar la cirugía de Maze IV, más agresiva pero con la que se obtienen mejores resultados.

BIBLIOGRAFÍA

1. Cox JL, Schuessler RB, Dagostino HJ, Stone CM, Chang BC, Cain ME *et al.* The Surgical-Treatment of Atrial-Fibrillation Development of A Definitive Surgical-Procedure. J Thorac Cardiovasc Surg 1991; 101:569-83.

2. Cox JL, Sundt TM. The surgical management of atrial fibrillation. Annu Rev Med 1997;48:511-23.

3. Haissaguerre M, Jais P, Shah DC, Takahashi A, Hocini M, Quiniou G *et al.* Spontaneous initiation of atrial fibrillation by ectopic beats originating in the pulmonary veins. N Engl J Med 1998;339: 659-66.

4. Nitta T, Imura H, Bessho R, Hosaka H, Yamauchi S, Tanaka S. Wavelength and conduction inhomogeneity in each atrium in patients with isolated mitral valve disease and atrial fibrillation. J Cardiovasc Electrophysiol 1999;10:521-28.

5. Cox JL, Ad N, Palazzo T *et al.* Current status of the Maze procedure for the treatment of atrial fibrillation. Semin Thorac Cardiovasc Surg 2000;12:15-19.

6. Cox JL, Boineau JP, Schuessler RB *et al.* Electrophysiologic basis, surgical development, and clinical results of the Maze procedure for atrial flutter and atrial fibrillation. Adv Card Surg 1995;6: 1-67.

7. Ad N, Cox JL. Stroke prevention as an indication for the Maze procedure in the treatment of atrial fibrillation. Semin Thorac Cardiovasc Surg 2001;12:56-62.

8. McCarthy PM, Gillinov AM, Castle L *et al.* The Cox-Maze procedure: The Cleveland Clinic experience. Semin Thorac Cardiovasc Surg 2000;12: 25-29.

9. Schaff HV, Dearani JA, Daly RC. Cox-Maze procedure for atrial fibrillation: Mayo Clinic experience. Semin Thorac Cardiovasc Surg 2002;12:30-37.

10. Chen SA, Hsieh MH, Tai CT, Tsai CF, Prakash VS, Yu WC *et al.* Initiation of atrial fibrillation by ectopic beats originating from the pulmonary veins-Electrophysiological characteristics, pharmacological responses and effects of radiofrequency ablation. Circulation 1999;100:1879-886.

11. Gaita F, Riccardi R, Calo L, Scaglione M, Garberoglio L, Antolini R *et al.* Atrial mapping and radiofrequency catheter ablation inpatients with idiopathic atrial fibrillation-Electrophysiological findings and ablation results. Circulation 1998;97: 2136-145.

12. Ninet J, Roques X, Seitelberger R, Deville C, Pomar JL, Robin J *et al.* Surgical ablation of atrial fibrillation with off-pump, epicardial, high-intensity focused ultrasound: results of a multicenter trial. Journal of Thoracic and Cardiovascular Surgery 2005;130:803-09.

13. Barnett SD, Ad N. Surgical ablation as treatment for the elimination of atrial fibrillation: a meta-analysis. J Thorac and Cardiovasc Surg 2006;131: 1029-035.

14. Hamner CE, Potter DD, Cho KR, Lutterman A, Francischelli D, Sundt TM *et al.* Irrigated radiofrequency ablation with transmurality feedback reliably produces cox maze lesions in vivo. Ann Thorac Surg 2005;80:2263-270.

15. Chiappini B, Martin-Suarez S, LoForte A, Arpesella G, Di Bartolomeo R, Marinelli G. Cox/maze III operation versus radiofrequency ablation for the surgical treatment of atrial fibrillation: a comparative study. Ann Thorac Surg 2004;77:87-92.

16. Cappato R, Calkins H, Chen SA, Davies W, Iesaka Y, Kalman J *et al.* Worldwide survey on the methods, efficacy and safety of catheter ablation for human atrial fibrillation. Circulation 2005;111: 1100-105.

17. Wolf RK, Schneeberger EW, Osterday R, Miller D, Merrill W, Flege JB *et al.* Video-assisted bilateral pulmonary vein isolation and left atrial appendage exclusion for atrial fibrillation. J Thorac Cardiovasc Surg 2005;130:797-802.

18. Edgerton, J. R., Prince, S. L., Herbert, M. A., Hoffman, S, Fowler, J, and Mack, M. J. Minimally Invasive Atrial Fibrillation Surgery: Six-Month Results. 2006. Presentado en las Scientific Sessions AHA. nov 12-15, 2006, Chicago, IL.

19. Pruitt JC, Lazzara RR, Dworkin GH, Badhwar V, Kuma C, Ebra G. Totally endoscopic ablation of lone atrial fibrillation: Initial clinical experience. Annals of Thoracic Surgery 2006;81:1325-331.

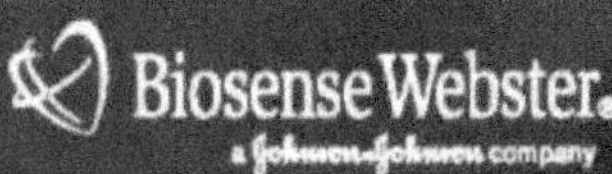

Biosense Webster.
a Johnson-Johnson company

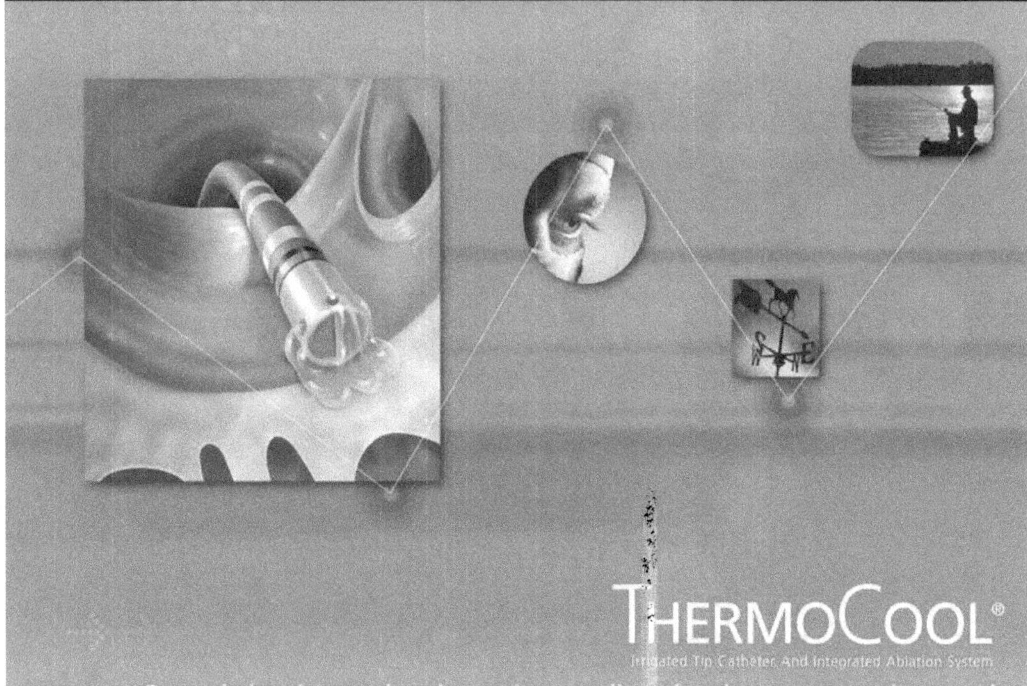
Bipolar
1-LA > 340 Points
14.15mV
1.65 cm

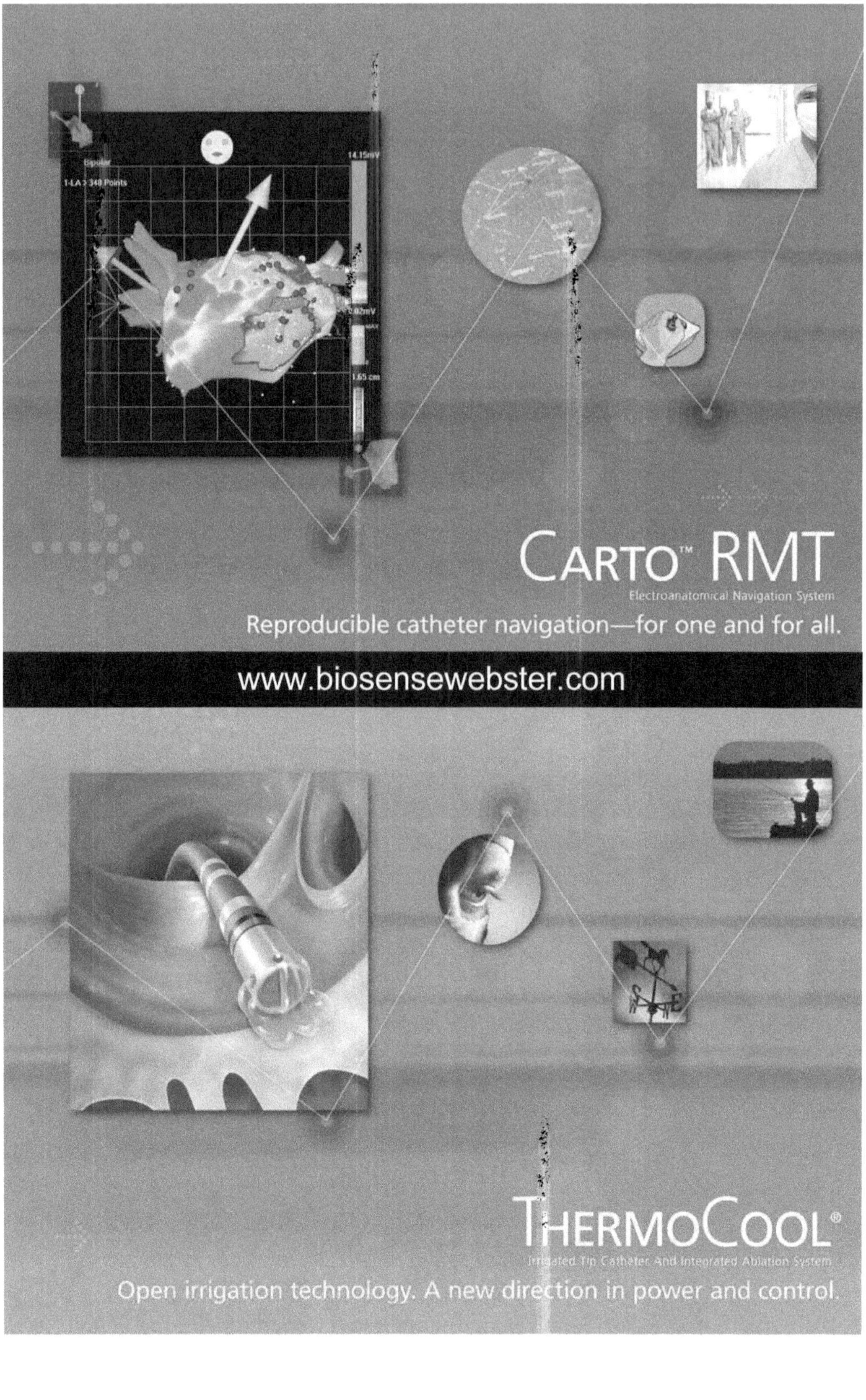

CARTO™ RMT
Electroanatomical Navigation System
Reproducible catheter navigation—for one and for all.
www.biosensewebster.com

THERMOCOOL®
Irrigated Tip Catheter And Integrated Ablation System
Open irrigation technology. A new direction in power and control.